本书由大连市人民政府资助出版

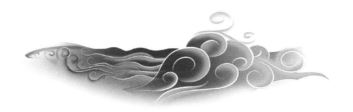

中医皮肤病
三焦经络部位辨治

宫振甲　著

人民卫生出版社

图书在版编目（CIP）数据

中医皮肤病三焦经络部位辨治 / 宫振甲著 . —北京：
人民卫生出版社，2020

ISBN 978-7-117-29858-2

Ⅰ. ①中… Ⅱ. ①宫… Ⅲ. ①皮肤病- 三焦辩证
Ⅳ. ①R275

中国版本图书馆 CIP 数据核字（2020）第 035990 号

| 人卫智网 | www.ipmph.com | 医学教育、学术、考试、健康，购书智慧智能综合服务平台 |
| 人卫官网 | www.pmph.com | 人卫官方资讯发布平台 |

中医皮肤病三焦经络部位辨治

著　　者：宫振甲
出版发行：人民卫生出版社（中继线 010-59780011）
地　　址：北京市朝阳区潘家园南里 19 号
邮　　编：100021
E - mail：pmph @ pmph.com
购书热线：010-59787592　010-59787584　010-65264830
印　　刷：保定市中画美凯印刷有限公司
经　　销：新华书店
开　　本：710 × 1000　1/16　印张：22　插页：8
字　　数：372 千字
版　　次：2020 年 4 月第 1 版　2022 年 11 月第 1 版第 2 次印刷
标准书号：ISBN 978-7-117-29858-2
定　　价：78.00 元
打击盗版举报电话：010-59787491　E-mail：WQ @ pmph.com
质量问题联系电话：010-59787234　E-mail：zhiliang @ pmph.com

宫振甲简介

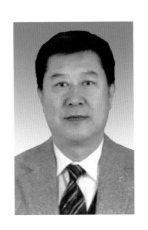

　　宫振甲,男,1954 年 12 月生于大连市大黑山下的一个小山村。"高中"毕业务农四年。1977 年参加全国高考,被"辽宁省中医徒弟班"录取,1983 年毕业后,先后在二十里堡乡卫生院、金州区中医院、大连市皮肤病医院工作,积累了丰富的临床经验,尤擅治疗皮肤病,人送绰号"皮肤宫"。

　　1986 年在大连医学院附属医院皮肤科进修一年。1991 年在大连大学医学专科学校医疗专业证书大专班(西医)学习两年。 先后在《中医杂志》等国家级中医期刊上发表多篇文章。根据《内经》中"大肠者,皮其应"理论,提出"皮肤病与大肠病变相关的中医理论"。在 2006 年 11 月由广东省中医院承办的"中华医学会皮肤科分会第三次年会"上,做了题目为"皮毛与大肠关系的探讨与研究"的大会发言,受到与会专家的关注。2007 年完成"中药保留灌肠治疗婴儿湿疹"市局级课题。此后潜心总结临床经验,提出"三焦经络定位"治疗皮肤病的新方法,受到很多中医专家的认可。现年已逾花甲,仍致力于这一学说的推广运用。

褟 国 维 序

　　我与宫医生第一次相识是在 2006 年 11 月由广东省中医院承办的"中华医学会皮肤科分会第三次年会"上。宫医生在大会上做了题为《皮毛与大肠关系的探讨与研究》的演讲,得到了与会同仁的关注。宫医生根据《内经》"大肠者,皮其应"的理论,挖掘出中医大肠与皮毛有相属关系,提出从大肠辨治皮肤病的新理论,体现了宫医生不仅中医功底深厚,还有不断创新的精神。拜读了宫医生新作《中医皮肤病三焦经络部位辨治》一书,进一步加深了我对宫医生的这一印象。

　　历代关于中医皮肤病方面的论述,绝大部分记录在中医外科著作中,也有一部分散见于中医内科、妇科、儿科的著作中。近年来虽然有一些皮肤病学方面的专著,但大多数是以治疗经验介绍或者方药方面的研究为主,突出皮肤科特点的中医理论方面的著作很少。宫医生抓住皮肤病视之可见、触之可及的特点,用三焦作为人体的横线,用经络作为人体的纵线,将体表纵横定位,既保留了三焦、经络的原意,又扩充了其内涵,创造了皮肤病辨证的新方法,对于指导皮肤病的辨证论治很有新意。

　　其次,本书理、法、方、药自成体系,实用性强。在提出三焦经络纵横定位理论后,接着详细地介绍了部位辨证的使用方法,正如一个正在给病人看病的大夫,每一步骤都很清楚地演示给读者观摩,如服药方法,相邻部位皮肤病的治疗,舌诊、脉诊在部位辨证中的应用等,都介绍得很清楚。在每个医案的述评中,先阐述辨证思路,又不厌其烦地介绍药物的归经和用药经验。书中的原创点较多,即便是年轻中医大夫,只要顺着书中介绍的思路和方法认真学习,就能取得事半功倍的效果。

　　另外,中医的多面性是长期以来制约中医和现代科学技术相结合的瓶颈。书中提出的纵横辨证理论,将复杂多变的临床表现,归纳依附在三焦、经络纵横交叉的两条线上,使中医传统的线性思维变成了立体思维。这为中医的规范化、数字化、智能化,开创了一条崭新的思路。

　　当然，书中也有一些不足之处，如药物的三焦归属以及方剂的定位划分，可能会引起一些争议。但是瑕不掩瑜，正如爱因斯坦所说："提出一个问题，往往比解决一个问题更重要。因为解决问题也许仅仅是一个数学上或者实验上的技能而已，而提出新问题、新的可能性，从新的角度去看旧的问题，都需要有创造性的想象力，而且标志着科学的真正进步。"就像宫医生所说的那样，一个新的辨证方法从提出到完善，需要几代人的努力。我赞成这些观点，欣然为序。

褚国维

2018.6.3. 于羊城。

徐 宜 厚 序

　　我曾应大连皮肤病医院的邀请,到该院讲学。宫振甲医师在当地是一位学验俱丰的老医生,每当我应诊时,这位年逾五旬的同仁总是侍诊在旁,详尽询问立法用药的思路,这种严谨认真的学风给我留下了深刻的印象。在其后的几年交往中,他向我透露欲将多年心得整理成册,献给后学,对此,我予以充分肯定和支持。

　　2016 年,我在英国避暑三个月,回国后收到宫医师的大作《中医皮肤病三焦经络部位辨治》。我立即初阅一次,感到一股学术上的新鲜气息;再次细读,觉得该书有颇多独到之处;第三次精读,发现以下四个亮点:

　　其一:详尽列出按经络循行部位的多发皮肤病,上焦 70 余例,中焦近20 例,下焦 40 余例。由此可见作者对病例搜集的认真态度。

　　其二:许多病例均附有彩图,可说是图文并茂。

　　其三:大部分病例出自作者的临床经验,同时也精选不少名医,如罗天益、陈士铎、张聿青、余听鸿、丁甘仁、房芝萱、顾伯华等大家的医案,由此可见作者曾阅读了大量的中医文献,是一位勤奋敬业的中医工作者。

　　其四:运用经络、三焦纵横定位,选择直达病所的药物达 130 余种,比如手太阴肺经:补肺 13 味;泻肺 7 味;清肺 4 味;温肺 5 味;升肺 7 味;降肺 7 味。如此类推。

　　总之,我认为该书是思维新颖、临床实用、学术价值较高的专著。我在阅读之余甚感兴奋与喜悦,故而欣然提笔,序言于篇首。

徐宜厚于守拙书屋

时年七十又七

丙申年季秋

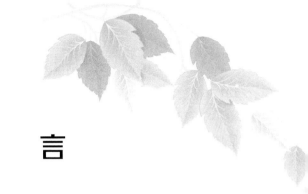

前　　言

　　皮肤体表疾病最大的特点是视之可见、触之可及。怎样才能利用这一得天独厚的优越条件,将皮肤部位辨证方法应用于临床呢? 十年来我一直在思索这个问题。

　　若要根据皮肤部位进行辨证施治,首先要对人体的体表作一个量的定位。

　　人与天地相应,人体的表面如同地球的表面。地球的表面可以根据纵横交叉的经纬两条线来确定不同的位置。人体也需要横竖两条线来确定体表部位。此线古已有之,即三焦和经络。三焦从上到下,把人体分成上、中、下三部分,可以作为划分人体表面的横线。经络大多数是上下循行,可以作为人体的纵线。纵横两条线相互交叉,像地图一样把人体划分成很多区域,根据不同部位的特点来辨证施治。

　　《内经》中最早提出并论述了三焦辨证理论,发展至清代温病学派,已日趋完善。经络辨证更是司空见惯,为历代临床医家所喜用。本书把二者纵横交叉结合起来应用,使原有的三焦辨证与经络辨证有了新的扩充和发展,形成了一种新的辨证方法。这种辨证方法特别适用于体表部位疾病的辨证施治;而且简便、快捷,重视体征,可以为中医标准化、系统化、数字化以及人工智能化提供了一些新的思路;此外,纵横定位思维方法对于治疗中医其他科疾病,也有一定的借鉴作用。著者多年来应用三焦经络定位辨证方法治疗疾病,取得了较好的疗效,今不揣浅薄,奉献给同道。

　　本书根据《内经》、历代医家有关部位治病的经验以及经络三焦的理论和临床实践,分为四部分:

　　第一部分:总论。着重论述经络、三焦基础理论及三焦经络纵横部位辨证的原理和方法。

　　第二部分:医案。按从头至足的顺序,把人体分为59个部位。各个部位先引用《灵枢》中关于该部位的经络、三焦所属,然后编辑古今医家有关经络、三焦治疗的医案近200例,举案说明三焦经络纵横辨证的具体运用,所选医案均保持原貌。案后评述各医家的辨证思路、用药经验及编者对此案的学习心得。选取著者的临床医案 70 余例，案后叙述诊疗思路，供读者参考。有几处部位暂无相应皮肤病医案，姑且附录内科、外科医案并分析医家的治疗思路作为治疗皮肤病的示范。

第三部分：药物。着重论述每味中药的性味、归经、三焦所属。先引用各医家有关药物的性味归经论述，再加以分门归类。其目的是将药物纵横定位，方便部位治疗。

第四部分：方剂。以三焦为纲，以经络为目，把所选取的方剂按寒、热、虚、实编排，使临床上可以准确、迅速、方便地选取方剂，并进一步说明该方剂的三焦、经络归属依据。

明·汪机曾说："不知我者，谓我狂妄，其知我者，谓我坦夷，噫！顾我所行，未必尽合于道也，然造次克念，惟求无愧于心钦。"我虽不能与汪机先生相提并论，但心情是一样的。

一个新的辨治方法需要在临床实践中不断地修正，历经几代人的努力才能完善。我只不过是抛砖引玉，望同道能够发扬光大，使皮肤部位辨证方法和其他辨证方法一样广泛地运用于临床疾病的诊疗中。

感谢国医大师禤国维先生、名老中医徐宜厚先生的大力支持，并为本书作序。感谢徐晓迪医师在本书编辑整理方面及图片设计方面所作的大量工作。感谢宫本京老师在本书图片方面所作的大量工作。感谢书中所选医案的作者，述评中如有曲解之处，敬请谅解。

本书的出版得到了大连市人民政府资助，国家级名中医师承导师、大连市中医医院副院长石志超主任中医师对本书提出了宝贵的修改意见，在此一并感谢。

限于本人学识水平，不当之处，恭请行业同仁给予批评指正。

宫振甲

2016 年 10 月于大连

目　　录

第一篇　皮肤部位辨证基础与应用

第二篇　皮肤部位辨证案例

第三篇　皮肤病部位辨治药物用药

第四篇 皮肤病部位辨治方剂

第一篇　皮肤部位辨证基础与应用

皮肤外科疾病位于人的体表，望之可见，触之可及。怎样才能利用这一得天独厚的先决条件进行部位辨证呢？首先要解决定位问题。

大家知道，要在表面上确定一个位置，必须要有相互交叉的两条线才能定位。地球仪就是这样确定位置的：赤道为地球的横轴，属于纬线，与纬线90°交叉的为经线。根据不同的经纬度，就能确定地球上的任何一个位置。实际上在发明地球仪以前，《易经》中就已经有通过纵横确定部位的方法了，那就是伏羲的先天八卦：先天八卦图以乾坤代表天地定位，形成纵轴经线；以坎离代表水火为界，作为横轴纬线。这种纵横定位的方法，要早于地图的经纬很多年（图1-1）。

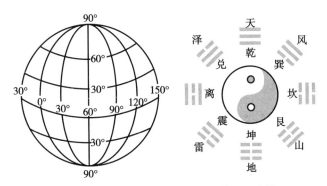

图1-1　地球经纬定位与八卦纵横定位比较

人体是一个小天地，人体表面和地球表面一样，虽然凹凸不平，也可以人为地划分为很多纵线与横线，相互交叉而确定部位。《内经》中早已描述了这两条线，就是三焦和经络。三焦将人体分为上、中、下三部分，作为纬线。经络大多数都是上下循行，作为经线。这样纵横定位就可以确定人体的很多部位。虽然这些线弯曲不直，但是它们既可以确定部位，还能代表三焦和经络所具有的生理病理含义，更能体现出中医千变万化、博大精深的辨证思想。我们可以运用现有的三焦辨证和经络辨证理论，使二者相互结合，纵横定位，形成一个新的中医皮肤部位辨证方法。

　　《内经》中已经可以看到纵横部位辨证的思维雏形。如《灵枢·官能》曰："察其所痛,左右上下,知其寒温,何经所在。"就是说在临床上诊察病人所患病痛,要分清是在左、右、上、下的所属部位;分清其寒热属性;分清其在哪条经脉上。根据《内经》的指导思想,可以用三焦来分上下,以经络来分左右,纵横确定病变的部位。《温病条辨》中对纵横辨证理论有了进一步的阐述:"《伤寒论》六经,由表入里,由浅及深,须横看。本论论三焦,由上及下,亦由浅入深,须纵看,与《伤寒论》为对待文字,有一纵一横之妙,学者诚能合二书而细心体察,自无难识之证,虽不及内伤,而万病诊法,实不出此一纵一横之外。"这些都对皮肤部位辨证提供了理论依据。

　　三焦辨证与经络辨证都属于部位辨证,经过历代医家的继承发扬日趋成熟,但是二者各成体系,互不交融。虽然也有把病变部位固定的愿望,但由于没有将二者有机结合,只是把疾病锁定在一些线上,而不能把病变部位固定在一个纵横交叉的点上,使部位辨证没有得到质的发展。本书在继承三焦辨证、经络辨证的基础上,使二者有机结合,形成一种新的部位辨证方法,有利于体表病症的辨证治疗。

　　皮肤部位辨证方法简便、快捷、重视体征,一目了然,为中医标准化、系统化、数字化、人工智能化提供了新的思路和方法。这种定位辨证思维与方法,对于治疗中医其他科疾病,也有一定的借鉴作用。著者多年来用三焦经络纵横定位方法治疗疾病,取得了较好的疗效。

第一章 三焦部位辨证基础

第一节 三 焦

三焦，是上焦、中焦、下焦的合称。古人将天、地、人称为"三才"。人与天地相应，把人体分成上、中、下三部分，称为三焦。三焦有两个功能：一是主持全身的气机和气化。三焦是气机升降出入的通道，又是气机气化的场所。《难经·三十一难》说："三焦者……气之所终始也。"《难经·六十六难》也说："三焦者，原气之别使也，主通行三气，经历五脏六腑。"二是流通水液。三焦有疏通水道，运行水液的作用，是水液升降出入的通路。《素问·灵兰秘典论》说："三焦者，决渎之官，水道出焉。"《灵枢·营卫生会》云："上焦如雾，中焦如沤，下焦如渎。"

自从《内经》提出三焦理论以来，有关三焦实质的争论一直不休。归纳诸论，不外乎有二：一为三焦无形论，一为三焦有形论。相关论述很多，请读者自行查阅，兹不赘述。本书把三焦作为确定人体部位的一个工具，赞同三焦有形学说。

《内经》在提出三焦的同时，对三焦的部位也作了具体的划分。《灵枢·营卫生会》云："上焦出于胃上口，上至舌；中焦并胃中，出上焦之后；下焦别回肠，注于膀胱。"后来《难经》把三焦的部位进一步具体化："上焦者在心下，下膈在胃上口，主内而不出，其治在膻中玉堂下一寸六分，直两乳间陷者是。中焦者在胃中脘，不上不下，主腐熟水谷，其治在脐旁。下焦者，当膀胱上口，主分别清浊，主出而不内，以传导也，其治在脐下一寸。"

以三焦分部位，又用三焦理论辨病证，使三焦学说更有利于中医临床治疗，特别是《温病条辨》一书，用三焦分析温病的病机和传变部位，论述三焦辨证和治法，成为后世学习运用三焦学说的典范。

第二节　三焦部位的划分

《灵枢·营卫生会》中结合三焦的生理功能、病理变化以及内脏所属而划分三焦，并对体表与内脏均做了论述：

"黄帝曰：愿闻三焦之所出？岐伯答曰：上焦出于胃上口，并咽以上，贯膈而布胸中，走腋，循太阴之分而行，还至阳明，上至舌，下足阳明。"

"黄帝曰：愿闻中焦之所出。岐伯答曰：中焦亦并胃中，出上焦之后。"

"黄帝曰：愿闻下焦之所出。岐伯答曰：下焦者，别回肠，注于膀胱，而渗入焉。"本书中三焦的划分方法主要依据《灵枢·营卫生会》篇中的理论，参考历代医家的观点，本着规范、实用、方便的原则，并与经脉、穴位、人体体表标志相结合，将三焦重新划分，如图1-1-2-1所示：

1. 上焦　将胃上口以上的胸、背、腋、头面诸窍及两上肢所属的皮肤、毛发、爪甲等归属于上焦。胸前为膻中（两乳头之间连线）以上，背部为至阳穴以上（约平第七胸椎、肩胛下角）。上焦的脏器主要包括心、肺两脏。

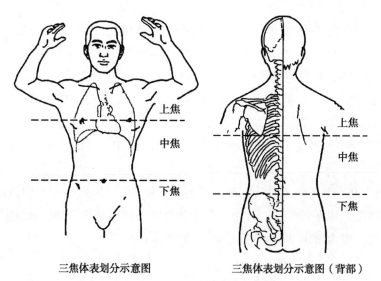

三焦体表划分示意图　　　　　三焦体表划分示意图（背部）

图1-1-2-1　三角体表划分示意图

2. 中焦　膈肌以下（身前为膻中穴以下，身后至阳穴以下），至脐（身后以第三、四腰椎之间为分界）之间的部位属中焦。中焦的脏器主要包括脾、胃、肝、胆。

3. 下焦　以脐为界（身后以第三、四腰椎之间为分界），脐以下所属脏腑、体表及双下肢的皮毛、爪甲属于下焦。下焦的脏器主要包括肾、大肠、小肠、膀胱及前、后二阴。

三焦的理念与上、中、下三部不尽相同。三部仅指上、中、下三个部位。而三焦除了划分部位之外，还涵盖了三焦的生理功能、病理变化，以及与经络、脏腑之间的相互关系，这在辨证论治上具有更加重要的意义。

第三节　三焦的生理功能及病理变化

一、上焦

《灵枢·营卫生会》直接形容"上焦如雾"。上焦是主气的生发和宣散，有升有降，升多降少，像羽毛一样时起时落。如《灵枢·决气》所论述，以"开发""宣化"和"若雾露之溉"为其主要生理功能。

风为阳邪，其性开泄，易袭阳位。故《素问·太阴阳明论》曰："故犯贼风虚邪者，阳受之""伤于风者，上先受之"。《疡科心得集》曰："在上部者，俱属风温风热。风性上行故也。"可见，风邪为上焦病的主要原因。临床上除了风邪最易侵犯上焦之外，寒、暑、湿、燥、火都可以成为上焦发病的原因，不独风也。

上焦，特别是头面部、上肢等部位，由于长期暴露在外，易受跌打损伤、蚊虫叮咬。喜、怒、忧、思、悲、恐、惊七情内伤，都能影响于心、脑。诸郁日久，皆能化火，火性炎上，上焦首当其冲。饮食不节，肠胃乃伤，湿热痰浊滋生，有形之邪随风火循经上行，病在中焦，累在上焦。房室不节，最伤肾精。阴虚阳亢，发落耳聋，病在上焦，根在下焦。下焦阴寒极盛，逼虚热上越。上焦之热，实缘于下焦之寒。凡此种种，说明上焦不是俱属风湿风热。其中诸因，还要细细辨之。

二、中焦

中焦为肝、胆、脾、胃所主。《灵枢·营卫生会》篇中概括为"中焦如沤"。

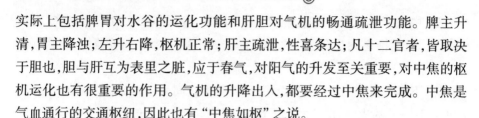

实际上包括脾胃对水谷的运化功能和肝胆对气机的畅通疏泄功能。脾主升清,胃主降浊;左升右降,枢机正常;肝主疏泄,性喜条达;凡十二官者,皆取决于胆也,胆与肝互为表里之脏,应于春气,对阳气的升发至关重要,对中焦的枢机运化也有很重要的作用。气机的升降出入,都要经过中焦来完成。中焦是气血通行的交通枢纽,因此也有"中焦如枢"之说。

中焦负有承接上焦与下焦相互交接的重任。一有阻滞怫郁,即会阻滞。故中焦常发生郁滞之病。《疡科心得集》中提出:"在中部者,多属气郁火郁,以气火之俱发于中也。"

胁肋位于中焦的两侧,大部为足少阳胆经所属,胆为奇恒之腑,以通为用。肝胆互为表里,胆病肝亦病。气郁则胁肋胀痛,血瘀则胁肋刺痛,痰郁则易生痰疽,湿郁则易生湿疹。

乳房在三焦中的位置比较特殊,在中焦的上部,上焦的下部,因此既有中焦郁的特点,也有上焦火的特点。乳头属肝,乳房属胃。乳头病多见肝经郁火,乳房病多为胃经郁火。

中焦后面为腰背,中间为督脉,依次向外为足太阳膀胱经。督脉为奇经之长,主一身之阳气,易受中焦郁滞的影响,发生阳气郁滞,不能向上焦升发,而出现畏寒、腰背酸痛等病症。足太阳膀胱经主一身之表,又为寒水之脏,与足少阴肾经相表里,受中焦郁滞的影响,最易发生表邪随经入里,产生腰背疼痛、发背、阴疽、水湿停滞等病变。

三、下焦

下焦是人体的下部,为阴为寒。《灵枢·营卫生会》篇中概括为"下焦如渎"。下焦是排泄糟粕和尿液的。

《疡科心得集》曰:"在下部者,俱属湿火湿热,水性下趋故也。"湿性趋下,易袭阴位,下焦多见湿邪为病。如脾虚不能运化水湿,肾虚不能利水,都能造成水湿弥漫下焦。湿邪下注可以导致湿疹、淋浊、带下、泄痢等疾病。湿有湿热、寒湿之分。北方阴寒之地,以寒邪为主,如冻疮、血栓阻塞性脉管炎、雷诺综合征、腰腿膝疼痛等症,日久才能化为湿热。近代人居处温暖,少受寒冷之苦,又嗜食膏粱厚味,易滋生湿热,也可以初病即现湿热壅盛。

第四节　三焦病的治疗特点

一、上焦病的治疗

上焦位于人体的最上部。火性炎上。巅顶之上，唯风可到。因此，上焦风邪、火邪多见。只有清轻之药，才能直达上焦，力戒性味厚重之品。这种用药特点被吴鞠通总结为"治上焦如羽，非轻不举"。

风热之邪侵袭上焦，邪气在表，需用辛凉之品，宣通气机，解表祛邪，药用竹叶、连翘、豆豉等气味俱薄之品，以清肃上焦。夹风者可加薄荷、牛蒡子辛凉散风，透风于外；夹湿者加滑石、芦根、茯苓皮甘淡利湿，渗湿于下；湿热之邪犯表，用芳香辛散之法以祛邪。赵炳南老中医用桑菊饮治疗以上焦为主的风热型荨麻疹；徐宜厚老中医以花药治疗头面部皮肤病，都体现了治疗上焦病宜清轻上达的用药原则。

二、中焦病的治疗

中焦有脾、胃、肝、胆四个脏器，治疗时要注意顺应脾升胃降的平衡和肝胆应舒畅条达的特点。吴鞠通总结为："治中焦如衡，非平不安"。

朱丹溪概括为气、血、痰、火、湿、食六郁。诸郁先从气郁开始，"气者血之帅也，气行则血行，气止则血止，气温则血滑，气寒则血凝，气有一息之不运，则血有一息之不利。"如患者素体虚弱，或者外伤、久病、产后，均可导致气虚，气虚则行血无力，血行不畅，气血郁滞。气血郁滞，脾胃的升清降浊功能受阻，水郁为湿，食郁为痰。痰、湿、食郁生矣。诸郁日久，郁而化火，火郁成矣。朱氏自拟"六郁汤"治疗诸郁，气郁以香附为主；血郁以川芎为主；火郁以栀子为主；湿郁以苍术、茯苓为主；食郁以神曲、砂仁为主；痰郁以半夏、陈皮为主。气郁的方剂为柴胡疏肝汤；血瘀者用疏肝活血汤；火郁者用泻青丸；湿郁者用胃苓汤；食郁者用保和丸、枳实导滞丸；痰郁用二陈汤。这体现了中焦用药宜升降平衡、畅通枢机的基本原则。

三、下焦病的治疗

下焦为重坠阴寒之地，又为足三阴与足三阳经相交接之处，很容易被寒湿侵袭,发生瘀滞,出现血管周围性疾病,如冻疮、血栓闭塞性脉管炎、雷诺综合征、血栓性静脉炎、结节性红斑等。治疗时要注意,祛寒不忘振奋阳气,祛湿不忘活血化瘀。用药也多选质地沉降,性味厚重之药,剂量也比较大。故曰:"治下焦如权,非重不沉"。还要忌用大苦、大寒之品,以免损伤脾肾阳气。五苓散在健脾渗湿利水的药物中加桂枝一味,就是为了温通膀胱之阳气,有利于水湿的消退。金匮肾气丸加车前子、牛膝治疗水肿,是以补肾、振奋肾中阳气为主。叶天士认为治疗下焦湿热还要"利肠间",体现了给邪气以出路的原则,如甘露消毒饮中,用滑石、木通渗利肠间水湿。

第二章　经络部位辨证基础

经络遍布全身各个部分，气血在经络中周流不息，从而使整个机体能很好地进行各种复杂的生命活动。本书引用经络理论，意在用经络理论阐述部位辨证的理论与方法，与三焦理论有机结合，成为中医部位辨证的工具。

第一节　经络在中医部位辨证中的应用

经络是经过古人不断努力发现观察研究总结出来的。它是一张网络，将人体内外上下各个脏腑组织器官联系起来，进一步说明人体是一个完整的有机体。经络内连脏腑，大部分循行于分肉之间、体表之上，比较容易定位，这为中医部位辨证提供了得天独厚的先决条件。不论将来能否证明经络在人体实质上的存在，几千年来，经络都一直在指导着我们中医的治疗，按经络理论辨证施治，效果就好，不按经络理论辨证施治，效果就差。临床医生不知晓经络理论，就无法分经辨证、确定病位、预测疾病传变，更不能循经取穴，分经用药。

那么，怎样分经辨证呢？陈士铎在《洞天奥旨》中指出："脏腑之气血不行，则脏腑之经络即闭塞不通，而外之皮肉即生疮疡矣。然经络隐皮肉之内，何从知之？然内有经络，外有部位，部位者，经络之外应也。如疮疡生于头顶，即属足太阳经之病，盖头顶乃膀胱之部位也。生于面，即属足阳明经之病，面乃胃之部位也。生于颈项，即属足厥阴经之病，盖颈项乃肝之部位也。生于肋，即属足少阳之病，盖肋乃胆之部位也。生于手足心，即属手少阴经之病，盖手足心乃心之部位也。生于背，为诸阳。生于腹，为诸阴。臂膊即手之三阴三阳经之所行，股胫即足之三阴三阳经所属。七窍者，五脏之窍也。生于目，乃肝经病也。生于耳，乃肾经病也。生于鼻，乃肺经病也。生于舌，乃心经病也。生于口，乃脾经病也。不可据之外部位，以知内之经络脏腑乎？"《医宗金鉴·外科心法要诀》一书在卷首就论述"十二经循行部位歌"，书中的很多外科病都是以经络穴位命名的，可见其对经络的重视程度。书中编写的经络歌诀，阐明精确，朗朗上口，为后世医家所喜爱。今摘其精要，加以论述，为皮肤部位辨证奠定基础。

第二节　十二经脉循行规律与特点

一、十二经循行部位歌

手之三阳手外头,手之三阴胸内手。

足之三阳头外足,足之三阴足内走。

十二经脉的循行部位,每经都有内行线和外行线两个部分。内行线行于体内深部,联系脏腑器官。外行线行于体表皮肤肌肉浅在部分。本歌是讲手、足三阴三阳经,即十二经脉外行线的起止循行部位的基本情况。对体表部位辨证,有着十分重要的意义。

手之三阳手外头:是指手阳明大肠经、手少阳三焦经、手太阳小肠经三条循行于手部的阳经,都是从手指端开始,经过上肢外侧行向头部。

手之三阴胸内手:是指手太阴肺经、手厥阴心包经、手少阴心经三条循行于手部的阴经,都是从胸部开始,经过腋部,经上肢内侧面止于手指端。

足之三阳头外足:是指足阳明胃经、足少阳胆经、足太阳膀胱经三条循行于足部的阳经,都是从头部开始,经过下肢外侧,止于足趾端。

足之三阴足内走:是指足太阴脾、足厥阴肝、足少阴肾三条行于足部的阴经,都是从足趾端开始,经过下肢内侧,上行至胸部。

此歌大体描述了十二经络的体表分布和走向。在论述经络的分布时,循行于肢体同侧的三条经络一起论述,形成一个面,体表疾病很多都是以面发病的。治疗时抓主要矛盾,尽量找到皮损主要分布在哪一经脉,结合这一经脉所属内脏的症状表现,治疗这一经。如果病变为片状,分不清哪条经络,可以两经同治或三经同治。

二、十二经脉气血多少歌

多气多血惟阳明,少气太阳厥阴经。

二少太阴常少血,血亏行气补其荣。

气少破血宜补气,气血两充功易成。

厥阴少阳多相火,若发痈疽最难平。

手阳明大肠经和足阳明胃经,在十二经脉中,这两经常多气多血;手太阳小肠经、足太阳膀胱经、手厥阴心包经、足厥阴肝经，这四经常多血少气；手少阳三焦经、足少阳胆经、手少阴心经、足少阴肾经、手太阴肺经、足太阴脾经，这六经常多气少血。

一般来讲，凡疾病生于血多的经脉，则宜活血化瘀，生于气多的经脉，则宜疏导行气。生于少气的经脉，愈后也常常复发；生于血少的经脉，大多数不能滋养肌肤，血虚血燥，宜用滋阴养血的药物补血润燥。只有生于气血都充裕的经脉，如：手阳明大肠经、足阳明胃经，才易于治愈。如手少阳三焦经、手少阴心经、手太阴肺经、足少阳胆经、足少阴肾经、足太阴脾经，这六经都是气多而血少，治疗时就应该注意补血，血液充足，经络得到血的滋养，疾病才能快速痊愈。如果在这些经脉出现疮疡，不补充足够的阴血，则疮疡未溃的不容易化散，已经破溃的不易收口。手厥阴心包经、手太阳小肠经、足太阳膀胱经、足厥阴肝经，这四个经脉多血少气，治疗时应注意补气，特别是疾病的后期，如气血不足，就会迁延不愈，愈后也容易复发。其中手足厥阴、手足少阳四经，因为厥阴、少阳多相火，治疗更困难，病程更缠绵，治愈后亦比较容易复发。

《马培之外科医案》载："耳后为少阳一经，少阳乃胆与三焦经，二经常多气少血，参芪咸在所禁。"《徐宜厚皮肤病用药心得十讲》指出："经络气血的多少，直接关系到病程的长短及其预后。一般来说，气少者，病情渐进性进展，治疗也呈缓慢性消退，如弥漫性系统性硬皮病；血少者，血流不畅，或因寒、或因阳虚、或因湿滞等因素，使皮肤损害消退缓慢，如变应性血管炎；气血充足者，常见于急性皮肤病，如急性荨麻疹，在治疗中，由于正气旺盛，给予疏风清热、凉血解毒之剂，常能在较短时间获得良好的疗效。另外，对于气少血多者，在益气的同时佐以凉血或化瘀；多气少血者，在行气或理气的同时，佐以补血或育阴。"这都是运用经络气血盛衰理论的用药经验。

三、十二经脉循环连接歌

手肺大肠胃脾乡，心经小肠足膀胱。

肾经心包三焦胆，厥阴肝经回肺上。

这是著者所编的十二经循环连接歌。十二经从手太阴肺经起始，依次为手阳明大肠经、足阳明胃经、足太阴脾经、手少阴心经、手太阳小肠经、足太阳膀胱经、足少阴肾经、手厥阴心包经、手少阳三焦经、足少阳胆经、足厥阴肝经。

最后从足厥阴肝经又回到手太阴肺经,形成一个循环通路。十二经脉的循行方向,是前人经过不断观察总结出来的,它说明人体是一个有机的整体,经脉如环无端,周流不息。体现了经络的整体性、流动性、重复性。

《素问·太阴阳明论篇》:"故阴气从足上行至头,而下行循臂至指端;阳气从手上行至头,而下行至足。故曰阳病者上行极而下,阴病者下行极而上。"在经脉交接处的疾病,如指趾端,治疗时要注意两经的生理、病理,上行下行,使两经之间交接畅通为度。如甲沟炎,如果病变在足少阳胆经的足窍阴穴附近,阳经下行,要顺其下行之势清热利湿解毒;若在足太阴脾经的隐白穴附近,阴病者下行极而上,要顺其上行之势,在清热解毒的同时,再升举脾阳,健脾燥湿。

四、头前正面歌

　　　　头督唇任五中行,眦傍足太颧手阳。

　　　　侧上足少绕耳手,鼻傍手明唇足方。

循行于头前正面之经脉,共有五行:正中线行上唇鼻额以上的,属督脉;行下唇以下的,属任脉。第二行是由眼内角旁向额上行至头顶,属足太阳膀胱经,从鼻旁下行颈肩的属手阳明大肠经,此为第二线。行于口唇两旁的足阳明胃经为第三条线。行于面颧骨外侧之手太阳小肠经和行于眉上额部之足少阳胆经合为第四线。行于耳前之手少阳三焦经为第五线。

头前为整个面部所占据,为膀胱经、大肠经、胃经、小肠经、胆经、三焦经所分属。面部为诸阳之会,都为阳经循行。其中足阳明胃、手阳明大肠经为主,故有"面部诸经,取之阳明"之说。

五、头后项颈歌

　　　　头后七行督中行,惟二足太足少阳。

　　　　颈前任中二足明,三手四行手太阳。

　　　　五足少阳六是手,七足太阳督中行。

分布于后头部和颈项部的经脉,中行的(第一线)为督脉,督脉旁开第二线为足太阳膀胱经,再向外侧第三、四、五线都是属于足少阳胆经。所以在后头部除中行之督脉外,其他都属于足太阳经、足少阳经。颈项部分布之经脉有七行:颈前中行第一线为任脉,旁开第二线为足阳明胃经,第三线为手阳明大肠经,第四线为手太阳小肠经,第五线为足少阳胆经,第六线为手少阳三焦经,第七线为足太阳膀胱经,行于项后正中线者为督脉。

后头项颈歌中介绍了八条经脉之多,包括项颈两侧的经脉,也都是阳经经脉。头两外侧为手足少阳经为主,项颈两侧为手足阳明经为主,后面多为督脉和足太阳膀胱经为主。头项颈属于上焦,病因多以火热、风热为主。

六、经络胸腹脊背循行歌

> 胸腹二行足少阴,三足阳明四太阴。
> 五足厥阴六少阳,脊背二三足太阳。

分布于胸腹正中线第一线的是任脉,傍于任脉为第二线属足少阴肾经,向外侧为第三线(即乳中线)属足阳明胃经,再向外侧为第四线属足太阴脾经,行足太阴脾经之外的是足厥阴肝经为第五线,行于两侧胁部的是足少阳胆经为第六线。行于脊背正中线的是督脉经为第一线,行督脉经旁开一寸半为第二线,旁开三寸为第三线,第二线和第三线均属于足太阳膀胱经。

胸腹属于中焦,病因多为气、血、痰、食郁积。后背为足太阳膀胱和督脉所属,太阳经主一身之表,常见外感六淫之邪致病。督脉总督一身之阳气,督脉病则腰脊强而厥,病不得俯仰。两侧为肝胆经所属。少阳为枢,其病因多为气滞血瘀、湿热阻滞。

七、手臑臂外内经络循行歌

> 手臑臂外上手明,中手少阳下太阳。
> 手臑臂内上中下,手太厥少分三行。

这指的是分布在手臑(臂上称为臑)内外侧的经脉。臑臂外侧的是手三阳经:手阳明大肠经循行于臂臑外侧之上缘,手少阳三焦经循行于臂臑外侧的中线,手太阳小肠经循行于臂臑外侧之下缘。循行于臑臂内侧的是手三阴经:手太阴肺经循行于臂臑内侧之上缘,手厥阴心包经循行于臂臑内侧之中线,手少阴心经循行于臂臑内侧之后缘。

上肢属于上焦,病因多为风、寒、湿、热侵袭。银屑病多见于上肢的外侧,特别是上臂外侧肘尖手少阳三焦经循行部位;肘窝为手厥阴心包经所属,为儿童湿疹好发部位,又称"四弯风"。

八、足膝外内经络循行歌

足膝外前足阳明,中行少阳后太阳。

足膝之内前中后,足厥太少分三行。

分布在腿膝足部外侧面的是足三阳经:足阳明胃经循行于腿足外侧前缘,足少阳胆经循行于腿足外侧中线,足太阳膀胱经循行于腿足外侧后缘。循行于腿足内侧面的是足三阴经:足太阴脾经循行于足及小腿内线中线,至内踝上八寸处交出足厥阴肝经而行腿膝内侧前缘;足厥阴肝经循行于足及小腿内侧前缘,至内踝上八寸处交叉行于足太阴脾之后,在腿膝内侧中间上行;足少阴肾经从足心斜行内踝后方,在腿膝后缘上行。

下肢属于下焦,前外后侧属阳,为足三阳经循行部位,多见风热火毒引发的阳性疮疡,如疮疖疔毒;内侧为阴,是足三阴经的循行部位,多见寒湿阻滞或湿郁化热而引起的阴性疮疡。如血栓闭塞性血管炎、湿疹等。

九、任脉经络歌

任脉起于两阴中,上行毛际腹中行。

颈下结喉中央上,唇梭下陷承浆名。

任脉起于前后二阴之间的会阴穴,上行经耻骨联合、毛际,直上循腹胸下中线,抵颈前结喉,上至下唇下缘凹陷中的承浆穴而止。

任脉起始于会阴,属于阴经自下向上行,与阳经督脉相交接。行于腹部正中,腹为阴,对一身阴经脉气有统属的作用,总任诸阴,具有调节月经、促进女子生殖的作用,故有任主胞胎之说。

十、督脉经络歌

督脉起于尻骨端,后行脊背腰脑巅。

前行鼻柱皆中道,唇内齿上龈缝间。

督脉起于尻骨末端的长强穴,从背部脊柱正中上行至项,在风府穴处入脑,并从项后正中线上行后头、巅顶、前头、上额至鼻柱,经人中穴抵上唇之内门齿中缝龈内的龈交穴而止。脑疽发于督脉经和膀胱经,在辨证上有重要的区别。脑疽发于项后正中,为正脑疽,又称"对口疽",为督脉所过。督脉主一身之阳气,属火,所以治疗正脑疽应清热解毒。

第三节 十二经循行部位与证治

一、手太阴肺经部位与证治

> 太阴肺经起乳上，系横出腋臑中廉，
> 达肘循臂入寸口，上鱼大指内侧边。

手太阴肺经起于胸部乳头上方第三肋间，即胸部正中线旁开六寸的中府穴。向外行腋前，下弯循行于上臂、肘窝、前臂之内侧前缘，至腕后寸口动脉，经鱼际（拇指后掌面高肉处），出拇指掌面内侧端，去爪角一分处少商穴而止。

肺位于上焦，为人之华盖。肺又属太阴，为阳中之阴。故其经脉循行于上肢内侧前端，属肺络大肠。肺主一身之气，主气机的宣发、肃降，通调水道，朝百脉而主治节，辅佐心脏调节气血的运行。

肺主皮毛，很多皮肤病是由于肺脏病引起的。"肺与大肠相表里"，大肠经的一些病变，也可以从肺治疗。肺脏病多见于咳嗽、喘促、呕吐。肺心同病则短气、心悸。肺气不能通调水道则小便不利。肺气虚，气不固摄则尿失禁。手太阴肺经循行部位除可出现的肩背冷痛、臑臂前廉痛、掌中热等病变外，还会出现洒淅寒热、容易感受风寒、自汗等常见症状。

（一）手太阴肺经之实证治疗

经曰：实则泻其子。肺为金，金生水，金为水之母。对于肺气不能通降而引起水肿的病人，可以用泽泻、葶苈子、桑白皮、地骨皮等药物，通过泻膀胱之水，使水气下降，肺气也会得到通畅而病愈。若肺经实火，药用粳米、石膏、寒水石、知母、诃子等药物清肺火。

若胃中湿痰凝聚，日久痰湿上冲于肺，所谓土湿壅金，祛除胃中痰湿，就可以达到清肺的效果。半夏、白矾、茯苓、木瓜、橘皮是首选药物。

若邪气阻滞，气机壅滞不通。只有通畅停滞之气，则正气自行。可以用枳壳、薄荷、干姜、生姜、木香、厚朴、杏仁、皂荚、桔梗、紫苏梗通其滞气。

（二）手太阴肺经之虚证治疗

经曰：虚则补其母。在五行中，土生金，土为金之母。脾胃属土，可以用甘草、人参、升麻、黄芪、山药补脾胃以生肺金，即"培土生金"。

肺为娇脏，喜润而恶燥。秋燥伤肺，金为火刑亦可化燥伤肺，导致肺阴亏

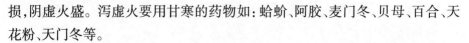

损,阴虚火盛。泻虚火要用甘寒的药物如:蛤蚧、阿胶、麦门冬、贝母、百合、天花粉、天门冬等。

若久咳伤肺,其气散漫,或收而补之,或敛而降之,使耗散的肺气重归于肺。可以用乌梅、罂粟壳、五味子、白芍、五倍子治疗。内伤痨损可以用,外感病邪气未尽者应慎用。防止留邪于内,闭门留寇。

(三)手太阴肺经热证治疗

实火要用苦寒直折,虚火要用滋阴降火,药用甘寒。黄芩、知母、栀子、麦门冬、沙参、紫菀、天门冬等都可以根据肺经热证之虚实而选用。

(四)手太阴肺经寒证治疗

脾胃与肺金是母子关系,土为金母。肺恶燥而脾胃恶湿,清肺太过,脾气先伤,则土不能生金,故温肺必先温脾胃,这就是虚则补其母之意。丁香、藿香、款冬花、檀香、白豆蔻、益智仁、缩砂仁、糯米、百部等可以随证选用。

肺主皮毛,若风寒之邪侵袭肌表,要用解表散寒的药物治疗:如麻黄、桂枝、葱白、紫苏、细辛等。

二、手阳明大肠经部位与证治

> 阳明之脉手大肠,次指内侧起商阳。
> 循手臂外过肘臑,达肩入缺上颈旁。
> 贯颊下齿出人中,上侠鼻孔终迎香。

手阳明大肠经起于食指背面内侧端距爪甲角一分许的商阳穴,向上行经手背食拇二指掌骨分歧处,进入两筋之间凹陷处,行前臂上方至肘部外侧,再沿上臂外侧前缘,上走肩端,过缺盆,上行颈侧前缘,穿面颊,入下齿龈中,回出挟口,左脉至右,右脉至左,于人中穴处交叉后上挟鼻孔旁的迎香穴而终。

手阳明大肠经为阳中之阳,故主要循行于上焦上肢的伸侧前端。大肠为六腑之一,六腑以通为用,而大肠通则六腑俱通;大肠滞而六腑皆滞。大肠与皮肤体表关系密切,是因为两方面原因:一是肺与大肠相表里,肺主皮毛,大肠通过肺间接与体表皮毛相联系;二是大肠可以直接与体表皮毛相联系。《灵枢·本脏》曰:"大肠者,皮其应。"很多皮肤病通过调节大肠的功能,就会得到治愈。

(一)手阳明大肠经实证治疗

大肠为传导之官,主出糟粕,邪气有余,壅滞不通,则为实证,故用泻下的方法治疗。如果热结大肠,大便不通,热则寒之,用寒下的药物泻下,如大黄、芒硝、芫花、牵牛子、郁李仁、石膏等。

如果属于气机塞滞而引起的气秘,要用枳壳、木香、橘皮、槟榔行气破气,则气秘得通。

（二）手阳明大肠经虚证治疗

手阳明大肠经多气多血,但也有虚寒证,这时候就要用补虚的方法治疗。经曰虚则补其母。土为金母,脾虚湿盛,则水谷不分,下渗大肠,而为泄泻。燥脾中之湿,大肠泄泻可止。宜白术、苍术、白豆蔻、山药、芡实、诃子肉、莲子肉等药物治疗。

若大肠被燥邪损伤,燥邪易于侵袭血分,则血液枯燥,宜用养血润燥的药物治疗,如桃仁、麻仁、杏仁、地黄、乳香、柏子仁、肉苁蓉等。

若中气下陷,升清无力,胃中清阳之气陷入下焦,清气在下,则生飧泄。要用补中益气、升阳除湿的方法治疗,宜用升麻、葛根、黄芪、人参、白术等药物治疗。

若中气下陷不已,发展成滑脱不止,要用收敛正气,涩而止之的方法治疗。药用龙骨、诃子、罂粟壳、乌梅、白矾、赤石脂、禹余粮、石榴皮等。

（三）手阳明大肠经热证治疗

大肠属金恶火,肺火下移于大肠,每多无形之热。实热用苦寒泻之,虚热则用甘寒清之。如秦艽、槐角、地黄、黄芩等都可以选用。

手阳明大肠经位于上焦,上焦多火多热。阳明主肌肉,外邪侵入,已非在表,不可发汗,只能用解肌的方法治疗。药用石膏、白芷、升麻、葛根等。

（四）手阳明大肠经寒证治疗

金寒水冷,每多下利清谷,故用温法治疗。温里补虚,药用干姜、附子、肉豆蔻等。

三、足阳明胃经部位与证治

阳明胃起目下胞,从鼻入齿还承浆。

颐后颊里上耳前,额颅下循两颈旁。

从缺盆口下乳中,循腹腿班腿面行。

外抵膝膑走足跗,至足中趾外侧当。

足阳明胃经起于鼻旁眼下的承泣穴,入上齿龈中,出行环口唇,左右二脉交于唇下的承浆穴,向后行于腮下,经过大迎、颊车二穴,上耳前,至额颅(即前额），这是一支。另一支是从大迎穴下行颈前侧，挟喉咙，入缺盆，循胸部乳中线，行至上腹部时向内斜行腹部正中线旁开二寸处，直抵腹股沟阴毛旁的气冲穴部，下行大腿、膝盖、小腿之外侧前缘，抵足腕前正中，经足背冲阳穴，进入第二趾外侧端（厉兑穴）。另一支脉，从膝下三寸（足三里穴）处分出，进入中趾外侧端。

足阳明胃经为多气多血之经，与脾互为表里。脾胃为"后天之本"，主受纳水谷，又名"水谷之海"。

（一）足阳明胃经实证治疗

胃主受纳，如果容受太过，则中焦阻塞，上下不通，发生阳明胃经实证。要用实者泻之的方法治疗：若热胜湿者，胃津少而为燥，要用大黄、芒硝攻下以存津液。重者用下法，轻者也可以用消法。巴豆、神曲、山楂、阿魏、郁金、三棱、麦芽等药物都可以根据病情选取应用。

（二）足阳明胃经虚证治疗

胃土喜冲和，或寒或热，都会损伤胃气，耗伤津液。要用虚则补之的方法治疗。

若气虚湿胜，湿胜则热生，去湿则热去，热去而正气自生。用苍术、白术、半夏、茯苓、橘皮、生姜等药治疗。

（三）足阳明胃经寒证治疗

脾中之阳气不足，则胃中之津液不行，补阳既可健脾，又可燥胃，故寒去而湿除，乃能上输津液，灌溉周身。干姜、附子、草果、官桂、丁香、肉豆蔻、人参、黄芪可以补胃经虚寒。

（四）足阳明胃经热证治疗

火太过则土焦，心属火，降心火，乃以清胃热，用石膏、地黄、水牛角、黄连、竹叶等。

阳明主肌肉，邪气侵犯阳明，已不在表，邪及肌肉，不能用发汗方法治疗，要用解肌的方法治疗，药用升麻、葛根、豆豉、白芷等。

四、足太阴脾经部位与证治

太阴脾起足大趾，上循内侧白肉际。

核骨之后内踝前，上腨循行胫膝里。

股内前廉入腹中，斜行九肋季胁止。

足太阴脾经起于足大趾内侧端去爪甲角一分处的隐白穴，上循大趾内侧赤白肉际,过大趾本节(趾跖关节)后,上行内踝前缘,再上小腿内侧中行,至内踝上八寸处,交出足厥阴肝经之前,上行小腿、膝、大腿内侧前缘,上腹,行腹部正中线旁开四寸处,至季肋斜向外行胸部正中线旁开六寸处,至腋前斜向下,行腋下季肋第九肋间而终。

足太阴脾的主要功能是主运化、升清和统摄血液。足太阴脾与足阳明胃互为表里。脾胃被称为"后天之本""气血生化之源"。脾开窍于口,其华在唇,在五行中属土,在志为思,在液为涎,主肌肉与四肢。

(一)足太阴脾经实证治疗

土生金,金为土之子,土满则肺气壅遏,实者泻其子,泻肺气,所以能消胀满。药用诃子、防风、桑白皮、葶苈子、黄芩等。

若病在上者因而越之。痰血食积,壅塞上焦,涌而去之,其势最便,故用吐法。胃实不易吐者,胃主受纳,脾主消化,积虽在胃,而病生于脾也。药用淡豆豉、栀子、莱菔子、常山、瓜蒂、郁金、藜芦、苦参、赤小豆、盐汤、苦茶等。

若病在下焦,可以用下法治疗。脾喜燥恶湿,脾病则湿胜,土不足以制水,每生积饮之证,下之则饮积俱消。药用大黄、芒硝、青礞石、大戟、续随子、芫花、甘遂、巴豆等。

(二)足太阴脾经虚证治疗

土为万物之母,而寄旺于四时。脾为后天之本,土虚则诸脏无所禀承,易生虚损。应当用补法治疗。

火生土,虚则补其母,益心火,后以生脾土也。药用桂心、桂枝、茯苓、人参、莲子等。

气虚者补气。气属阳,脾主升举阳气,阳气旺则湿不生,而脾能健运。药用人参、黄芪、升麻、葛根、甘草、陈皮、藿香、葳蕤、缩砂仁、木香、扁豆等。

血虚者补血。与其他脏养血方法不同,足太阴脾经多气少血,脾统血,喜温而恶寒,寒湿伤脾,则气病血亦病,甘温益脾,则阳能生阴,所以和血而补血也。药用白术、苍术、当归、龙眼肉、白芍、饴糖、大枣、干姜、木瓜、乌梅、蜂蜜等。

(三)足太阴脾经寒证治疗

素体脾阳亏虚,虚寒中生,或贪食生冷,损伤脾阳,导致脾阳虚不能温暖肠胃,寒气自内而生。脾喜温而恶湿,湿与寒同为阴邪,常常合而为病,燥湿以健脾。药用高良姜、干姜、紫苏、白术、苍术、橘皮、吴茱萸、草豆蔻、人参、厚朴等。

（四）足太阴脾经热证治疗

思虑过度,耗伤心脾之血,阴虚火旺;或喜食辛辣酒浆、膏粱厚味,日久滋生湿热,脾热生焉。症状有唇红、咽干、心烦、腹胀或腹痛、大便秘结、小便短赤。湿属脾,脾热常与脾湿互结,形成脾经湿热,可见湿疹、唇炎、口疮、黄水疮等。药用苍术、黄柏、薏苡仁、赤小豆、茵陈、陈皮、神曲、焦栀子、藿香、黄芩、赤茯苓、木通等。

五、手少阴心经部位与证治

少阴心经腋筋间,臑后肘臂内后廉。

由内后廉至锐骨,小指内侧爪甲端。

手少阴心经起于腋窝下两筋部极泉穴,沿上臂、肘、前臂之内侧后缘下行,抵掌后锐骨,入手掌无名指、小指二掌骨之中间,出小指内侧端去爪甲角一分许的少冲穴止。

心为"君主之官"。主要有两方面功能,一是主血脉,二是主神志。心开窍于舌,其华在面,在五行属火,在志为喜,在液为汗。与手太阳小肠经相表里。

（一）手少阴心经实证治疗

心属火,邪气有余,则为火为实,故用泻法治疗。实则泻其子,火生土,土为火之子,泻脾胃之热,而心火自清。药用黄连、焦栀子、大黄、黄芩、赤小豆、赤茯苓等。

心与小肠相表里,若心火下移小肠入下焦,则小肠与膀胱气化不行,泻小肠火,通水道,则心火得泻。药用甘草、赤茯苓、木通、通草、黄柏、淡竹叶、赤小豆等。

火热入于血分,则为血热,宜凉血泻火。药用牡丹皮、丹参、生地黄、玄参、水牛角、赤芍、紫草等。

心藏神,邪入心包,则神不安,需化痰清热,兼以重坠,镇惊以降火也。药用朱砂、牛黄、紫石英、磁石、金箔等。

（二）手少阴心经虚证治疗

虚则补其母,木生火,肝木为心火之母,肝虚则无以生火,故补心必先补肝。药用酸枣仁、乌梅、生姜、陈皮、细辛、枸杞子、柏子仁等。

形不足者,补之以气。膻中为气海,膻中清阳之气不足,当温以补之。药用桂心、人参、黄芪、炙甘草、白术、泽泻、白茯苓、茯神、远志、石菖蒲等。

心主血脉,补心必先补血,祛瘀生新,皆所以为补也。药用当归、熟地、白芍、酸枣仁、乳香、没药、何首乌、丹参等。

（三）手少阴心经热证治疗

心属火脏,故心经病变多见火热证。心火分虚火与实火两种。实火可参照手少阴心实证治疗。心经虚火是因为心阴、心血不足,心失所养,虚热内扰,以心悸、心烦失眠及阴虚症状为主要表现。治以补阴补血降火,药用丹参、玄参、沙参、淡竹叶、生地、通草等。

（四）手少阴心经寒证治疗

手少阴经寒证分虚寒与实寒两种。虚寒为心阳不振,实寒为寒滞经脉。虚寒证药用桂枝、炙甘草、人参、黄芪、五味子、白术等。实寒证药用乌头、附子、肉桂、干姜、蜀椒等。

六、手太阳小肠经部位与证治

太阳小肠小指端,循手外廉踝骨前。

从手踝骨出肘外,上循臑外出后廉。

上过肩解绕肩胛,交肩贯颈曲颊边。

面鸠骨下陷中取,耳中珠子经穴全。

手太阳小肠经起于小指外侧端去爪甲角一分许的少泽穴,沿手外侧行至腕后髁骨之前,循前臂、肘,上臂之外侧后缘,上行出腋缝、肩后骨缝,绕肩胛骨部,左右二经交会于肩项部督脉后向前入缺盆,由缺盆上颈至曲颊。从颊行眼内角,斜络于颧骨外下侧的颧髎穴。另一支从颊行外眼角折向耳前听宫穴而止。

小肠的主要生理功能是接受经胃初步消化的食物,并进一步消化,将水谷化成精微。其泌别清浊的功能,也影响大便和小便的排泄。小肠与心相表里,某些心经病变可以从小肠经治疗。

本经脉因外邪侵犯而发生的病证,为咽喉疼痛,下颊发肿,头项难以转侧回顾,肩痛如被扯拔,臂痛如被折断。本经所主的液发生的病证,会出现耳聋,眼睛发黄,颊肿,沿颈向下,颊、肩、臑、肘、臂等部位外后侧疼痛。

（一）手太阳小肠经实证治疗

小肠上接胃之下口,而下输大肠,小肠实热则不能泌别清浊,故用泻下法治疗。

若病在气分,气分有热则水谷不分,行水即为导热,药用木通、猪苓、滑石、

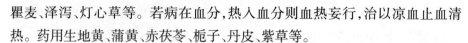

瞿麦、泽泻、灯心草等。若病在血分,热入血分则血热妄行,治以凉血止血清热。药用生地黄、蒲黄、赤茯苓、栀子、丹皮、紫草等。

（二）手太阳小肠经虚证治疗

小肠属火,化物出焉,虚寒则失其职,故用补法;小肠为六腑之一,以通为用,以通为补,所以治以通下。

若病在气分,因胃为小肠之上端,胃气虚则湿流小肠而水谷不分,调补胃气,即补小肠之气也。药用白术、楝实、小茴香、砂仁、神曲、扁豆等。

若病在血分,血分虚寒则多凝滞,补阳行气,补血而活血也。药用桂心、延胡索、当归、桂枝、鸡血藤等。

（三）手太阳小肠经热证治疗

小肠与心相表里,心火太旺,往往下传于小肠,降心火,所以清小肠热也。药用木通、黄柏、黄连、连翘、栀子等。

（四）手太阳小肠经寒证治疗

小肠虚寒,痛下赤白,肠滑。药用干姜、当归、石榴皮、甘草等。

七、足太阳膀胱经部位与证治

> 太阳膀胱起内眦,上额交巅耳后寻。
>
> 下项循肩肩膊内,侠脊抵腰下贯臀。
>
> 贯臀斜入委中穴,与支下合腘中寻。
>
> 贯腨内出外踝后,小趾外侧终至阴。

足太阳膀胱经起于眼内角的睛明穴,上额颅,左右二经交会于巅顶。巅顶下行一支从巅入颅至耳部络脑。一支从巅后行下项,至肩膊又分二支:一支循脊柱中线旁开一寸半处下行,经背、腰、骶,穿臀,从大腿后中间入腘中的委中穴处;另一支循脊柱中线旁开三寸处穿过肩胛之下,挟脊内下行至髀枢,沿大腿后面外缘下行,与前支会合于腘中,继续从小腿肚中间下行,经过外踝后下方,循足外侧,过京骨穴,至小趾外侧端去爪甲角一分许的至阴穴而终。

足太阳膀胱经是十二经脉中循行最长,穴位最多,体表面积最大的一条经脉。足太阳膀胱经最常见的皮肤病有:眉前额部位的带状疱疹、脓疱疮、前额部的局限性硬皮病、巅顶部位斑秃、项后枕部脱发、斑秃、项后部位毛囊炎、颈后神经性皮炎、头颈背部臀腿后侧的银屑病、背部荨麻疹、背部的硬肿病、后背臀部的毛囊炎、腘窝小腿后湿疹、足跟脚掌后外侧缘皲裂性湿疹、足小趾外侧甲沟炎、脚外缘及足小趾的冻疮以及循行部位出现的疮、疖、痈疽等。

（一）足太阳膀胱经实证治疗

膀胱的主要功能是贮尿和排尿,膀胱的实证是指排尿障碍而引起的水肿等症。应通利小便以泻其实。药用滑石、猪苓、泽泻、茯苓等。

（二）足太阳膀胱经虚证治疗

膀胱气化乃出,或寒或热,皆能损伤正气,气虚则下焦不固,患遗尿等症。若热在下焦,乃真水不足,无阴则阳无以化,宜清热滋肾与膀胱之阴。药用知母、黄柏、旱莲草、女贞子、地骨皮等。

（三）足太阳膀胱经热证治疗

热与水湿互结,形成湿热,治宜行水泻火,唯实证宜之。药用栀子、茵陈、黄柏、牡丹皮、生地黄、地骨皮等。

（四）足太阳膀胱寒证治疗

若病因虚寒,虚寒则元气不固,气结于下焦,治宜固其气,或温或涩,或升或散。药用肉桂、升麻、桔梗、益智仁、乌药、山萸肉等。

若因表寒,太阳主一身之表,寒邪袭表,尚未入里化热,表寒发之。药用麻黄、桂枝、羌活、苍术、防风、藁本。

八、足少阴肾经部位与证治

少阴肾经起足心,上内踝骨足后跟。

上腨出腘入股内,行至胸中部位分。

足少阴肾起于足心部的涌泉穴,斜上行内踝骨下后方足跟部,上行小腿肚、膝、大腿的内侧后缘,经腹股沟上腹,行腹部下中线旁开五分处,至胸斜向外行胸部正中线旁开二寸处,至锁骨下缘俞府穴而止。

肾的主要生理功能为藏精,主生长、发育、生殖和水液代谢;肾主骨生髓,外荣于发,开窍于耳及二阴。在五行属水,在志为恐与惊,在液为唾。与膀胱相表里。肾经多发的皮肤病有:小腿内侧湿疹、小腿内侧结节性红斑、下肢溃疡、足跟皲裂性湿疹、足掌皲裂性湿疹、足掌部的掌跖脓疱病、血栓闭塞性脉管炎。

（一）足少阴肾经实证治疗

所谓泻肾,一是泻肾之子,二是泻膀胱之水。肾属水,水能生木,肝胆属木,为肾之子,泻肝胆即为泻肾也。药用大戟、牵牛等。源自肾经之水肿,可泻膀胱,药用泽泻、猪苓、车前子、防己、茯苓等。

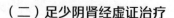

（二）足少阴肾经虚证治疗

虚则补其母，肾水不足可以补肺金。若属气虚，药用人参、白术、黄芪、益智仁、山药、补骨脂、砂仁。若属血虚，药用枸杞子、熟地黄、肉苁蓉、山茱萸、阿胶、何首乌、五味子等。

（三）足少阴肾经热证治疗

若热入肾脏，真水已亏，出现口燥咽干之症，属少阴阳明证也，热结于足阳明，则土燥耗水，热结于手阳明，则金燥不能生水，攻阳明之热，所以救肾水也。且肾主二便，泻腑所以通小便，攻下所以通大便，此亦泻实之法。药用大黄、芒硝、枳实、厚朴。

若属肾中阴虚火旺，治宜滋阴降火，药用知母、黄柏、肉桂、熟地、生地、泽泻、丹皮、地骨皮等。

若寒邪入于骨髓，久之变而为热，热自内出，发热而不恶寒，不可发汗，宜用清热之法。药用玄参、连翘、甘草、地骨皮、猪肤等。

（四）足少阴肾经寒证治疗

寒邪侵犯肾脏，急用温法，与补火法大同小异。故所用皆猛烈之药：附子、干姜、官桂、白术、蜀椒等。

若寒邪入于少阴经络，虽然邪气在表，未入于里，已与太阳之表不同，不可过汗以泄肾经，可引邪从太阳而出。药用麻黄、细辛、独活、桂枝等。

九、手厥阴心包络经部位与证治

厥阴心包腋下起，腋下乳外臑内行。

入肘下行两筋间，入掌中指之端止。

手厥阴心包经起于乳头外侧一寸许的天池穴，向上行腋窝，下沿上臂、肘、前臂内侧中间而行，从前臂两筋中间经腕部入掌中，直出中指之端的中冲穴而止。

心包络，简称心包，又称"膻中"，具有保护心脏的作用，代替君主心受邪。心包经为手厥阴经，故行于上肢内侧中间，与手少阴心相邻，在五行归属上与心都属火。与手少阳三焦经相表里。

手厥阴心包经常见的皮肤病有：腋内后缘、上臂、前臂的带状疱疹，循行部位的湿疹、疮、疖、痈、疽等。

（一）手厥阴心包经实证治疗

实则泻其子，火生土，土为火之子。故泻脾胃之热，而心包络之火自清。

药用黄连、焦栀子、大黄、黄芩、茜草、赤小豆、赤茯苓等。

若火入于心包经而出现心烦、胸痛、掌中热。治法与小肠经热病一样,药用甘草、赤茯苓、木通、通草、黄柏、淡竹叶、赤小豆等。

（二）手厥阴心包经虚证治疗

手厥阴心包经起于胸中,多见郁阻不畅之证,治疗应以通为补。药用丹参、生地、川芎、郁金、延胡索、连翘、益母草、蒲黄等。

（三）手厥阴心包经热证治疗

手厥阴心包经虽然为阴经,但其与心属火,且循行于上焦,则火热证为多,出现心烦、胸痛、胸闷、掌心热等症。药用:紫草、丹皮、木通、川楝子、败酱草、代赭石等。

（四）手厥阴心包经寒证治疗

寒者伤阳,经脉不通,治宜祛寒通阳。药用补骨脂、当归、桂枝、附子等。

十、手少阳三焦经部位与证治

少阳三焦四指端,手腕臂外两骨间。

贯肘上肩项耳后,上绕耳前动脉间。

手少阳三焦经起于无名指背面外侧端去爪甲角一分许的关冲穴,向上行手背无名指和小指之掌骨间,过腕,循前臂外侧中线而上,经肘尖,沿上臂上肩至缺盆,从缺盆上项连耳后,直上耳上角,下行耳前,至眉毛外角丝竹空穴而止。

三焦的主要生理功能,一是通行元气,二为水液通行之道路。与胆同为少阳经,选方用药时可以相互参照。其为手少阳经,故行于上肢外侧中间。

（一）手少阳三焦经实证治疗

三焦经循行于上肢阳面,属表属实,邪气有余则实,邪气在表则用汗法。药用麻黄、柴胡、葛根、荆芥、升麻、薄荷、羌活、石膏等。邪气在上焦,则用吐法,药用瓜蒂、食盐、莱菔子。邪气在下焦,则用下法,药用大黄、芒硝。

（二）手少阳三焦经虚证治疗

上焦多见心肺虚,药用人参、西洋参、丹参、黄芪、桂枝、甘草等。中焦多为脾胃虚,药用人参、党参、草果、黄芪、白豆蔻、白术、炙甘草等。下焦多为肝肾虚,药用人参、肉桂、黑附子、乌药、补骨脂。

（三）手少阳三焦经热证治疗

上焦,多见风热,药用清轻甘寒者:连翘、黄芩、栀子、知母、石膏、生地黄等。中焦,多见郁热,药用辛寒、苦寒:黄连、黄芩、石膏、柴胡、大黄、枳实、郁金、猪胆等。下焦,多见湿热,药用苦寒、咸寒:大黄、黄柏、知母、地骨皮、龙胆草等。

（四）手少阳三焦经寒证治疗

上焦寒则呕吐饮食痰水,胸痹,前后引痛,食入还出。药用生姜、干姜、桂枝、薤白、炙甘草等。中焦寒则饮食不化,寒胀,反胃吐水,湿泻不渴。药用炮姜、肉桂、干姜、吴茱萸、川椒。下焦寒则二便不禁,脐腹冷,寒疝。药用附子、干姜、肉桂、小茴香、姜黄、乌药、补骨脂等。

十一、足少阳胆经部位与证治

少阳胆经起外眦,绕耳前后上额颅。

巅后颈肩腋季胁,胯膝踝跗小趾出。

足少阳胆经起于眼外角的瞳子髎穴,斜行耳前,上抵头角至耳后项际,折返前额,复后行至项,下肩、腋,循侧胸、季胁、侧腹、髀枢而行,直下行大腿、膝、小腿的外侧,过外踝之前,从足跗小趾,四趾跖骨之间,出四趾外侧端去爪甲角一分许处的窍阴穴而止。

胆的主要生理功能是贮存和排泄胆汁。与肝相表里,胆汁的化生和排泄,受肝的疏泄功能控制和调节。胆汁排泄于小肠,以助食物消化,是脾胃运化功能正常的重要条件之一。

（一）足少阳胆经实证治疗

胆为阳木,木旺生火,实火泻之。药用龙胆草、牛胆、猪胆、酸枣仁、黄连、苦茶等。

胆木易惊,惊者镇之。镇惊药用珍珠母、石决明等。

（二）足少阳胆经虚证治疗

胆为阳木,木易生火。但虚火宜补之,药用人参、细辛、半夏、炒蕤仁、炒酸枣仁、当归、地黄等。

（三）足少阳胆经热证治疗

胆经实证,多用降火药,治胆经热药用黄芩、黄连、芍药、连翘、甘草等。

（四）足少阳胆经寒证治疗

胆经寒证与胆经虚证一起出现,称虚寒证。药用人参、半夏、细辛、当归、炒酸枣仁、陈皮等。

十二、足厥阴肝经部位与证治

> 厥阴肝经起聚毛,循行足跗内踝间。
> 上腘环阴器季胁,上行乳下二肋端。

足厥阴肝经起于蹬趾外侧端,去爪甲角一分许聚毛处的大敦穴,上行足背蹬趾、次趾跖骨之间,从内踝之前上行小腿内侧胫骨后缘,至内踝上八寸处,交叉行足太阴脾经之后,自此沿小腿、膝、大腿之内侧中行而上,绕生殖器,从腹侧上行抵季胁,至乳头下第二肋间的期门穴时而止。

肝的主要生理功能是主疏泄和藏血。肝开窍于目,主筋,其华在爪,在五行属木,在志为怒,在液为泪,肝与胆相表里。

因肝司疏泄,性喜条达,而足厥阴肝经为少气多血之经,因此足厥阴肝经循行所过之处的疾病,如瘿瘤(甲状腺疾患)、瘰疬(颈部淋巴结疾患)、乳部疾病、肋软骨炎、胆道疾患及疝气、睾丸炎等病,多属气滞。

(一)足厥阴肝经实证治疗

实则泻其子,肝木生心火,泻心火即泻肝火也,药用甘草、黄连、栀子等。

若因气滞致实,则行气。药用川芎、香附、牵牛、青皮、橘皮、枳实等。

若因血瘀致实,则活血化瘀,药用红花、鳖甲、桃仁、莪术、京三棱、穿山甲、大黄、水蛭、虻虫、苏木、牡丹皮等。

若邪入肝经则魂不安而善惊,则宜驱逐肝经风热,镇降肝经上逆的痰涎。药用雄黄、铁落、珍珠、代赭石、夜明砂、龙骨、石决明等。

因肝主风,故诸风属肝,要用搜风的药物治疗,如羌活、荆芥、薄荷、槐子、蔓荆子、白花蛇、独活、皂荚、乌头、防风、白附子、僵蚕、蝉蜕等。

(二)足厥阴肝经虚证治疗

虚则补其母,肾水为肝木之母,补肾即补肝也。药用枸杞、杜仲、狗脊、熟地、苦参、萆薢、阿胶、菟丝子等。

属于肝血虚者,应补血,血宜流通,而恶滞补。补血之中,兼以行气活血,乃善用补者也。药用当归、牛膝、续断、白芍、血竭、没药、川芎等。

属于肝气虚者,应补气,木性条达,郁遏则其气不扬,辛以补之。药用天麻、柏子仁、苍术、菊花、细辛、密蒙花、决明子、谷精草、生姜等。

(三)足厥阴肝经热证治疗

木中有火,泻火即是泻木。酸寒泻肝,药用芍药、乌梅、泽泻。苦寒泻火,药用黄连、龙胆草、黄芩、苦茶、猪胆。

肝胆相表里,邪热在少阳,故用和解少阳之法。药用柴胡、黄芩、半夏。

(四)足厥阴肝经寒证治疗

肝经寒证见少腹冷痛,阴部坠胀作痛,或阴器收缩引痛,或巅顶冷痛,得温则减,遇寒则痛甚,恶寒肢冷,舌淡,苔白润,脉沉紧或弦紧。肝肾同源,温肾亦即温肝。药用肉桂、吴茱萸、艾叶、炮姜、小茴香、枸杞子、当归。

第三章 皮肤部位辨证与其他辨证的关系

中医学的理论体系有两个基本特点,一是整体观念,二是辨证论治。辨证论治的方法很多,如脏腑辨证、八纲辨证、卫气营血辨证、六经辨证、三焦辨证等。这些辨证方法各有特点,又相互联系。本书三焦经络部位辨证简称部位辨证,与其他各种辨证都有着密切联系,了解部位辨证与其他辨证之间的关系,是中医整体观念中部位治疗的重要内容。

第一节 与脏腑辨证的关系

体表的病变,可以通过经络络属,影响到五脏六腑。体内的脏腑病变,也可以通过经络在体表上表现出来。因此,部位辨证与脏腑辨证有着密切的关系。只有内外结合,整体辨证,才能治疗人体复杂多变的疾病。五脏六腑分属三焦的不同部位,如心肺属于上焦,脾胃肝胆属中焦,肾属于下焦。五脏的在体、在窍理论,增加扩充了经络辨证的更多内容。如:心在体合脉,其华在面,在窍为舌。凡是血脉病、面部疾病、舌部方面的疾病,都要考虑从手少阴心经、手太阳小肠经辨治。肺在体合皮,其华在毛,在窍为鼻。凡是皮肤、毛发、鼻子方面的疾病,都要考虑从手太阴肺经、手阳明大肠经辨证治疗。脾在体合肌肉、主四肢,其华在唇,在窍为口。凡是四肢肌肉、口、唇方面的疾病,都要从足太阴脾经、足阳明胃经治疗。肝在体合筋,其华在爪,在窍为目。凡是筋腱、指趾甲、眼睛方面的疾病,都要考虑从足厥阴肝经、足少阳胆经治疗。肾在体合骨,其华在发。凡是骨骼、头发方面的疾病,都要从足少阴肾经、足太阳膀胱经治疗。

第二节 与八纲辨证的关系

八纲辨证是各种辨证方法都必须运用的重要工具。部位辨证经常运用八纲辨证来辨别人体不同病变部位上的阴阳、表里、寒热、虚实。

在阴阳方面：上焦在上为阳，下焦在下为阴。手三阳经为阳中之阳，手三阴经为阳中之阴，足三阴经为阴中之阴，足三阳经为阴中之阳。

在表里方面：上焦属表，下焦属里。阳经属表，阴经属里。

在寒热方面：火热属上焦，寒湿属下焦。火热之邪多侵袭手三阴三阳经，寒湿之邪多侵袭足三阴三阳经。

在虚实方面：火热之病多在上焦为实证，寒湿之邪多在下焦为虚证。实证手三阴三阳经多见，虚证足三阴三阳经多见。

第三节　与病因辨证的关系

中医学认为，临床上没有无原因的证候。任何证候都是在病因的影响和作用下，机体所产生的一种病态反应。中医认识病因，除了可能作为致病因素的客观条件外，主要是以病证的临床表现为依据，通过分析疾病的症状、体征来推求病因，这种方法称为"辨证求因"。同理，也可以根据发病部位和发病时间来推求病因，叫作"辨部求因"或"辨时求因"。《疡科心得集》中指出："盖以疡科之证，在上部者，俱属风温风热，风性上行故也；在下部者，俱属湿火湿热，水性下趋故也；在中部者，多属气郁火郁，以气火俱发于中也。其间即有互变，十证中不过一二。"虽然只是提出了上中下三部的病因辨位，却开创了"按部求因"的先河。用皮肤部位辨证推求病因，不但要从人体的三焦从上中下三部推求，还要从人体的经络左右推求，上中下和左右纵横交错，使辨部求因更加细致、准确、规范。

一、六淫

按六淫的属性划分：寒、湿为阴，风、暑、燥、火为阳。阴者下趋，寒、湿大多能使人体的下部致病；阳者亲上，风、暑、燥、火之邪大多能使人体的上部致病。中焦是阴阳升降的枢纽，多因六淫之邪侵袭人体后郁滞不通，气血升降之机受阻而致病。六淫邪气侵犯人体，除了对人体上、中、下不同部位有选择外，对人体的经络致病也有不同的选择。风属肝，风邪所致的疾病在足厥阴肝经和足少阳胆经循行部位上最多见；暑、火属心，暑、火之邪所致的疾病易在手少阴心经循行部位发病；湿属脾，湿邪所致的疾病在足太阴脾经上的表现比较明显；燥属肺，燥邪所引起的疾病在手太阴肺经上多见；寒属肾，寒邪引起的疾病在足少阴肾经循行部位上更容易见到。同理,在肝胆经上出现的疾病,要先想到是风邪所致;在心和心包经上出现的疾病,首先要想到是暑、火所引起;在足太阴脾经上出现的疾病,首先要想到湿邪所致;在手太阴肺经上出现的疾病,首先要想到的是燥邪为患;在肾经循行部位上出现的疾病,首先要想到的是寒邪为患。

1. 风 风为阳邪,善行而数变。一般是发无定处。如风邪引起的荨麻疹,上、中、下三焦都可以发病,经络的分布也不是那么明显。但是风为阳邪,其性轻扬,上焦的荨麻疹比较多见。"风为百病之长",风能兼其他五气。如兼寒则为风寒;兼暑则为暑风;兼湿则为风湿;兼燥则为风燥;兼火则为风火。其发病部位,多见于上焦。但是还要根据相兼其他邪气的多少而变化。如风寒相兼寒多于风者,多发病于下焦;风湿相兼湿气盛者多见于下焦;暑风多见于上焦;风燥多见于鼻唇;风火则多见于头面。

在经络上,风邪多见足厥阴肝经,如肝血不足,风随肝经上行所致的巅顶部位脱发、脂溢性皮炎,风湿热熏蒸少阳胆经所致的耳部湿疹,风火上炎引起的少阳胆经的丹毒、大头瘟等。

2. 寒 寒为阴邪,其性重浊,易侵犯人体的下部。所致的疾病,大多发生在机体的中、下焦。如结节性红斑、硬红斑多见于膝以下,血栓闭塞性脉管炎、冻疮多见于足趾。寒邪如果和风邪相合,形成风寒之邪,也可以侵犯上焦:如寒冷性荨麻疹、头面部局限性硬皮病、上背部的硬肿病。也就是说,在上焦出现寒邪病变,要注意是否兼有风邪,在治疗寒邪的同时,还要注意祛风。因头面暴露在外,寒邪虽为阴邪,也会直接侵袭头面。

寒为阴邪,五脏六腑均可以侵犯,但最易侵犯三阴经。首先是足少阴肾经。其次是足太阴脾,脾主湿,湿为阴邪,与寒同类相聚,而发生痛经、带下、大小便异常等脾胃方面的疾病。

3. 暑 暑为阳邪,乃火热之气所化生,为夏令之主气,有明显的季节性。《内经》中有"先夏至日为病温,后夏至日为病暑"的记载。这是暑邪与其他六淫最大的不同之处,其他病因致病虽然也有季节性,但远没有暑邪那么明显。

夏天是皮肤病好发季节,上焦的皮肤病比较多见,如暑热熏蒸,头面颈项赤肿,发生暑疖;暑湿郁于毛窍而出现头皮上的毛囊炎;盛夏肌腠玄府常开,感受暑热而成热疮;夏季衣着裸露,日光损伤肌表,则发生日晒疮;暑易夹湿,暑湿互结,蕴结肌腠,而发生天疱疮、痱毒,发于大汗腺处则发生汗腺炎。

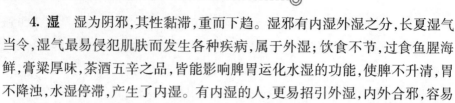

4. 湿　湿为阴邪,其性黏滞,重而下趋。湿邪有内湿外湿之分,长夏湿气当令,湿气最易侵犯肌肤而发生各种疾病,属于外湿;饮食不节,过食鱼腥海鲜,膏粱厚味,茶酒五辛之品,皆能影响脾胃运化水湿的功能,使脾不升清,胃不降浊,水湿停滞,产生了内湿。有内湿的人,更易招引外湿,内外合邪,容易导致湿病的发生。湿是一种病因,又是一种病理产物。湿邪致病一般是以下焦为主,如湿热下注引起的小腿湿疹;痰湿互结引起结节性红斑;湿热郁积化毒引起小腿丹毒、掌跖脓疱病等。湿在风、热、火的挟持下也可以上升至上焦而发生头面部位的皮肤病,如头面部的脂溢性皮炎、婴儿湿疹;湿与热毒互结于毛囊而发生毛囊炎、须疮;湿与火所致的面部丹毒、带状疱疹等。

脾主运化,属湿。湿邪最易侵犯足太阴脾经。脾胃相表里,足阳明胃经也易受到湿邪干扰,而出现下肢水肿、水疱、渗出、糜烂。

5. 燥　燥为秋天的主气,与肺脏关系密切,手太阴肺经循行部位及所属孔窍易受燥邪侵袭而发病。肺属上焦,通于天气,燥邪致上焦的皮肤病多见。燥盛则干,易患皲裂性湿疹、唇炎、口周皮炎。风能胜湿,亦能化燥,风燥侵袭,可以出现面部单纯糠疹、头面部脂溢性皮炎、老年性皮肤瘙痒症。

脏腑功能紊乱,精血阴液亏损,可致内燥。不分时节,均可发病,除能引起口鼻咽干等肺燥的症状外,在皮肤上则可以表现为皮毛焦燥无华,容易折断脱落。如干燥综合征、寻常性银屑病等。肺与大肠相表里,肺经燥热影响大肠,可致便闭燥结。燥侵于肝,极易生风。肝主筋,其华在爪,肝血不足,不能荣筋,指甲干燥脆裂,畸形。燥侵于脾,脾窍不润,致口唇干裂出血、唇炎、唇部的盘状红斑狼疮、手脚干燥皲裂甚至枯槁。燥火攻心,则舌干少津,出现镜面舌、龟裂舌、面红少泽而多皮屑。燥侵于肾,则头发枯槁脱落。

总之,燥有虚实之分,实者多为风火相兼,与时令相关;虚者多为五脏真阴不足,六腑津液亏损。

6. 火　火与热同源,火为热之甚,热为火之渐,热甚则化火化毒。火为阳邪,其性炎上,上焦之病多责之于火。五脏六腑皆能化火,但有虚实之分。心为火之脏,心火上炎,会导致口舌生疮,面红目赤,易生疮痈。肝为木脏,木生火,肝为火之母,为化火之源。肝火上炎,出现以左面颧部为主的痤疮、眼周湿疹、神经性皮炎,肝与胆相表里,火循足少阳胆经而致病,如耳部湿疹、项部的神经性皮炎以及头侧面的斑秃、银屑病。治疗时要考虑肝胆同治。脾火致病除了脾经循行部位外,一般表现在口唇上,因脾开窍于口,其华在唇,可发生口唇渗出、干燥。糜烂渗出者多夹湿;干燥皲裂者多属燥。脾生湿,湿与火相兼,一般不称湿火,而称作湿热,是各种湿疹发病的重要病因之一。肺为金脏,受火之克,易生肺燥。因此肺火多与燥有关,肺主皮毛,肺火炽盛,则皮肤毛发干燥焦枯易断。肾为水脏,水克火,貌似无火。其实不然,肾阴不足,阴虚则生内热,而出现虚火上炎。因此,肾经一般没有实火,多是虚火。

总之,皮肤位于一身之表,为阳,皮肤病与其他疾病相比较,还是火热表现比较多。清热祛湿、清热凉血、清热祛风、清热泻火、清热解毒、滋阴降火等治法,都是针对火邪而制定的治法。

二、七情内伤

喜、怒、忧、思、悲、恐、惊并称为七情,是人在日常生活环境中,对客观事物所产生的正常精神活动。但是如果长期的精神刺激,或受剧烈的精神创伤,就会引起脏腑功能的失调,而发生一些特有部位的疾病。

"怒则气上",多在上焦发病,如头晕、眼花、耳聋、失眠、惊叫;"恐则气下",多发生下焦病变,如大小便失禁、月经不调、崩漏、阳痿、下肢瘫痪;"思则气结",多发生中焦病变,如胸胁痞满、腹胀、腹痛、食欲不振、乳腺胀痛或增生。

喜由心所发,大喜伤心,心与小肠相表里,喜会影响手少阴心经与手太阳小肠经;怒为肝志,大怒伤肝,肝胆相表里,怒则影响足厥阴肝经和足少阳胆经;忧思伤脾,脾与胃相表里,忧思会影响足太阴脾经和足阳明胃经;悲伤肺,肺与大肠相表里,悲伤过度会影响手太阴肺经与手阳明大肠经;恐伤肾,肾与膀胱相表里,大恐会使足少阴肾经和足太阳膀胱经发生疾病。

喜伤心,大喜会影响舌而语无伦次;怒伤肝,大怒则目赤眼花;肝血不足,肝其华在爪,导致爪甲营养不良,出现多种甲病;忧思伤脾,脾火上炎,会引发唇部的疾病;悲伤肺,悲伤过度会导致肺火上炎,鼻腔干燥生疮;恐伤肾,大恐会引起前后二阴疾病,因肾开窍于前后二阴。总之,七情内伤能引起很多特有部位患病,并能使这些已经发生疾病的部位的病情加重。

三、虫毒所伤

体表位于人体的最外层,有些部位常年暴露在外,受虫毒侵害的机会最多。其发病部位也有一定的特点。会飞的毒虫如树上的毛毛虫、黄蜂等多伤害头面部、上肢、胸背等暴露部位;生活在地下潮湿的蜈蚣、蝎子、毒蛇等多侵害人的手脚和人体的下部;疥虫多伤害指缝、阴囊及皮肤皱褶处;阴虱多寄生于阴毛,少数见于腋毛和眉毛;还有一些肉眼看不见的螨虫,与潮湿为伍,好发于人体的下部或暴露部位；外阴瘙痒分泌物多，容易感染真菌、滴虫。

丹毒是细菌感染所致的皮肤病，中医认为也是由于毒火引起的。发病部位不同，其病因和治疗方法也不同。发于下肢小腿称为小腿丹毒，中医称流火，治疗时清热解毒中不忘兼以祛湿；发于头面部的称头面部丹毒，中医称抱头火丹，治疗时清热解毒中要兼以祛风泻火。有一些皮肤瘙痒性疾病，本来不是因虫所致，中医用驱虫、杀虫的方法治疗，也会取得很好的效果，这是中医与西医的不同之处。

四、饮食不节

对某种食物不耐受或食鱼虾海产品所引起的皮肤过敏反应，多发无定处。要根据皮损的主要分布部位来制定治则：上半身为主者要祛风清热解毒；下半身为主者要清热祛湿解毒；躯干中部为主者要疏通气血，防止湿热阻遏。治疗由于食物引起的皮肤病，不论发于什么部位，都要注意脾胃的运化功能，只要脾胃的功能恢复了，脾升胃降，胃肠通畅开合有度，就能够耐受过敏食物的刺激，顺利地将过敏物质排出体外或运化分解，从根本上解决过敏问题。

《内经》曰："膏粱之变，足生大疔。"过食肥甘之物，阻塞经络营卫气血，日久化毒于肌肤，产生痈疽疔疮和皮肤病变。若其人平素喜食辛辣、酒浆，致湿热火毒炽盛者，则多见于半身以上，手足三阳经的循行部位；若平素脾胃虚弱，喜食寒冷瓜果，致寒湿痰浊滋生者，其发病部位则多趋于下部，足三阴经的部位比较多见。脾胃居于中焦，腹为脾胃之府，饮食所致的皮肤病，腹部常见。

第四节　与卫气营血辨证的关系

卫气营血的名称首见于《内经》，所论多指生理功能。清朝温病医家叶天士引申其意，用以阐明温病过程中的病理变化，并根据其病变反应来概括证候类型。卫气营血辨证也是一种部位辨证方法，与三焦辨证有相似的地方，但其主要是用于治疗外感温热病。温病病邪的侵入与证候的传变，是由表及里、由浅入深地发展。不但有从上向下辨证的意思，更多的是表里、深浅的辨证。如：卫与气是无形气机，营与血是有形物质，故卫气属阳，营血属阴。卫与气同为气机，但其间也有表里之分，卫主表而气主里，故卫是气的浅层。营与血同源于水谷精微，但生成有先后，营为血中之气，营为血的浅层。故叶天士说：

"卫之后,方言气;营之后,方言血。"在三焦归属上,卫属表,属于上焦,出现症状都是风热、风温之邪外袭上焦的表现。气分属中焦,主要累及脏器为胸膈、胃、肠道、胆、脾等;营血为下焦,主要伤害下焦肝肾。

在经络所属上,卫属于手太阴肺经、手厥阴心包经。气属于足阳明胃经、手阳明大肠经、足少阳胆经、手少阳三焦经、足太阴脾经。营血属于足厥阴肝经、足少阴肾经。

第四章　皮肤病部位辨证
的临床应用

第一节　部位辨证的治疗原则

　　部位辨证的治疗原则与中医学中的治疗原则基本相同,只是更重视病变部位的重要性、特殊性。分两个方面:

　　1. 选取最佳的治疗方法　《素问·阴阳应象大论》说:"其高者,因而越之;其下者,引而竭之;中满者,泻之于内;其有邪者,渍形以为汗,其在皮者,汗而发之。"病邪在上焦者,可用吐法,使病邪从上面而越出;病在下焦者,可用疏导泻下的方法以祛除之;病邪在中焦而见胀满者,可用消法,消其坚满;邪气在表者,可用汤液浸渍洗浴取汗,以祛其邪;病在皮肤的,可用发汗法使其向外发泄。太阳经属表,多用汗法;少阳经属半表半里,多用和法;阳明经属里,多用清法、下法。

　　2. 选用直达病所的药物　病位确定后,尽量选用直达病变部位的药物治疗。或选用引经药物引导方剂直达病所,充分发挥药物的治疗作用。"治上焦如羽,非轻不举;治中焦如衡,非平不安;治下焦如权,非重不沉。"还要顺应经络的升降生理需要选方用药,如三阳经从上向下行,可多用升阳药物;三阴经从下向上行,要多用滋降药物。左侧部位的疾病要注意用上升的药物,右侧部位的疾病要注意用降下的药物。使整个机体阴阳交接,升降有序,循环无端。

第二节　皮肤部位辨证方法及应用

　　皮肤部位辨证可以用四句口诀来概括:

　　　　　　先定三焦再分经,三焦为横经为纵。

　　　　　　按部求因辨病证,选方用药治纵横。

一、先定三焦再分经

首先要确定病变在三焦的部位，是属于身体的上焦、中焦，还是下焦。三焦的划分，根据《内经》和各医家的观点，把横膈以上（体表标志为胸前为膻中、背后为至阳穴）的胸背部、头面及两上肢所属的脏器、皮肤、毛发、爪甲等归属于上焦。膻中至脐（身后以第三、四腰椎之间为分界）止，其间的器官组织为中焦；脐以下的器官组织及下肢为下焦。

其次要确定病变部位在哪条经脉上。经络学中已经为我们确定好了经络的循行路线，根据发病部位确定其经络所属。

二、三焦为横经为纵

体表发生疾病，必定会在这些部位上出现变化。三焦为确定病变部位的横线，经络为确定病变部位的纵线，纵横交叉把病变部位划分为三焦经络所属部位。

膻中以上（后背第七胸椎以上）的经脉都属于上焦。主要为胸背、颈项、头面、上肢。如上焦的手太阴肺经、上焦的手阳明大肠经、上焦的足阳明胃经、上焦的足太阴脾经、上焦的足太阳膀胱经等，以此类推。

头面属于上焦。头面与经络定位，如头两侧及耳周围属上焦手足少阳经；后头属于上焦足太阳膀胱经；前头为上焦足阳明胃经；巅顶为上焦足厥阴肝经。头面的五官七窍与上焦经络定位：如额部属于上焦手少阴心经；鼻唇属于上焦足太阴脾经；左颊属于上焦足厥阴肝经；右颊属于上焦手太阴肺经；颏部属于上焦足少阴肾经；口周属于上焦足阳明胃经。

膻中（后背第七胸椎）以下至脐以上为中焦。手三阴经和手三阳经主要循行于上焦，膻中以下只有其内行线和归属脏腑。这些内行线和归属脏腑都属于中焦，如中焦手阳明大肠经、中焦手太阳小肠经等。足三阳经与足三阴经在此范围内既有内行线又有外行线，属于中焦的足三阳经、中焦的足三阴经。

脐以下为下焦。下焦只有足三阴经、足三阳经有外行经，此六经在脐以下部分均属下焦。手阳明大肠经、手太阳小肠经在下焦只有内行线。

奇经八脉也按三焦的划分方法归属三焦，如督脉分为上焦的督脉、中焦的督脉、下焦的督脉。其余以此类推。

三、按部求因辨病证

按部求因，就是根据患病的不同部位，来探求不同发病的原因。根据这些病因,结合三焦、经络的生理、病理,确定疾病的证型。横着要看属于上焦、中焦、下焦的哪一部位;竖着要看属于哪一条经络。在用三焦辨证时不要忘了经络辨证;在用经络辨证时,要结合三焦辨证。一横一纵,将二者结合确定为一个证型。"而万病诊法,实不出此一纵一横之外"(《温病条辨》)。

在确定病变部位的经络所属的同时,还要确定此病变经络的部位是属于上焦,还是在中焦、下焦。如手太阴肺经,此经多气少血,位于人体上焦,行于胸部及上肢的内侧前端,为阴中之阴,容易发生血虚、血燥、肌肤失养的疾病,如面色憔悴、毛发易断、皲裂性湿疹。辨证为上焦手太阴经肺燥、上焦手太阴经肺火壅盛、上焦手太阴肺经湿郁等证。

手阳明大肠经络主要在身体的上部,属于上焦。此经多气多血,病因以火、热、毒多见。表现实热证为主的疮、疖、疔毒等。辨证为上焦手阳明大肠经火毒炽盛。

足阳明胃经分属于上中下三焦,此经多气多血,实证为主。足阳明胃经在上焦的病证为多火、多热;中焦则多郁、多积;在下焦则多湿、多寒。火邪侵犯足阳明胃经,上焦表现为胃火炽盛的毒火;中焦表现为湿热郁积的郁火;下焦表现为湿热下注的湿火。

足太阴脾经的经络在上、中、下三焦均有分布,多气少血,病证有虚有实。脾主运化水湿,足太阴脾经湿疹多见。部位在上焦口唇者,辨证为上焦足太阴脾经湿热熏蒸;部位在中焦腹部者,辨证为中焦足太阴脾经湿热郁滞;部位在下焦小腿者,辨证为下焦足太阴脾经湿热下注。

手少阴心经经脉只循行于上焦,多气少血,致病有虚有实。上焦的病因以火热为主,"诸痛痒疮,皆属于心",辨证为上焦心经火毒疮疡。"心藏神",精神情志引起的神经性皮炎、皮肤瘙痒症等也与足少阴心经有关,辨证为上焦手少阴心经火盛或上焦手少阴心经血虚。

手太阳小肠经脉位于人体的上焦,此经多血少气,小肠与心相表里,二经发病时相互影响,都是以上焦火热病证为主。

足太阳膀胱经多血少气,贯通上、中、下三焦,是十二经脉中循行最长的一经。太阳主表,属阳。中上焦的风热、风湿、风寒之表证多见,下焦的湿热、寒湿证经常发生。

足少阴肾经多气少血,经络位于上、中、下三焦,但以中下焦为主,特别是腰膝、足跟、足心的疾病,都与肾经有关,但上焦亦可出现阴虚火旺所致的面部再发性皮炎等病证。

手厥阴心包经经络循行于上焦,属于风温、风热、火毒者为多。此经多血少气,属于心之城围,又与手少阴心经络相邻而行,其病变与手少阴心经相似。

手少阳三焦经主要循行于身体上肢的外侧中间,病因以风热、火热病证为主,此经多气少血,以实证多见,如神经性皮炎、寻常性银屑病、湿疹、日光性皮炎、疮疖疔毒等。

足少阳胆经贯通上、中、下三焦,循行于人体的侧面,为多气少血之经。凡人体侧面发生的疾病,都与足少阳胆经有关。以带状疱疹为例,部位在头两侧者,辨证为上焦足少阳胆经风火;部位在胁肋者,辨证为中焦足少阳胆经气滞血瘀;部位在下肢外侧者,辨证为下焦足少阳胆经湿热下注。

足厥阴肝经,多血少气,循行于上、中、下三焦,以中下二焦为主。上焦肝经病变部位在左面颊及眼睛,辨证为上焦足厥阴经肝火;中焦的病变部位多见胸胁,肝气横逆,“木克土”则出现消化系统病证,辨证为中焦足厥阴经肝郁气滞。下焦肝经病变部位与前后二阴及生殖系统疾病有关,辨证为下焦足厥阴肝经湿热郁滞或寒滞肝脉。

同在上焦,由于疾病部位所处经络不同,即使是同一种疾病,辨证也不尽相同。以神经性皮炎为例,在项后者,辨证为上焦足太阳膀胱经风热;在项两侧者,辨证为上焦足少阳胆经风火;在前头及口周围者,辨证为上焦足阳明经胃火炽盛;在头侧面及上肢肘尖部位者,辨证为上焦手少阳三焦经风火;在上肢内侧前缘手大指部位者,辨证为上焦手太阴肺经风燥。

中焦多郁(瘀)。以湿疹为例,在躯体两侧者,辨证为中焦肝胆经湿热;位于中焦后背者,辨证为中焦足太阳膀胱经湿热郁滞;在腹部乳房者,辨证为中焦足阳明胃经湿热;大包穴以下至腹外侧者,辨证为中焦足太阴脾经湿热。

下焦病证,仍以湿疹为例。皮损见于下肢胫前者,辨证为下焦足阳明胃经湿热;在下肢小腿外侧者,辨证为下焦足少阳胆经湿热;在下肢后侧腘窝处,辨证为下焦膀胱经湿热;在小腿内侧前缘,辨证为下焦足太阴脾经湿热;在小腿内侧中间,辨证为下焦足厥阴肝经湿热;在小腿内侧后缘,辨证为足少阴肾经湿热。

四、选方用药治纵横

根据病变部位确定三焦归属,再根据病变部位确定经络归属。确定疾病为上、中、下何部?前、后、左、右何经?推究风、寒、暑、湿、燥、火何因?寒、热、虚、实何性?“观其脉证,知犯何逆,随证治之。”

首先选择治疗病变部位的最有效方剂。如上焦足太阳经风寒,用桂枝汤;上焦手太阴经风热,用桑菊饮;上焦足阳明胃经火毒,用清胃汤;上焦足厥阴肝经郁火,用柴胡清肝汤;上焦足少阳胆经湿热,用龙胆泻肝汤。中焦脾胃湿热阻滞,用胃苓汤;中焦肝气郁结,用柴胡疏肝散;下焦脾胃经湿热下注,用二妙散;下焦肾经虚弱,用金匮肾气丸;下焦肝肾亏损兼风寒湿痹,用独活寄生汤。

其次将药物纵横定位,用于方剂的加减或组合新的方剂。根据中药的"升降浮沉"理论,将药物的作用上下定位,归属三焦各部。再根据中药学中的"归经"理论,把药物按十二经所属定位。在具有相同主治功能的药物中,首先选择趋向于发病部位的药物,以获得最佳疗效。

第三节　皮肤部位交界处病损的辨治方法

临床上疾病复杂多变,病损部位不一定都发生在上、中、下三焦的各自范围内和经络线上。有很多在三焦的交界处,或者在两条经络线的交接处,如乳房就在上、中焦之间;小腿内侧的三阴交穴就有足太阴脾经、足厥阴肝经、足少阴肾经三条经脉通过。对于这些部位的疾病应该用下面的方治来进行辨证。

一、用整体病情变化指导局部辨证

如乳房虽然位于上、中焦之间。如果病人发病急,病程比较短,伴有寒热往来、胸胁苦满,无郁滞症状,则治疗上焦为主;如果病人病程较长,反复发作,伴有胃脘胀满、烦躁易怒,没有上焦症状表现,就应该以治疗中焦为主。病发于三阴交穴,如果病人伴有腰膝酸软、耳鸣健忘,治疗就应以足少阴肾为主;如果目眩眼花、烦躁易怒则以足厥阴肝经为主;如食欲不振、腹痛腹泻,则以治疗足太阴脾经为主。

二、以明显的部位辨证治疗

如乳房在三焦的位置辨证不明显,但在经络的位置辨证上很明显。乳房属足阳明胃经,乳头属足厥阴肝经,则临床辨治先从胃、肝经开始,暂时不考虑三焦用药。三阴交在经络所属上不明确,但从三焦辨证上明显属于下焦,姑且先从下焦辨证论治。

三、从两个部位同时治疗

如乳房疾病，既然发生在上中焦之间，就能引起上中两焦的生理病理改变。治疗时既要考虑到上焦需轻散，也要注意中焦易郁结，可以轻散与解郁同时兼顾。若两条经络同时受累，则两条经同时治疗。如《证治准绳·疡医准绳卷之一》："贾德茂，男，十岁。四月天气大热，于左足大腿近膝股内，足厥阴肝之经，少侵足太阴脾之经分，出附骨疽，不辨肉色，漫肿，皮泽木硬，痛势甚大，其脉左三部细弦，按之洪缓，略有力。内托黄芪柴胡汤。"发病部位在"左足大腿近膝股内，足厥阴肝之经，少侵足太阴脾之经分。"于是，黄芪治疗足太阴脾经，柴胡治疗足厥阴肝经，从肝脾两经同时治疗。

第四节　脉诊舌诊在部位辨证中的应用

一、脉诊在部位辨证中的应用

脉诊是中医四诊之一，在皮肤病的三焦经络部位辨治中，有着不可取代的重要作用。

有人认为，病灶已经很清楚了，就不要再多此一举诊脉了，这是不对的。虽然三焦经络部位辨证的重点是在病变部位上，但是至少有两个方面还需要诊脉：一方面就是根据脉搏跳动的快慢、有力无力、位置的深浅断定疾病属于寒证还是属于热证，是属于虚还是属于实，是在表还是在里；另一方面需要四诊合参，看看望、闻、问其他三诊与脉诊是否一致。四诊是不是统一指向疾病是在表还是在里，是寒证还是热证，是虚证还是实证。如果与脉诊不统一，要分辨四诊中哪些是正确的，哪些是错误的，相互印证，去伪存真。当然，脉诊本身也有很多假象。运动前和运动后的脉象明显不一样，有些能改变心率的药物，能使数脉变迟，迟脉变数，还有些药物能使弱脉变强，强脉变弱。特别是长期服激素的病人，变成了水牛背、满月脸，还有什么真脉可言？但是在排除了这些影响因素后，大多数脉象还是能反映出机体的变化的。

那么，怎样应用脉诊进行三焦经络部位辨证呢？首先要找出病变部位与诊脉部位的对应关系。

不同部位的病变，会在相应的诊脉部位上有不同的反映。不同的诊脉部位也会反映机体不同部位的病变。也就是说,病变部位和诊脉部位是相互对应的。《难经》中已经对诊脉部位与人体部位的对应关系作了概述。《难经·第十八难》曰:"脉有三部九候,各何所主之? 然:三部者,寸、关、尺也。九候者,浮、中、沉也。上部法天,主胸以上至头之有疾也;中部法人,主膈以下至脐之有疾也;下部法地,主脐以下至足之有疾也。"意思是说:三部九候,各主什么部位的疾病呢? 回答道:三部就是寸、关、尺。九候就是三部各有浮、中、沉三候。寸部效法天,主管胸部以上至头部的疾病;关部取法人,主管胸膈以下至脐部的疾病;尺部效法地,主管脐以下至足部的疾病。

寸部主上焦头面之病:①寸部脉浮主上焦有风,病人头面眼目浮肿,风寒齿痛,口眼㖞斜,虚浮体肿。多见于急性荨麻疹、巨大性荨麻疹等皮肤病。②寸部脉沉主上焦气滞,病人胸膈痞满,咳嗽气急,膈阻翻胃,胸痛不食。多见于湿疹、带状疱疹、颜面再发性皮炎等皮肤病。③寸部脉迟主上焦寒冷,病人呕吐痞隔,不纳水谷,虚汗里急,恶寒头痛。多见于寒冷性荨麻疹、头面部位的慢性湿疹等皮肤病。④寸部脉数主上焦有热,病人面红烦躁,口苦咽干,口舌生疮,头痛寒热,烦渴喜饮。多见于头面部位丹毒、带状疱疹、湿疹、唇炎、痤疮、酒渣鼻、毛囊炎等皮肤病。

关部主中焦腹肚之病:①关部脉浮主中焦有风,病人腹背拘急,肌肉跳动,背脊筋痛,身体麻木。多见于荨麻疹、湿疹、过敏性皮炎、带状疱疹等皮肤病。②关部脉沉主中焦气滞,病人脘腹痞闷,不思饮食,肚腹膨胀。多见于气血瘀滞的带状疱疹、脾胃升降失职的湿疹。③关部脉迟主中焦寒冷,病人肢寒恶冷,胃脘冷痛喜按,腹痛腹泻。多见于寒滞经脉的带状疱疹后遗神经痛、硬皮病、脾胃虚寒型湿疹、荨麻疹。④关部脉数主中焦火热。病人口苦作渴,背疮喉腥,烦躁不宁。多见于带状疱疹、带状疱疹后遗神经痛、丹毒、胁肋部位玫瑰糠疹。

尺部主下焦腰脚病:①尺部脉浮主下焦有风。病人腰疼腿麻,阴茎肿,足胫肿痛,大小便不通。多见于外阴瘙痒症、神经性皮炎等皮肤病。②尺部脉沉主下焦气滞湿盛。病人腰疼腿重,脚肿,小便不利。多见于小腿湿疹、下肢溃疡、结节性红斑、阴囊湿疹等皮肤病。③尺部脉迟主下焦寒冷。病人小腹急痛,睾丸偏大肿痛,大便泄泻,小便偏数。多见于硬皮病、硬肿病、血栓闭塞性脉管炎等皮肤病。④尺部脉数主下焦湿热。病人小便黄赤不利,大便不畅,烦渴不多饮。多见于小腿湿疹、外阴湿疹、肛周瘙痒、小腿丹毒、下肢带状疱疹等皮肤病。

人体上、中、下部位与寸、关、尺相互对应关系如上所述。那么十二经脉与脉诊部位是怎样对应的呢？

《难经·第十八难》曰："脉有三部，部有四经，手有太阴、阳明，足有太阳、少阴，为上下部，何谓也？然：手太阴、阳明金也，足少阴、太阳水也，金生水，水流下行而不能上，故在下部也。足厥阴、少阳木也，生手太阳、少阴火，火炎上行而不能下，故为上部。手心主、少阳火，生足太阴、阳明土，土主中宫，故在中部也。"也就是说：脉有寸、关、尺三部，每部分属四条经脉，手经有手太阴、手阳明，足经有足太阳、足少阴，分属于寸部与尺部，是什么意思？回答道：是这样的。手太阴经、手阳明经属金，足少阴经、足太阳经属水。金生水，水流向下而且不能向上行，所以足少阴、足太阳应在尺部。足厥阴经、足少阳经属木，能生手太阳、手少阴火，火性炎上，不能向下行，所以手少阴、手太阳应在寸部。手厥阴心包经、手少阳三焦经属火，能生属土的足太阴脾经、足阳明胃经，土主中央，所以足太阴、足阳明在关部。根据《难经》的旨意，十二经脉与诊脉部位的对应关系是：

左手寸部：主心脉，属手少阴心经。心包是心脏外围，手厥阴心包经络与手少阴心经经络相互伴行，左手寸脉也主手厥阴心包经；心与小肠相表里，左寸脉也主手太阳小肠经脉。

左手关部：为肝脉，属足厥阴肝经。肝与胆相表里，左关也主足少阳胆经脉；手少阳三焦经脉与足少阳胆经同行于人体两侧，二者同为少阳，左关也主手少阳三焦经脉。

左手尺脉：为肾脉，属足少阴肾经。左为阴，主肾阴、肾精。

右手寸部：为肺脉，属手太阴肺经。肺与大肠相表里，右寸也主手阳明大肠经脉。

右手关部：为脾脉，属足太阴脾经。脾与胃相表里，右关也主足阳明胃经脉。

右手尺部：为肾脉，属足少阴肾经。右为阳，主肾阳。肾与膀胱相表里，右尺也主足太阳膀胱经脉。

如左寸脉数而有力，寸属上焦，上焦多风多火。属于上焦手少阴心经或手太阳小肠经火盛。多见于心经或小肠经循行部位的带状疱疹、丹毒、银屑病、口腔溃疡等皮肤病。

右寸数而有力，属于肺气不降，气有余便是火，多见于大鱼际部位湿疹、痤疮、酒渣鼻等皮肤病。如果伴有大便干燥，亦可见大肠经循行部位的丹毒、单纯疱疹等皮肤病。

左关属足厥阴肝经、足少阳胆经、手少阳三焦经。左关诊得弦而有力,属于肝胆经或三焦经毒火炽盛,多见于这三经循行部位的带状疱疹、丹毒、头两侧毛囊炎、面部扁平疣等皮肤病。

右关属于足太阴脾经、足阳明胃经。右关脉虚濡,是为脾升不足,运化乏力,脾湿下注,多见于各种湿疹、水肿、天疱疮;右关脉滑数,是为胃火上升太过,多见于痤疮、口周皮炎、口角部位单纯疱疹、头面部丹毒、带状疱疹等皮肤病。

若见左尺沉弱,尺主下焦,左尺主肾阴,属于精血不足兼有虚寒证。多见于足跟干燥皲裂、老人皮肤瘙痒症等皮肤病。

右尺沉弱、沉细,右尺主肾阳,又主足太阳膀胱经。病人畏寒怕冷,腰膝冷痛,小便不利或尿频。多见于血栓闭塞性脉管炎、冻疮、硬皮病、硬肿病、水肿、湿疹等皮肤病。

脉诊的部位对应好了,应该解决脉象与主病问题。也就是说,诊得一种脉象,应该知道主什么病。至少要知道疾病的性质是属阴、属阳、属表、属里、属寒、属热、属虚、属实。

俗话说,算卦容易解卦难,诊脉容易解脉难。脉象与主病问题是脉诊的关键问题。如果没有解决好脉象和主病问题,脉象与部位的对应关系掌握得再好,也是前功尽弃。

那么怎样才能解决好脉象与主病问题呢?

大家知道,八纲辨证是辨证的基础,临床上把纷纭复杂的病证归纳为阴阳、表里、寒热、虚实八组证候,是根据辨证施治的需要而建立的。脉诊是为临床辨证施治服务的,根据临床需要,把二十八种脉象分成阴阳、表里、寒热、虚实八类。浮脉主表;沉脉主里;数脉主热;迟脉主寒;虚脉主虚,实脉主实。浮、数、实脉属阳脉;沉、迟、虚脉属于阴脉。这里的脉诊分类方法与教科书中的脉诊分类方法不同,教科书中是以脉象为纲分类,强调的是怎样诊脉;这里是以脉象主病分类,强调的是怎样应用。临床实践中能熟练地掌握浮沉、迟数、虚实这六种脉就可以了。如果还想深入的研究脉学,那就把其他脉归化到这六种纲脉中,就会学以致用,事半功倍。

以手太阴肺经脉的银屑病为例:右寸脉浮,为风寒湿毒袭表,为急性期银屑病,其病在表。右寸脉沉,邪毒已经由表入里,多见于银屑病的中期。右寸脉数,为邪毒化热,热毒炽盛,多见于银屑病的进行期或脓疱性银屑病。右寸脉迟,是风寒湿邪为主的银屑病,多见于关节型银屑病;右寸脉虚、细、弱,为气血虚弱的虚脉,多见于血虚型、血燥型银屑病,若右寸脉出现滑或弦脉,为邪气盛的实脉,多见于银屑病的进行期。

这只是为了解释脉诊举例而已,是给大家提供一个思路,临床上脉诊复杂多变,寸部脉象变化,关部、尺部的脉象也会有变化。但是只要我们在临床中多实践,多摸索,多体会,多总结,就能诊好脉,用好脉。还要根据病情,四诊合参,或舍脉从证或舍证从脉,随证治之。

二、舌诊在部位辨证中的应用

舌诊不仅简单方便易学,而且能比较直观地反映出机体生理功能和病理变化,是部位辨证中必须掌握的内容之一。

舌诊与三焦经络部位关系密切。舌头虽小,却与人体脏腑经络有着千丝万缕的联系:心主舌,手少阴心经之别系舌本;足太阴脾经连舌本、散舌下;足厥阴肝经络舌本;足少阴肾经挟舌本;足阳明胃经上至舌;足太阳膀胱之筋入结舌本;足少阳胆之筋入系舌本。其他脏腑经络虽然没有与舌体直接关系,但也有间接联系。

部位辨证中的舌诊重点,还是放在舌诊部位与机体病变部位相互对应方面。

将舌体分成三部分,舌体前三分之一为舌尖部分,主上焦;舌体后三分之一为舌根部分,主下焦;舌尖与舌根之间为舌体部分,主中焦。

舌尖主上焦,心肺属上焦。手少阴心经、手太阴肺经、手厥阴心包经、手阳明大肠经、手太阳小肠经、手少阳三焦经也为心尖所主。上焦多火多风,风火之性上行也。手三阳经皮肤部位出现病变,多为风火所致,舌尖部位舌质红赤,甚者出现红色小丘疹。

舌中部主中焦,脾、胃属中焦。足太阴脾经、足阳明胃经也为舌中部所属;舌两边部位主肝胆。足厥阴肝经、足少阳胆经也为舌两边所主。中焦多属气郁火郁,以气火俱发于中也。脾胃经湿疹舌苔中部白腻或者黄腻;肝胆经带状疱疹舌两边红赤。系统性红斑狼疮、皮肌炎、大疱性天疱疮耗伤气血津液,可见舌中部花剥苔,甚至出现镜面舌。

舌根主下焦,肾、膀胱属下焦。足少阴肾经、足太阳膀胱经也为舌根部所属。行走在下焦的足三阴三阳经也为舌根部位所主。在下焦者,多属湿火湿热,因为水性最善于下趋。下肢湿疹,多见舌根部位厚浊。

舌诊时注意要辨别舌象的真假。吃辛辣热食物可以使舌变得红赤；吃寒冷食物可以使舌变得青紫；吃有色食物、药物可以染苔；长期服药，有些药物能使舌变得胖嫩，有些药物能使舌变得干燥少津。一定要细心鉴别，去伪存真。

第五节　病变部位对疾病预后的影响

三焦经络部位辨证，不但可以诊断和治疗体表疾病，还能够根据不同部位判断疾病的预后和转归。

1. 以疾病的阴阳分之　病在阳经，属阳、属表，预后良好。病在阴经，属里，属阴，预后较差。

2. 以疾病发展变化言之　初发病在躯干，在中心部位，治疗后向四肢外周散布，预后良好。初发病在四肢，治疗后向躯干、中心部位发展，预后较差。

3. 以三焦言之　上焦病预后较好，下焦病预后较差。

4. 以经络言之　多气多血的阳明经患病，多实证，预后较好；多气少血或多血少气的经脉，治疗预后较差，特别是"厥阴少阳多相火，若发痈疽最难平"。

5. 以上下肢言之　上肢的病相对来说预后较好，下肢的病预后较差。

6. 以内外言之　同一下肢的病，外侧相对来说预后较好，内侧预后较差。"外廉属足三阳可治，内廉属足三阴难治。"一些病只发生在躯体的单侧，另一侧没有皮损，如带状疱疹、疮痛等，右侧主气，为表，为阳；左侧主血，为里，为阴，故病发于右侧的预后较好，发于左侧的预后较差。

7. 以十二经脉所属的脏腑言之　发于腑者属阳，治之较易。发于脏者属阴，治之极难。因为"六腑者传化物而不藏，故实而不能满也。五脏者，藏精气而不泄，故满而不能实也。"六腑本通，虽壅阻但易于通达，通之则顺应腑气，易治；且六腑为阳，阳气主动易散，其病在表，故预后较好。五脏主藏，满而不实，感病易阻，以药通之也易损脏气，比较难治；且五脏为阴，阴者主静，脏病在里，故预后较差。

第六节　服药方法对部位辨证的影响

正确的服药方法、剂型、时间能使药物直达病所。不正确的服药方法会影响药物到达发病部位，从而影响疗效。因此要重视中药的服药方法、剂型和时间。

中药的常规服法是，每日一剂分两次服，早饭前、晚饭后各一次。某些疾病治疗在服药方法上会有特殊要求。应该尽可能遵照正确的服药方法，让药物更好地发挥作用。

如《汤液本草》论述了古人服药活法："在上不厌频而少，在下不厌顿而多，少服则滋荣于上，多服则峻补于下。古人服药有法：病在心上者，先食而后药；病在心下者，先药而后食。病在四肢者，宜饥食而在旦；病在骨髓者，宜饱食而在夜。"《外证医案汇编》认为："丸药过胃至下焦而化，下其已壅之瘀而不伤胃。汤剂轻浮治上，不犯下焦。"

1. **急服**　将煎好的中药，待温凉合宜，大口直接饮下。治疗下焦的疾病，除了药物剂量要势大力沉外，服药时要在饭前服，无食物阻隔，大口快饮，药物就会直达下焦病所。治疗上焦的表证，也要急服。趁热时小口连饮，热则上行，小口多次服药能使药物保持在上焦。表证发汗时需要急服。

2. **缓服**　趁着汤药温度适宜，小口慢慢地服，治疗上焦的病，如肺病适于这样的服药方法。因肺属上焦，趁药热时小口慢慢饮服，让药物保留在上焦。治疗咽喉病时要缓服，将药物含在口中，慢慢随津液吞下，保持咽喉部位的药物浓度。

3. **冷饮**　病人发热严重，服药时用寒剂冷服，寒者热之，能增强药力，适用于实热证。也有真寒假热证，也用冷饮的方法服药。热剂治其真寒，冷服顺应其假热，属于反佐法。

4. **热服**　患了阴寒实证，寒者热之，热服能增强祛寒之力。如果是真热假寒的病人，也可以用热服的方法。因为内热太盛，寒凉相激，药难以下咽，热服是顺应假寒，为反佐法。

5. **温服**　虚者煦之，温服适应气血虚弱的病人。一般情况下，病人没有明显寒热变化的慢性病，都采用温服的方法服药。

6. **空心服**　病在肝肾者宜之。肝肾位于下焦，空心服也就是不吃饭时服药,使药物直达下焦肝肾。

7. 食后服 吃完饭时再服药,有食物阻隔,药物在上焦停留时间长。病在上焦部位的病人应该采用食后的服药方法。

8. 食后隔一个小时服药 此时胃已经排空,有利于中焦部位病证的治疗。

9. 临卧服 临卧时服药,气血平静,代谢较慢,使药物保留在上焦时间长。

10. 一二滚服 治疗上焦的药物多为清轻发散,煎煮时间不宜过长,一、二沸就可以服。煎煮时间过长,破坏了药物中的有效成分,反而不利于治疗。

11. 数十滚服 温补药物大多质地滋腻,煎煮时间要长一些。治疗中、下焦的药物多质地滋润,甘咸沉降,需要煮沸数十沸,慢火久煎,才能煎出药物的有效成分。

第二篇　皮肤部位辨证案例

　　古代很多医家虽然没有明确提出部位辨证的观点。但是已经有了部位辨证的想法，并已经运用到临床实践中。这从他们的医案中可以看到部位辨证的蛛丝马迹。今选取历代医家从头至脚各个部位的医案，并分别加以述评，进一步阐述部位治疗的用药经验和具体的治疗方法。有的医案并不是治疗皮肤体表疾病的，但是能反映出三焦经络纵横定位辨证治疗的思路，故选录之。这也说明，纵横部位辨证法不但可以用于治疗皮肤体表疾病，也可以治疗其他科疾病。

第一章　上　焦

一、巅顶

巅顶部位经络归属：

属足太阳膀胱经。《灵枢·经脉》曰："膀胱足太阳之脉,起于目内眦,上额交巅。"

又属足厥阴肝经、督脉之会。《灵枢·经脉》曰："肝足厥阴之脉……连目系,上出额,与督脉会于巅。"《针灸甲乙经·奇经八脉考》曰："督脉者,起于下极之俞,并于脊里,上至风府,入属于脑,上巅循额,至鼻柱。"

又属手少阳三焦经、足少阳胆经。《灵枢·经别》曰："手少阳之正,指天,别于巅,入缺盆,下走三焦,散于胸中也。"《灵枢·经筋》曰："足少阳之筋……直者,上出腋,贯缺盆,出太阳之前,循耳后,上额角,交巅上。"

 **病例1：**

从上焦督脉肝血不足治疗脱发

周某,男,48岁,2010年5月26日初诊。

主诉:头发脱落1年余。1年前,头发开始脱落,逐渐加重,用各种偏方治疗无效。后又到大连某医院皮肤科治疗,没有好转。今来我处,要求中医治疗。查:头发脱落近全秃,以头顶部位为重,时有瘙痒。伴有腰痛、畏寒、眼花眩晕、记忆力减退。舌苔薄白,脉弦细。证属督脉虚弱,肝血不足,风邪外袭。

治宜祛风养血,补肝养督脉。方用四物汤合右归饮加减。

熟地25g,当归20g,白芍15g,川芎10g,山药20g,山萸肉15g,枸杞子15g,旱莲草15g,鹿角霜20g,羌活6g,防风10g,藁本6g,丹参20g。7剂,日1剂,水煎分两次服。

二诊:服药后,头发脱落无明显变化,头皮瘙痒、眩晕眼花减轻,舌脉无变化。上方继服14剂。三诊:服药21剂后,头发已不脱落。头痒、腰痛、眩晕均减轻,记忆力有所恢复。舌脉无变化。前方又服14剂。四诊:服药后,全身症状基本消失或减轻,头发长出细小白色绒毛。取前方14剂,熬膏常服,以巩固疗效。

诊疗思路:脱发以头顶为主,头顶为上焦,又为督脉、肝经所主。督脉空虚则腰痛、畏寒、记忆力减退,肝血虚则眼花眩晕,外感风邪侵入巅顶,则头皮瘙痒。舌苔薄白、脉弦细,为肝血督脉空虚,又感受风邪之舌脉。辨证定位为上焦肝经、督脉空虚,风邪外袭。四物汤是治疗肝血虚之主方,方中熟地、当归、白芍、川芎亦入奇经八脉。右归饮不用附桂之辛燥,改用鹿角霜、枸杞子、丹参直入督脉。羌活、防风、藁本祛太阳之风邪而止痒,并有引药上行及助头发生长之作用。诸药合用,虚实兼顾,直达病所,使脱发得到治愈。

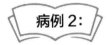

病例2:

从上焦足太阳膀胱经风寒湿治疗银屑病(参见文末彩图1)

曹某,男,48岁,2006年4月26日初诊。

主诉:头皮白色鳞屑斑片瘙痒半年。2年前感冒发烧后,皮肤出现红斑点,瘙痒。大连某医院皮肤科诊断为"寻常性银屑病"。经内外多种方法治疗,病情得到控制。仅头皮有少量斑片一直不愈。2个月前,因感冒,头部皮损增多,瘙痒加重,外用药膏治疗不效。检查:后头枕部、头顶至前额发际满布白色鳞屑斑,浸润肥厚如牛皮,鳞屑多如米糠,抓痕累累。平日嗜酒,喜辛辣肥甘食物。舌红,苔腻稍黄,脉濡数。身体健康,无其他不适感。证属素有湿热,新感风寒,风寒引动体内热毒,内外合邪,循足太阳膀胱经上行所致。治宜祛风、散寒、祛湿,疏通足太阳经脉,兼清内热,方用九味羌活汤加减。

羌活15g,防风10g,麻黄10g,白芷10g,苍术15g,川芎10g,藁本15g,黄芩10g,生地30g,甘草10g,厚朴10g,陈皮10g,生姜10g,葱白15g。7剂,水煎服。

嘱其忌食酒肉肥甘、鱼虾发物。服药后,发其汗,微微似欲汗出者为宜。要保证出汗时间2小时以上。

二诊:服上方7剂后,头身汗出,皮损处无汗,瘙痒减轻。上方再服7剂。无须再行发汗,随其自然汗出即可。

三诊:头皮已不痒,皮损部变薄,汗出。上方减麻黄、生姜、葱白,加当归15g、白芍15g,14剂,水煎服。

四诊：服药近 1 个月，头部皮损已经平坦，局部少量鳞屑，舌苔薄白，脉缓。上方减陈皮、厚朴。再服 14 剂以图临床治愈。

诊疗思路：病在上焦者，属风火热毒也。风善上行，火性上炎故也。后头枕部属足太阳膀胱经。银屑病的两次发病，都在感冒之后，说明外邪侵袭，束于足太阳膀胱经，是发病的一个重要因素。皮肤色白不红，为风寒湿邪，尚未化热之象。病人平日嗜酒，喜食肥甘，舌苔腻黄，舌质红，脉濡数，为内有湿热郁结。内外合邪，发为本病。九味羌活汤具有发汗祛风祛湿，兼清内热的功能。加陈皮、厚朴，与苍术合用为平胃散，具有燥湿健脾行气的功能，与黄芩同用，清体内湿热。羌活为太阳膀胱经的引经药。张洁古曰：巅顶痛，非藁本不能除。此足太阳经本经药也。三诊时由于病人已经汗出，为防止汗多伤阴，故减麻黄、生姜、葱白等发汗药，加白芍、当归以敛汗补血。夏少农在《中医外科心得》中介绍用四物汤加发汗药治疗银屑病，此案也师其意。

二、额部

额的部位：在发际的前方，阙庭的上方。

额部经络归属：

属足阳明胃经。《灵枢·经脉》曰："胃足阳明之脉，起于鼻，交頞中。"

又属足太阳膀胱经、督脉之会。《灵枢·经脉》曰："膀胱足太阳之脉，起于目内眦，上额交巅。"《针灸甲乙经·奇经八脉考》曰："督脉者，起于下极之俞，并于脊里，上至风府，入属于脑，上巅循额，至鼻柱。"

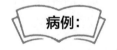

病例：

从上焦足阳明胃经毒火治疗前额部位银屑病

焦某，男，30 岁，2006 年 4 月 26 日初诊。

主诉：面部红斑片 2 月余。2 个月前，面部无明显原因出现红色斑片，不痒，擦糠酸莫米松乳膏好转，停药后复发加重。近 1 周来红斑增多。查：红斑位于前额、鼻唇沟处，浸润，附有白色鳞屑，剥之见薄膜现象、点状出血。仔细追问，15 年前患过银屑病。半年来，一直为工作问题上火。经常口干口渴、口苦、尿黄、大便干燥，舌红，脉滑数。证属足阳明胃经火热化毒，循经上炎，发于颜面，透于皮肤而发病。治宜清泻胃火、凉血解毒。方用清胃散加减。

升麻 15g,黄连 10g,当归 10g,生地 30g,丹皮 15g,生石膏 30g,大黄 15g,栀子 10g,连翘 15g,赤芍 15g,水牛角 30g,竹叶 10g。7 剂,水煎服。

二诊:皮损无明显变化,口渴、口苦、尿黄、大便干燥均有好转。身体无不适感觉。舌质红,脉滑数。上方减大黄,加葛根 15g、白芷 10g。14 剂,水煎服。

三诊:上方服 20 剂后,未见新皮疹出现,原有皮疹鳞屑减少,前额较大片皮损中心已经有消退趋势,面部皮损少见白色痕迹。前方再服 14 剂,嘱其少食辛辣油腻发物,定期复诊。

诊治思路:此例病人以面部红斑来诊,无痛不痒,只是影响美观。经过仔细检查和询问病史,诊断为银屑病。其发病部位都在前额及面部的阳明胃经上,头面属于上焦,上焦多火热,可见胃火炽盛是其主要原因。斑片高于皮面,有浸润,颜色鲜红,是为火热侵入血分的表现,治疗时应在清胃火的同时,清热凉血。清胃散是治疗面部足阳明胃经皮肤病的首选方,因此病兼有血分毒热,因此加犀角地黄汤清热凉血。以水牛角代替犀牛角,但用量必须大。大黄通腑泻热,使气分、血分毒热均有出路。也是取凉膈散治疗上焦火热的用意。

三、头角部

头角部位:在额的两旁,耳上方突起的骨部位。

头角部位经络归属:

属于足少阳胆经。《灵枢·经脉》曰:"胆足少阳之脉,起于目锐眦,上抵头角。"

又属足太阳膀胱经。《灵枢·经脉》曰:"膀胱足太阳之脉,起于目内眦,上额交巅,其支者,从巅至耳上角。"

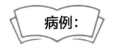

病例:

从上焦少阳经郁火治疗头两侧多发性脂溢性角化病(参见彩图 2)

石某,男,66 岁,2015 年 6 月 6 日初诊。

主诉:头角两侧黑斑块,逐渐增多增大 2 年余。2 年前头角两侧出现小黑点,无痛痒。逐渐增多,近期出现瘙痒。到某医院诊断为"脂溢性角化症"。经冷冻治疗 3 次后,皮疹平坦,间隔 2 个月后又复发。近 1 个月来,黑斑块增多,出现痒感。来我院欲用中药治疗。查:两侧耳上前方与额头之间,有多个

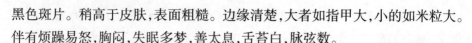

黑色斑片。稍高于皮肤，表面粗糙。边缘清楚，大者如指甲大，小的如米粒大。伴有烦躁易怒，胸闷，失眠多梦，善太息，舌苔白，脉弦数。

证属肝胆郁结，络脉阻滞。治宜舒肝利胆，疏通少阳。方用小柴胡汤、逍遥散、温胆汤加减。

当归20g，白芍15g，黄芩10g，柴胡15g，白蒺藜15g，人参10g，白术15g，半夏15g，甘草10g，陈皮15g，茵陈20g，乌梅15g，茯苓15g，木贼15g，竹茹10g，枳实10g，炒栀子10g。7剂，水煎服。

二诊：胸闷烦躁减轻，皮损处已不瘙痒。无其他不适。效不更方，上方再进14剂。

三诊：黑色斑块平坦，表面光滑，皮色变红。

诊疗思路：头角属上焦，多火多风，风火可以夹痰，瘀于上焦。头角归属于足少阳胆经和手少阳三焦经。结合病人胸闷、烦躁易怒、失眠多梦、善太息、脉弦数等少阳经脉郁滞的表现。辨证为"肝胆郁结，络脉阻滞。"方用小柴胡汤、加味逍遥散、温胆汤加减。脂溢性角化症，高出皮肤表面，有疣状增生者，从中医角度都可以用治疗疣的药物治疗。乌梅、香附、木贼三药可以外洗治疗扁平疣、跖疣，今用于治疗脂溢性角化症，是因为此三药不但能治疗疣状疾病，还都具有入肝胆经，祛肝风，疏通少阳经阻滞的作用。此案方药用于治疗面部少阳经的扁平疣，也有很好的效果。

四、枕骨部

枕骨部位经络归属：

属足太阳膀胱经、少阴肾经、督脉之会。《灵枢·经筋》曰："足太阳之筋……其直者，结于枕骨。"又曰："足少阴之筋……循脊内挟膂，上至项，结于枕骨，与足太阳之筋合。"《灵枢·本输》曰："颈中央之脉，督脉也，名曰风府。"

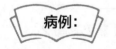

从上焦足太阳膀胱经风痰治疗脑疽

柯左，脑旁属太阳，为寒水之府，其体冷，其质沉，其脉上贯巅顶，两旁顺流而下。花甲之年，气血已亏，加之体丰多湿，湿郁生痰，风寒侵于外，七情动于中，与痰湿互阻于太阳之络，营卫不从，疽遂成矣。所喜红肿高活，尚属佳象，起居调摄,尤当自慎。

生黄芪三钱,青防风一钱,生草节八分,苦桔梗一钱,陈广皮一钱,仙半夏二钱,大川芎八分,大贝母三钱,炙僵蚕三钱,羌活一钱,小金丹陈酒化服一粒。外用金箍散、金黄散、冲和膏,陈醋、白蜜调,炖温敷。

二诊:脑疽偏者较正者难治,前方连服三剂,根盘略收。疮顶高突,有溃脓之势。今症位虽偏,形势尚佳,所喜疮顶起发,胃纳健旺,人以胃气为本,有胃则生,书有明文。再拟消托兼施法:

生黄芪三钱,全当归二钱,京赤芍二钱,陈广皮一钱,仙半夏三钱,生草节八分,大贝母三钱,苦桔梗一钱,炙甲片一钱五分,皂角针一钱五分,笋尖三钱,炙僵蚕三钱,香白芷八分。外用金箍散、金黄散、冲和膏。

三诊:叠进提托之剂,得脓甚畅,四周根盘渐收,调养得宜,生机有庆。

生黄芪三钱,全当归二钱,京赤芍二钱,紫丹参二钱,陈广皮一钱,仙半夏三钱,云茯苓二钱,制首乌三钱,生甘草八分,红枣二枚。外用金箍散、金黄散、冲和膏。

(《丁甘仁医案续编》)

述评:此案发病部位为上焦足太阳膀胱经。膀胱经为寒水之府,花甲老人,气血虚弱;形体肥胖,易生痰湿;"风寒侵于外,七情动于中,与痰湿互阻于太阳之络,营卫不从,疽遂成矣。"所喜红肿高活,用消散的治疗方法已经过时,因此用消托兼施的方法治疗。方中黄芪、当归补益气血;半夏、陈皮、僵蚕、穿山甲、皂刺软坚散结、化痰排脓。羌活、防风引药直达膀胱经。桔梗载诸药归于上焦。头部的痈疽、疖肿、毛囊炎等,如发病部位与此案相同,都可以参考此案治疗。

五、面部

面部的经络归属:

统属足阳明胃经。《灵枢·经脉》曰:"胃足阳明之脉,起于鼻,交颏中,旁约太阳之脉,下循鼻外,入上齿中,还出挟口环唇,下交承浆,却循颐后下廉,出大迎,循颊车,上耳前,过客主人,循发际,至额颅。"《素问·上古天真论》曰:"女子……五七,阳明脉衰,面皆焦,发始坠。"

又属手足太阳小肠、膀胱经。《灵枢·经脉》曰:"小肠手太阳之脉……从缺盆循颈上颊,至目锐眦,却入耳中,其支者,别颊上䪼抵鼻,至目内眦,斜络于颧。"《灵枢·经筋》曰:"足太阳之筋……上头下颜,结于鼻,其支者,为目上网,下结于烦。"

又属手阳明大肠经。《灵枢·经脉》曰:"大肠手阳明之脉……其支者,从缺盆上颈贯颊,入下齿中,还出挟口,交人中,左之右,右之左,上挟鼻孔。"《灵枢·经筋》曰:"手阳明之筋……其支者,上颊,结于顽;直者,上出手太阳之前,上左角,络头,下右颔。"

兼属手少阴心经。《素问·六节脏象论》曰:"心者,生之本,神之处也,其华在面,其充在血脉,为阳中之太阳,通于夏气。"《灵枢·经别》曰:"手少阴之正,别入于渊腋两筋之间,属于心,上走喉咙,出于面,合目内眦。"

面部的脏腑归属(见图 2-1-1)

《灵枢·五阅五使》:"五官者,五脏之阅也……鼻者肺之官也,目者肝之官也,口唇者脾之官也,舌者心之官也,耳者肾之官也……以官何候……以候五脏"。

《灵枢·五色》中论述了面部周身脏腑组织的分布配属:"庭者,首面也;阙上者,咽喉也;阙中者,肺也;下极者,心也;直下者,肝也;肝左者,胆也;下者,脾也;方上者,胃也;中央者,大肠也;挟大肠者,肾也;当肾者,脐也;面王以上者,小肠也;面王以下者,膀胱子处也;颧者,肩也;颧后者,臂也;臂下者,手也;目内眦上者,膺乳也;挟绳而上者,背也;循牙车以下者,股也;中央者,膝也;膝以下者,胫也;当胫以下者,足也;巨分者,股里也;巨屈者,膝膑也。此五脏六腑肢节之部也。"

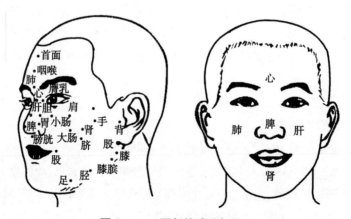

图 2-1-1　面部的脏腑归属

另外,《素问·刺热篇》把五脏与面部相关部位划分为:左颊为肝;右颊为肺;额为心;颏为肾;鼻为脾。以上两种方法,原则上以前一种为主要依据,后一种可作为参考。

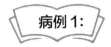

从上焦足阳明胃经毒火治疗痤疮（参见彩图3）

王某,女,20岁,2016年6月28日初诊。

主诉:面部红疙瘩反复发作半年余。经某医院诊为寻常性痤疮。症见右面部及下颌角部位红丘疹,小米粒至黄豆大,尖部有白色脓点,皮疹密集,触之疼痛,伴大便秘结,舌质红苔黄,脉数有力。中医诊断:粉刺,属胃火上攻之证,为肠胃有热,不能下达,反而上逆,阻于肌肤。治宜清热泻火,方用清胃散合泻心汤加减。

黄连10g,黄芩10g,大黄10g,升麻10g,当归10g,生地黄15g,牡丹皮15g,石膏30g。

嘱其不食或少食油腻及辛辣食物,多予新鲜水果及蔬菜。

复诊:14剂后,自觉症状明显减轻,皮损消失30%以上,大便通畅,上方减大黄,继服1周,皮肤损害消退,自觉症状消失。

诊治思路:上焦诸病,风热火毒为多。发病的部位为右面部及下颌角颊车穴处,这些部位为足阳明胃经所属。丘疹红肿疼痛,丘疹尖部有脓点,火毒炽盛,为实证。内证大便秘结,舌质红、苔黄、脉数有力,因此辨证为胃肠有热,不能下达,反而上逆,阻于肌肤的胃火上攻证。部位辨证为上焦足阳明胃经毒火。清胃散是其首选方。方中除当归一味为辛温药,其余均为苦寒、辛寒之药。足阳明胃经多气多血,治疗时可以用攻泻药,故与泻心汤合用,加强清泻之力。二诊时大便已通,减大黄,恐其苦降太过。本方药物大多都入足阳明胃经,升麻更能引药入阳明经,故无须另加引经药。

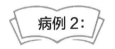

从上焦足阳明胃经气虚治疗痤疮

桑某,女,23岁。2001年2月28日初诊。

主诉:面及脖子反复起红疙瘩1年余。患者面色淡白无泽,舌淡苔白,脉弱,自感乏力,伴有多梦,注意力不集中。下颌及脖子两侧出现结节,囊肿状痤疮,时轻时重,缠绵1年余。为胃气不足,气血亏虚,有失濡养所致。治宜补益胃气,健脾化痰。

方用补中益气汤合二陈汤加减。

当归20g,黄芪20g,党参15g,茯苓15g,白术12g,白芍15g,赤芍15g,川芎10g,升麻10g,柴胡10g,半夏10g,陈皮10g,甘草10g,白蒺藜15g。7剂,水煎服。

二诊:症状有所缓解。守原方续进14剂。

三诊:脖子两侧结节及囊肿消失,遗有色素沉着点状斑。其他症状也都有所缓解,原方加生地20g,再服7剂,以巩固疗效。

诊疗思路:患者脖子两侧有结节及囊肿性痤疮,缠绵不愈,看似实证。但病人面色淡白少华,舌淡苔白,脉弱,自觉乏力,为一派虚象。颈部结喉两旁动脉,为足阳明胃经所属,虽然多为实,但虚证也占十之一二。脾胃互为表里,脾常不足为虚,胃常有余为实,因此,虚证常责之于脾,实证常责之于胃。该患的痤疮虽然发病于胃经,却是由于脾气虚弱,不能运化水谷,聚而为痰浊,胃气不足,浊气不降,痰浊循阳明胃经停留于颈部所致。治疗时要健脾益气,和胃化痰,恢复脾胃的升清降浊功能。补中益气汤有补中益气,升举阳气的功能,脾胃运化功能正常,水谷化生成气血精微,消除滋生痰浊的源头;二陈汤有化痰健胃的作用,恢复胃气降浊的功能,脾升胃降,中气得以升清,浊气得以下降,足阳明胃经经脉得以通畅,痤疮自然会治愈。《续名医类案》薛立斋治疗一男子面生粉刺,服消风散疮益甚,服遇仙丹加遍身赤痒。仍服前药,发热焮肿。又服旬余,溃而出水,形体骨立。先用四君子、当归、桔梗四剂饮食稍进;又用八珍汤,数剂而痊。与此案有异曲同工之处。

病例3:

从足少阴肾经虚火治疗痤疮

王某,女,39岁,2001年2月17日初诊。

主诉:下颌部位反复起红疙瘩半年。患者两尺脉沉细,面色灰暗,下颌处及前胸部出现较多的干瘪状丘疹,色暗红少泽。自觉头晕腰酸,时有耳鸣,月经量少,色淡,头屑多,脱发,记忆力下降。证属肾虚精亏,血海不足,虚火上炎而发为痤疮。治以补肾益精,填充血海。处方:六味地黄丸合四物汤加减。

生地黄 20g,山药 20g,山萸肉 15g,泽泻 10g,茯神 15g,丹皮 10g,炒当归 15g,龟板 15g,川芎 10g,赤芍 15g,白芍 15g,何首乌 20g,鳖甲 15g。14 剂,水煎服。

二诊:面部症状明显改善。因自觉服药后稍有内热,减山萸肉、川芎,加女贞子 15g,旱莲草 15g,再进 14 剂。

三诊:丘疹消失,遗有炎症后的色素沉着。其他自觉症状也明显减轻。嘱其服知柏地黄丸以巩固疗效。

诊疗思路:痤疮反复出现于下颌部位,即承浆穴。为足少阴肾经所主,前胸中部为任脉所主。病位在上焦,应是火邪所致,但此证为虚火而不是实火。肾藏精,任主血海,精血不足,不能制火,虚火循经上炎,发为痤疮。头晕腰酸,耳鸣脱发,均为肾虚、任脉亏损之表现。月经量少,记忆力下降也是血海不足之佐证。用六味地黄丸合四物汤大补精血,龟板、鳖甲除有滋阴降火的功能外,还能软坚散结,加快消除痤疮结节。

广东中医院老中医禤国维先生认为:肾为脏腑之本,十二经之根,呼吸之本,三焦之源。肾在内,皮肤在外。生理条件下,肾之阴阳通过脏腑经络供给皮肤营养和能量,使皮肤发挥正常的功能,病理条件下,肾之阴阳虚衰可以影响皮肤的开合功能,使其易遭病邪入侵。另外,肾之阴阳虚衰,则人体正气难以激发,皮肤病久病不愈亦影响及肾,称为"久病及肾"。许多皮肤病,尤其是难治性的免疫性皮肤病,常表现为中医肾虚证,恰当运用补肾法,往往使沉疴得愈。他运用补肾法治疗重症痤疮,取得了满意的效果。

 病例 4:

从上焦手太阴肺经火盛治疗痤疮

李某,女,27 岁,2015 年 6 月 9 日初诊。

主诉:面部发生痤疮 1 月有余。外涂药膏,内服维生素等药,痤疮有增无减。因其在公司任公关工作,外观不雅甚为痛苦。查:面部散在红丘疹,面颊部为多,特别是右面颊最为严重。可见白头粉刺,炎性丘疹呈密集分布,部分成脓疮。小者如小米粒,大者如黄豆大,疼痛或触痛。问其大便秘结,常常是二三日一行。口干,脉象弦数,舌红,苔薄黄。辨证为肺胃湿热,外感毒邪,毒热蕴结而成痤疮。治宜清肺胃湿热,凉血解毒,软坚散结。方用泻白散合黄芩清肺饮加减。

桑白皮 15g,地骨皮 15g,黄芩 10g,生栀子 10g,枇杷叶 15g,野菊花 15g,丹皮 15g,夏枯草 15g,炙甘草 10g,金银花 15g,地丁 10g,黄连 5g,连翘 15g。5剂,水煎服。

二诊:服药 5 剂后,皮损减轻,结节囊肿缩小变平,部分开始消退,无何不适。再进 14 剂。

三诊:服上方 19 剂后,皮损大部分变平,未起新疹,囊肿缩小,舌质红,苔白,脉弦数。上方减黄芩、黄连、地丁,加丹参 15g,红花 6g。再服 10 剂。

四诊:服药后,皮损消退,残留色素沉着及少数浅表性瘢痕,达到临床治愈。

诊疗思路:面部位于上焦,辨部位求因,风火热毒最为常见。此例病人皮肤损害两颊部严重,面颊左侧属足厥阴肝经,右颊为手太阴肺经。此例病人右侧面颊皮损严重,且有白头,脓头,并伴有口干便秘,舌质红,苔薄黄,脉弦数等火毒体征,应为肺火炽盛,化毒成疮而无疑。《外科正宗》:"肺风、粉刺、酒渣鼻三名同种。粉刺属肺,渣鼻属脾,总皆血热郁滞不散。所谓有诸内,形诸外,宜真君妙贴散加白附子敷之,内服枇杷叶丸、黄芩清肺饮。"此例的治法,也是按陈实功的方法,用黄芩清肺饮加减治疗。由于粉刺白头较多,毒火较重,加金银花、野菊花、地丁等清热解毒药。三诊时大部分丘疹、囊肿已渐消失,减少寒凉药,加丹参、红花活血化瘀,既防止寒凉药损伤脾胃,又能促进痤疮愈后遗留的色素沉着,使斑点尽快消失。

病例 5:

从上焦足厥阴肝经郁火治疗痤疮

刘某某,女,26 岁,2006 年 11 月 2 日初诊。

主诉:面部起红丘疹反复半年余。半年前行人工流产术后,面部开始起红丘疹,经外用药膏,到美容院敷面膜,服中草药,效果不明显。查:两面颊红斑,毛囊性红丘疹,脓疱、囊肿,色暗紫,左侧明显重于右侧。伴有痛经,经前情绪烦躁,两乳房胀痛,面部丘疹加重,月经后有所缓解。舌质紫黯,苔薄白,舌下脉络紫暗怒张,脉弦,两关脉明显。证属肝经气滞血瘀,郁而化火,循经上炎,发为痤疮。治宜疏肝理气,化瘀解毒。方用柴胡疏肝散加减。

柴胡 10g,当归 15g,赤芍 15g,川芎 10g,栀子 15g,莪术 10g,郁金 15g,红

花 10g,黄芩 10g,陈皮 10g,甘草 6g,薄荷 10g。7 剂,水煎服。

二诊:服药 7 剂后,痤疮疹变平变软,部分消失。面色紫黯减轻,无其他不适感。上方再服 7 剂。

三诊:双侧面颊痤疮已平,遗有褐色斑点,此次月经来临前烦躁、乳房胀痛减轻,月经颜色比较以往鲜艳,痛经减轻。嘱其月经后服加味逍遥丸,下次月经前一周再根据临床证候服汤药,调节几个月经周期,以期痊愈。

诊疗思路:面部的部位诊断,左颊为肝,月经前痤疮加重、烦躁易怒、痛经、乳房胀痛,都是肝气郁结,气血瘀阻的表现。疏肝活血汤出自《头面皮肤病诊疗选方大全》。药物由柴胡、薄荷、黄芩、栀子、归尾、赤芍、红花、莪术、陈皮、甘草组成。经大连皮肤病医院多年应用,该方治疗肝气郁结,瘀血阻滞而有郁热的皮肤病,有明显的疗效。此方是在逍遥散的基础上,减去健脾药,加清热活血化瘀药组成。具有疏肝清热、活血化瘀的功能。柴胡、薄荷、黄芩、栀子疏肝清热;归尾、赤芍、红花、莪术活血化瘀;陈皮理气和胃;甘草和中。其治疗的皮损部位在中焦足厥阴肝、足少阳胆经。用于治疗痤疮在肝经所属部位,月经前加重的痤疮,效果也比较好。

病例 6:

从上焦手少阴心经火盛治疗痤疮

潘某,女,27 岁,2006 年 6 月 5 日初诊。

主诉:面部红疙瘩反复发作 1 年余。1 年来,面部反复起红疙瘩,自用芦荟胶软膏外用,时好时坏。停药后复发。检查:面部红丘疹,小米粒及黄豆粒大,散在分布。印堂穴下方两眼之间区域特别严重,可见丘疹尖部有脓点,时常有两三个较大的囊肿,挤出脓血。伴有心情烦躁,失眠多梦。月经前期,舌尖红赤,脉左寸数而有力。证属心火炽盛,上炎面部,发为痤疮。治宜清心泻火,凉血解毒。方用导赤散加减。

生地黄 20g,淡竹叶 10g,黄连 10g,甘草 10g,黄芩 6g,连翘 15g,金银花 10g,丹皮 15g,水牛角 20g,皂刺 15g。7 剂,水煎服。

二诊:服药 7 剂后,未有新疹发生,眉间下方的囊肿变小,呈黯红色,烦躁减轻,睡眠有所改善,没感觉有其他不适,前方再服 7 剂。

三诊:囊肿性痤疮进一步缩小,小粉刺已消失。行经前少腹有微痛感,上

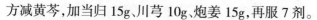

方减黄芩,加当归15g、川芎10g、炮姜15g,再服7剂。

四诊:经行6日已完,此次月经腹痛较轻。睡眠正常,心情舒适。皮损恢复正常,未见明显瘢痕。嘱其保持良好的生活习惯,忌食辛辣食品,保持舒畅心情,防止痤疮复发。服黄连上清丸一盒,以巩固疗效。

诊疗思路:上焦面部出现红肿性痤疮,宜清热解毒泻火。两眉间下方,属于手少阴心经所辖,伴有心烦失眠、舌尖红炽、左寸脉数等证,都是心火炽盛的表现。导赤散有清心泻火的功能,是治疗心火炽盛首选之方。方中木通有报道对肾功能有害,为避嫌用黄连代替,且黄连在清心火方面胜于木通。月经提前为血热,加丹皮、水牛角与生地清热凉血;囊肿较大火毒较盛,加黄芩、金银花、连翘以清热解毒。皂刺、水牛角、连翘还有活血及软坚散结的作用。三诊月经来临,小腹有微痛感,恐寒凉药有碍月经,加当归、川芎、炮姜温经散寒止痛,也有利于痤疮的消除。

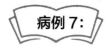

从上焦足阳明胃经治疗头面赤肿

牛经历病头面赤肿,耳前后尤甚,疼痛不可忍,发热恶寒,牙关紧急,涕唾稠黏,饮食难下,不得安卧。一疡医于肿上砭刺四五百针,肿赤不减,其痛益甚,不知所由。罗诊视其脉浮紧,按之洪缓,此症乃寒覆皮毛郁遏经络,热不得升聚而赤肿。《经》云:天寒则地在水冰。人气在身中,皮肤致密,腠理闭,汗不出,血气强,肉坚涩,当是之时,善行水者不能行冰,善穿地者不能凿冻,善用针者不能取四厥,必待天温冰泮冻解,而后水可行,地可穿,人脉亦如是也。又云:冬月闭塞,用药多而少用针石也,宜以苦温之剂温经散寒则已。所谓寒滞腠理,以苦发之,以辛散之,宜以托里温经汤。麻黄苦温,发之者也,故以为君;防风辛温,散之者也,升麻苦平,葛根甘平,解肌出汗,专治阳明经中之邪,故以为臣;血留而不行者则痛,以香白芷辛温,当归身辛温,以和血散滞。湿热则肿,苍术苦甘温,体轻浮,力雄壮,能泻肤腠间湿热,人参、甘草甘温,白芍药酸微寒,调中益气,使托其里,故以为佐。依方服之,以薄衣覆其首,厚衣覆其身,卧于暖处,使经血温,腠理开,寒乃散,阳气发,大汗出后肿减八九分,再服,去麻黄、防风,加连翘、黍黏子,痛肿悉去。经言汗之则疮愈,信哉。

(《名医类案》)

述评:此案的发病部位在头面,属于上焦。"面部诸疾,取之阳明",因此把治疗重点放在阳明经上。上焦多为风火湿毒,临床表现也为头面赤肿。依常理,应该清热解毒、凉血消肿。一疡医于肿上砭刺四五百针,肿赤不减,其痛益甚,不知所由。细察病情,病人除了红肿热痛,还有恶寒表现。"有一份恶寒,便有一分表证"。罗氏诊其脉浮紧,按之洪缓。属于寒气束表,郁而化热的脉象。认为此证乃寒邪外侵皮毛,郁遏经络,热不得升,聚而赤肿。治疗应该用苦温之剂温经散寒则已,用托里温经汤。其中升麻苦平,葛根甘平,解肌出汗,专治阳明经中之邪。恐药力不足,履加衣被,卧于温热处,以助发汗。结果大汗出后肿减八九分。二诊时为了防止过汗损伤气阴,减去辛燥之麻黄、防风,改用辛凉平和之连翘、牛蒡子,服后痛肿悉去。经书上说,发汗的方法也可以治疗疖,经过此案证明,这是可信的。在上者,汗而发之,这是治疗上焦病的一个重要方法。

病例8:

从上焦足阳明胃经风热治疗面热

杨郎中之内五十一岁,身体肥盛。己酉春,患头目昏闷,面赤热多,服清上药不效,请予治之。诊其脉,洪大而有力。《内经》云:面热者,足阳明病。《脉经》云:阳明气盛有余,则身以前皆热。况其人素膏粱,积热于胃阳明,阳明多血多气本实,则风热上行,诸阳皆会于头,故面热之病生矣。先以调胃承气汤七钱、黄连二钱,犀角一钱,疏利三两行,彻其本热。次以升麻加黄连汤,去经络中风热上行,如此则标本之病邪俱退矣。升麻加黄连汤:

升麻、葛根各一钱,白芷七分,甘草炙、白芍各五分,芩连酒制各四分,川芎、生犀末各三分,荆芥穗、薄荷叶各二分,黄芪七分,右咀,水半盏,先浸川芎、荆芥穗、薄荷作一服,水二盏半,煎至一盏半,入先浸三味,同煎至一盏。食后温服,忌湿面、五辛之物。

(《卫生宝鉴》)

述评:本案病人面赤热多,发病部位为上焦。根据《内经》云:面热者,足阳明病。故定位在上焦足阳明胃经。阳明胃经多气多血,实证为多。先用调胃承气汤加黄连、犀角通阳明腑实而清热解毒,使其大便通利,每日两三次。以彻其本热。再用升麻加黄连汤去经络中风热,如此则标本之病俱退矣。方中升麻、葛根、白芷、荆芥、薄荷清上焦阳明经风热为君；黄芩、黄连清上热火热、清热解毒为臣；川芎、犀角末活血凉血，黄芪补气升阳为使药。诸药合用，使上焦阳明经风热清，经络通则面不热。此案煎服方法有特点：先将川芎、荆芥穗、薄荷用水浸，待其他药煎好后合在一起服。因此三味药辛温轻散，不耐煎服，水浸不破坏其药性，使药物直达上焦面部。

从上焦足阳明胃经虚寒治疗面寒

　　真定府维摩院僧，年六十余，体瘦弱，初冬病，头面不耐寒，气弱不敢当，风行诸法不效。予诊其脉弦细而微，且年高，常食素茶果而已，此阳明之经本虚。《脉经》云：气不足，则身以前皆寒栗。又加诵经文损气，由此胃气虚，经络之气亦虚，不能上达头面，故恶风寒。先以附子理中丸数服而温其中气，次以升麻汤加附子，行其经络。方以升麻、葛根各一钱，白芷、黄芪各七分，甘草炙、草豆蔻仁、人参各五分，黑附子炮七分，益智三分。作一服，连须葱白同煎，数服良愈。

（《卫生宝鉴》）

　　述评：本案发病部位在上焦面部，属于足阳明胃经。定位为上焦足阳明胃经。其人年龄已高，经常吃茶果素食，导致足阳明经虚弱，不能上达头面，所以恶风寒。治疗应该用附子理中汤温补中气，然后再用升麻汤加附子，温通其经络。这是上焦足阳明胃经虚寒的治法。《万病回春》介绍用升麻附子汤治面寒，药物与本方相同，药量稍有出入，可能出自本方。我在临床上遇到面部单纯糠疹、不红不热而自觉面寒的面部皮炎，用此方加减治疗，都取得了满意的效果。

从上焦足阳明胃经风热脾胃虚弱治疗面部皮炎

　　徐某某，女，36岁。初诊日期：2003年4月16日。

　　主诉：面部反复红热丘疹痒痛1年。去年春天，脸上起红丘疹，如小米粒大，自己买药膏涂擦，面热红丘疹消失。以后反复发作，擦药膏后即消失。

1个月前面部再发红丘疹,擦药膏至今皮疹不消,红热、干紧、瘙痒难耐。到医院治疗被诊断为"激素性皮炎"。查:面部红丘疹、红斑、少量鳞屑。小丘疹如小米粒大,挤不出分泌物,自觉面部干紧、红热。平素脾胃虚弱,形体消瘦、食欲不振、大便溏泄。证属脾胃虚弱,风热毒侵入阳明。治宜:疏散阳明经风热,调补脾胃。方用升麻加黄连汤加减。

升麻10g,葛根10g,人参10g,黄芪10g,炙甘草10g,白术10g,苍术10g,白芷6g,防风6g,薄荷5g,白豆蔻6g,益智仁6g,黄芩5g,黄连3g。7剂,水煎取200ml,分早晚两次服。

二诊:上方服7剂后,面部红热干紧感消失,红丘疹减少,大便正常。前方再服14剂。三诊:上方服21剂后,面部红斑、红丘疹消失,见毛细血管扩张。再服上方7剂以巩固疗效。

诊疗思路:面部属上焦,足阳明胃经所属,部位辨证为上焦阳明经风热。因病人平素脾胃虚弱,阳明经空虚,风寒之邪乘虚侵入,郁入化热,堵塞毛窍而出现红热、红丘疹。治疗应祛邪兼以扶正,用升麻汤加减。方中升麻、葛根、白芷、防风、薄荷、黄芩、黄连为祛邪部分;人参、黄芪、炙甘草、苍术、白术、白豆蔻、益智仁为扶正部分。邪去而正安,面部皮炎得到治愈。

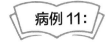

病例11:

从上焦足厥阴肝经毒火治疗带状疱疹

洪某,女,29岁,2008年3月29日初诊。

主诉:右侧头额部疼痛1周,出现红肿水疱4天。初起时右前额出现红色丘疹,伴有针刺样疼痛,形成簇集状水疱,向头顶及右眼睑蔓延,右目红肿,夜不能寐。经某医院诊断为"面部带状疱疹",经注射维生素及更昔洛韦等治疗,疼痛不减,口渴口干苦,头痛头晕,大便秘结,小便黄赤。检查:右侧颜面从额部、眼睑大片潮红肿胀,并见高粱粒至黄豆粒大红色丘疱疹,簇集成片。上下眼皮水肿,难以睁眼。舌质红,苔黄,脉弦数。证属足厥阴肝经火盛,夹湿热上壅,化火化毒所致。治宜清肝泻火、凉血解毒。方用清肝解毒汤加减。

柴胡10g,龙胆草8g,栀子15g,蒲公英20g,石膏30g,黄连6g,生地黄30g,玄参20g,牡丹皮15g,紫草15g,大青叶10g,金银花10g。7剂,水煎服,早晚分服。

二诊：药后红肿减轻，部分皮疹结痂，疼痛减轻，未见新皮疹出现，上方继服1周。

三诊：皮疹已全部消退，仅遗有少量淡褐色色素沉着，无痛痒，嘱其服加味逍遥丸10天以巩固疗效。

诊疗思路：带状疱疹大都缠腰而发，因此又称缠腰火丹。发于头面部，尤其是眼部的病情较重，疼痛剧烈，甚至影响视力。《灵枢》曰：足厥阴之脉，连目系，上出额，其支者，从目系下颊。左升右降，左肝右肺，该患者的发病部位属足厥阴肝经所属。伴有口干、口苦，头痛头晕，舌红苔黄，脉弦数，也为肝火上攻的表现。急需清泻肝火、消肿解毒。方用清肝解毒汤中的龙胆草、栀子、蒲公英、石膏、黄连清肝泻火，生地黄、玄参、牡丹皮、紫草凉血解毒，大青叶、金银花轻轻上浮，更利于消解上焦之毒。患者为壮年，平素身体强健，因此用药量比较大，清肝解毒消肿的力量强，7剂后就出现明显效果，红肿消退，部分皮疹结痂，无新生皮疹，病情得以控制。尽管方中苦寒药数多量大，患者身体无不适反应，效不更方，前方又服1周。加味逍遥丸具有清肝健脾之功，利于肝火消退后的恢复期服用。

六、耳部

耳部位经络归属：

统属足少阴肾经。《灵枢·五阅五使》曰："耳者，肾之官也。"《灵枢·脉度》曰："肾气通于耳，肾和则耳能闻五音矣。"

属手少阴心经，手厥阴心包经。《素问·金匮真言论》：曰"南方色赤，入通于心，开窍于耳，藏精于心。"《灵枢·经别》曰："手心主之正，别下渊腋三寸，入胸中，别属三焦，出循喉咙，出耳后，合少阳完骨之下。

属手少阳三焦经。《灵枢·经脉》曰："三焦手少阳之脉……其支者，从耳后入耳中，出走耳前。"

又属足少阳胆经。《灵枢·经脉》曰："胆足少阳之脉，起于目锐眦，上抵头角，下耳后……其支者，从耳后入耳中，出走耳前。"

又兼属足厥阴肝经。《素问·脏器法时论》曰："肝病者……耳无所闻，善恐，如人将捕之，取其经，厥阴与少阳，气逆，则头痛耳聋不聪，颊肿。"

又属手太阳小肠经：《灵枢·经脉》曰："小肠手太阳之脉……其支者，从缺盆循颈上颊，至目锐眦，却入耳中。"《灵枢·经筋》曰："手太阳之筋……结于耳后完骨，其支者，入耳中。

又属于手阳明大肠、足阳明胃经。《灵枢·经别》:"手阳明之别……其别者,入耳合于宗脉。"《素问·通评虚实论》曰:"头痛耳鸣,九窍不利,肠胃之所生也。"

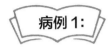

病例1:

从上焦肝胆之火治疗耳疖

童幼,耳疖流脓痒痛,肝胆之火挟湿热上蒸,风邪外乘。宜柴胡清肝汤加减。

薄荷叶(后下)八分,银柴胡一钱,赤茯苓三钱,连翘三钱,六一散(包)三钱,熟牛蒡子三钱,生甘草一钱,通草八分,黑山栀二钱,淡黄芩一钱,象贝母三钱,滁菊花三钱,天花粉三钱。

原按:耳疖,系指一种耳内漫肿,时轻时作,常流黑色臭脓的耳疾,类似于今之慢性化脓性中耳炎。足少阳胆经入耳中,肝与胆互为表里,肝胆之火挟湿上蒸,又复感风邪(当有轻微表证),遂致耳疖发作,流脓痒痛。柴胡清肝汤出自《医宗金鉴》,由柴胡、生地、当归、赤芍、川芎、连翘、牛蒡子、黄芩、栀子、天花粉、生草节、防风组成。本案方药于上方去生地、当归、赤芍、川芎、防风,加薄荷、菊花、茯苓、通草、象贝、六一散等,以加强发散利湿之功。

(《丁甘仁临床医集》)

述评:耳疖发病部位在上焦耳中,足少阳胆经入耳中,肝胆相表里。肝胆之火夹湿上蒸,又复感风邪。符合上焦多风、多火的特点。故用柴胡清肝汤清肝疏风利湿,柴胡、薄荷、菊花入少阳经,清上焦风热;连翘、牛蒡子清上焦毒热;六一散、通草清上焦湿热;黑山栀、黄芩清上焦火热;象贝母、天花粉清上焦痰热;甘草调和诸药而解毒。诸药配合,使耳疖得愈。

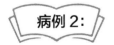

病例2:

从上焦手少阳经湿热治疗耳部湿疹(参见彩图4)

梁某,男,15岁,2005年5月6日初诊。

主诉:左耳垂红肿,流水1周。继而蔓延到外耳道,刺痒不适。就诊时发现左耳红肿,渗出、轻微糜烂,附有大量白色鳞屑,烦躁不安,脾气暴躁。脉象细数,舌红苔薄黄。证属肝胆湿热,循经外溢于耳。治宜清肝泻火,化湿解毒。方选柴胡清肝饮加减。

柴胡 10g,黄芩 10g,甘草 10g,焦山栀 10g,生地黄 20g,茯苓 15g,茵陈 15g,赤白芍各 10g,防风 10g,蝉衣 6g,车前子 15g,连翘 10g。7 剂,水煎取 300ml,早晚分两次口服。

二诊:耳部肿胀和渗出均有减轻;烦躁不安有所缓解,脉象细数,舌红苔薄白。上减防风,加苍术 15g。再服 7 剂。

三诊:14 天后,耳部皮损基本趋于正常,仅有部分干燥脱皮。嘱其服加味逍遥丸巩固疗效。

诊疗思路:耳垂在上焦,为手少阳胆经所属。部位辨证为上焦手少阳胆经。症见红肿、渗出、糜烂,为湿热熏蒸所致。治以柴胡清肝饮清泻肝胆湿热。方中柴胡入肝及少阳胆经,小剂量用之则清轻升散,引诸药入上焦少阳而清热泻火;黄芩、焦栀子清热燥湿,泻火解毒;生地黄、赤芍凉血活血;茯苓、车前子、茵陈清热疏肝、渗利水湿;蝉衣、防风祛风清热止痒,诸药合用,上焦少阳之湿热得清,风热得除,耳部湿疹遂愈。加味逍遥丸具有清热疏肝解郁、健脾养血的功能,多用于肝胆经湿疹的恢复期。不但服用方便,而且有防止湿疹复发的明显效果。

病例 3:

从上焦肝经湿热治疗耳后间隙湿疹

唐某,男,28 岁,2011 年 10 月 9 日初诊。

主诉:左耳红裂瘙痒流黄水 3 个月。3 个月前,左耳后缝间红肿、瘙痒,搔破流黄水。西医诊断为耳部湿疹。口服抗过敏止痒药、外用激素药膏时好时坏。证属肝胆湿热上扰少阳经。治宜清泻肝胆经湿热,祛风止痒。方用龙胆泻肝汤加减。

龙胆草 10g,炒栀子 10g,黄芩 10g,柴胡 6g,生地 20g,车前子 10g,泽泻 10g,黄连 6g,当归 10g,青蒿 10g,菊花 10g,生甘草 6g,丹皮 10g,赤芍 10g。7 剂,水煎取 300ml,早晚分服。

诊疗思路:病在上焦耳后,上焦多风热火毒,今患处流黄水,为夹有湿热。

耳为手少阳经所属。部位辨证为上焦少阳经风湿热。龙胆泻肝汤有清泻手足少阳经湿热的功能。加菊花、青蒿疏散手少阳三焦风热;丹皮、赤芍清热凉血。湿热得清,血热得除,湿疹得愈。

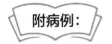

附病例:

从上焦厥阴少阳风火治疗头痛引耳

王某,男,45 岁,2008 年 6 月 20 日初诊。

头痛引耳,有如锥刺 2 周。1 个月前,左额部受过外伤,缝合五针,现已拆线愈合。2 周前出现头痛,晚上出现一阵冷,一阵发热,口服止痛药缓解,之后又反复发作。查:左侧偏头痛,牵引左耳内疼痛,有如针刺,皮表未见明显皮损。西医诊断为"三叉神经痛"。证属上焦少阳风火。治宜清热祛风,镇肝潜阳。

羚羊角 6g,炙僵蚕 10g,甘菊花炭 10g,酒黄芩 6g,薄荷 6g,丹皮 15g,柴胡 6g,桑叶 10g,生甘草 6g,嫩钩藤 15g(后下),茅根 25g,夏枯草 6g,石决明 25g(先煎)。7 剂,先煎石决明,后煎钩藤,煎取 300ml,分早晚两次服。

复诊:服药后头痛耳痛缓解,原方又服 10 剂。结合针灸治疗而愈。

诊疗思路:发病部位在上焦左头部及左耳。部位辨证属于上焦手少阳三焦经风火。毒结上焦,多为风火。近来又出现了头痛牵引耳痛,犹如锥刺样。晚上出现忽冷忽热,连及牙龈强紧。西医诊断为三叉神经痛。耳及面的侧面属于手少阳三焦经和足少阳胆经循行部位,足厥阴肝与胆相表里。肝阴不足,阴虚则阳亢,厥阴少阳风火不宁。治疗应以镇肝息风、泻火解毒为主。方中羚羊角、嫩钩藤、石决明、炙僵蚕镇肝息风止痛为君;黄芩、夏枯草清泻肝火为臣;菊花、桑叶、薄荷、柴胡疏肝散风,牡丹皮、白茅根清热凉血共为佐药;甘草解毒,调和诸药为使。此案虽非皮肤病,但也是笔者三焦经络纵横辨证思路的验证,谨录之,以供读者参考。

七、鬓角

鬓间处古时称作颁,孟子所说"颁白者"之颁即是。

鬓间部位经络归属:

属手少阳三焦经。《灵枢·经脉》曰:"三焦手少阳之脉……其支者,从耳后入耳中,出走耳前,过客主人前。"

又属足少阳胆经、手太阳小肠经之会。《灵枢·经脉》曰:"胆足少阳之脉……其支者,从耳后入耳中,出走耳前,至目锐眦后。"《灵枢·经筋》曰:"手太阳之筋……直者,出耳上,下结于颔,上属目外眦。"

又属足阳明胃经。《灵枢·经脉》曰:"胃足阳明之脉……出大迎,循颊车,上耳前,过客主人。"

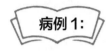
病例 1:

从上焦少阳经火毒治疗鬓疽

南某,男,65 岁,2010 年 6 月 10 日初诊。

右耳前鬓角处生疮半月余。半月前右侧鬓角起一肿块,初起时红肿焮热,有粟粒样脓头,境界清楚,逐渐中央凹陷,溃破后脓汁稀薄,新肉生长缓慢。经西医输液治疗,效果不佳,要求中医治疗。证属风温湿热之毒,郁于手少阳三焦经,致使营卫不和,气血凝滞,经络阻隔所致。治宜和解少阳,清热解毒。方用小柴胡汤加减。

柴胡 15g,人参 15g,姜半夏 15g,生甘草 10g,黄芩 15g,生姜 5g,大枣 10g,连翘 15g,金银花 15g,花粉 15g,桔梗 10g。7 剂,水煎取 300ml,早晚分两次服。

二诊:已无脓汁,疮面新活,见较多新肉生长。上方又服 7 剂而愈。

诊疗思路:病位在耳前鬓角处,属于上焦手少阳三焦经。少阳忌汗吐下,只有和解一法,小柴胡汤为和解少阳之祖方,加金银花、连翘、天花粉清热解毒,软坚散结;桔梗载药上行,以助透发,使鬓疽 2 周而愈。

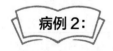
病例 2:

从上焦肝经湿热治疗鬓疽

一男子患此五日,顶高根若钱大,形色红活,此肝经湿热为患。用麻子大艾灸七壮,以栀子清肝汤二服,肿势稍止……更以柴胡清肝汤加白芷、黄芪、天花粉数服,脓溃肿消,半月收敛。

（《外科正宗》）

述评:鬓疽为上焦肝经湿热为患。用清解上焦肝经火毒的栀子清肝汤内服,外用麻子大艾灸七壮。由于用药定位正确,二剂则肿势稍止。后改用柴胡清肝汤加白芷、黄芪、天花粉内服,外用蟾酥饼膏,半月后基本痊愈。为什么栀子清肝汤只服 2 剂就要改服柴胡清肝汤呢?因为服药后红肿稍止,再用栀子清肝汤因苦寒太盛,药过病所,徒伤脾胃。柴胡清肝汤中苦寒药较少,又加用白芷、黄芪、天花粉补气透托,更切合病情。说明同一部位的病证,在部位用药的同时,还要注意整体虚实的变化,不断进行调整。

八、眉

眉部的经络归属:

属足太阳膀胱经,《灵枢·口问》曰:"人之嚏者,何气使然?岐伯曰:阳气和利,满于心,出于鼻,故为嚏,补足太阳,荣眉本。"《灵枢·五音五味》曰:"美眉者太阳多血。"

又属足阳明胃经。《灵枢·经脉》曰:"胃足阳明之脉,起于鼻,交頞中……却循颐后下廉,出大迎,循颊车,上耳前,过客主人,循发际,至额颅。"

又属手太阴肺经。《灵枢·五色》曰:"阙者眉间也……阙中者,肺也。"

关于眉部位的皮肤病证,临床亦不鲜见,惜著之时未检寻到积累的病案,此处只能暂缺。古有从上焦阳明胃经风火治疗眉棱骨痛(《得心集医案》)、从上焦阳明经气血虚弱兼痰毒治疗眉棱骨结毒(《王旭高医案》)医案,虽症状与皮肤病无涉,但理实一贯,读者可参考。

附病例1:

从上焦阳明胃经风火治疗眉棱骨痛

壬子冬,临治林用礼,心腹气痛,牵引头巅,绵绵半载,犹可治事。偶因用椒炒鸡两块下咽头痛如破,神昏气喘,不敢稍动。诊得脉如平人,不疾不徐,惟眉棱骨内痛如刀刺,天明痛发,至午如刺,至夜如失。余临证十余载,未常一遇,即平日所读书中,亦不见载,惭愧实甚。勉从厥阳上冒,鸡性助肝之旨,且痛甚于左眉骨,用熄风和阳,两剂不效。更进清肝凉血之剂,亦如故。窃思痛发天明,正肝木旺于寅卯,显属肝火为患,治之不中肯綮,其理安在。复将三阳头痛疆界辨别,计眉棱骨属阳明,阳明者,胃府也。经曰:葛根阳明药,柴胡少阳药。于太阳有何涉乎。此三阳之药,治三阳之病,稍逊毫厘,尚无干涉。今眉棱骨痛,果阳明胃火,而主治厥阴,宜乎罔效。乃疏以石膏、石斛、生地、丹皮之属,佐以葛根为使,服之果获全愈。余其愕然怪甚速愈也。一日,检阅诸书,适见《张氏医通》于头痛门中,集有眉棱骨痛一条,分虚实两途,并用选奇汤,虚加归、芍,实加葛、膏。又曰:虚而痛者,天明时发,实而痛者,昼静夜剧。此虽与余治验痛发天明属热稍异。足征先贤纂述,用心颇苦。想张氏当日集头痛诸症,特拈出眉棱骨痛一条,多属阳明风热之语,以一时之心裁,启后人之端绪者多也。

(《得心集医案》)

述评:眉棱骨属上焦,胃足阳明经"循发际,至额颅",行于眉的上方,此案应定位于上焦阳明胃经。上焦多风多火,阳明经多气多血。一般实证、热证为多。此案在清肝凉血不效的情况下,改弦易辙,用清泄阳明胃经而治愈。说明定位辨证的重要性。选奇汤见于《兰室秘藏》:

选奇汤　治眉骨痛不可忍。炙甘草(夏月生用)　羌活　防风　以上各三钱　酒黄芩一钱,冬月不用此一味,如能食,热痛倍加之。

右为粗末,每服五钱,水二盏,煎至一盏,去粗,食后服。

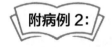

附病例2:

从上焦阳明经气血虚弱兼痰毒治疗眉棱骨结毒

朱。结毒穿破不敛,在于当额眉棱,俱属阳明部位。已及半载,当养气血以化毒。

大熟地,党参,川芎,皂荚子,茯苓,土贝母,黄芪,当归,生甘草,银花,土茯苓。

(《王旭高医案》)

述评:眉棱骨属于上焦的阳明经循行部位,结毒于此,多数为火毒炽盛。但此例病人结毒已经破溃半年久不收口,当属足阳明胃经气血虚弱,不能生肌长肉所致。"当养气血以化毒。"方用八珍汤减白芍之酸敛和白术之甘腻;加皂荚子、土贝母化痰浊以祛腐生肌;银花、土茯苓清解余毒。全方消补兼施,祛邪毒而不伤胃,补气血而不壅滞。眉棱骨部位的痈疽结毒,久不破溃属气血不足者,都可以仿效此案治法。

九、目

目部位经络归属:

统属足厥阴肝经,《灵枢·五阅五使》曰:"目者,肝之官也……肝病者,眦青。"《灵枢·脉度》曰:"肝气通于目,肝和则目能辨五色矣。"《灵枢·经脉》曰:"肝足厥阴之脉……连目系,上出额……其支者,从目系下颊里。"

又属手少阴心经。《灵枢·经脉》曰:"心手少阴之脉……其支者,从心系上挟咽,系目系。"《灵枢·大惑论》曰:"目者,心之使也;心者,神之舍也。"

又属足太阴脾经、阳明胃经。《灵枢·大惑论》曰:"肌肉之精为约束。"《灵枢·经筋》曰:"足阳明之筋……下结于鼻,上合于太阳,太阳为目上网,阳明为目下网。"

又属足太阳膀胱经。《灵枢·经脉》曰:"膀胱足太阳之脉,起于目内眦。"《灵枢·经筋》曰:"足太阳之筋……其支者,为目上网。"

兼足少阳胆经。《灵枢·论疾诊尺》曰:"诊目痛,赤脉从上下者,太阳病;从下上者,阳明病;从外走内者,少阳病。"

《灵枢·大惑论》曰:"五脏六腑之精气,皆上注于目而为之精。精之窠为眼,骨之精为瞳子(瞳子属肾),筋之精为黑眼(黑眼属肝),血之精为络(眼中之络属心),其窠气之精为白眼(眼白属肺),肌肉之精为约束(眼胞属脾)……故瞳子黑眼法于阴(属下焦肝肾),白眼赤脉法于阳也(属上焦心肺)。"

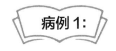

病例1:

从上焦肝经风火治疗胬肉攀睛

乾隆二十年十月十二日,定贵人患"努(胬)肉攀睛之症,以致左目瘀肉侵于黑睛,不时胀痛,身弱头晕""脉息沉弦",御医李肇塎认为系"肝郁阴虚,心胃湿热",除点拨云散外,内用疏风清热饮(蔓荆子、木通、枳壳、生地、丹皮、归尾、川芎、防风、菊花、天花粉、赤芍、云连,引用竹叶)调治。

原按:中医学认为"风气通于肝",风药多入肝经,故方中疏风之药兼有疏肝之用。且方中菊花、赤芍为肝经药,力可疏肝柔肝;枳壳功能行气解郁;生地、天花粉效可滋阴养肝,故全方虽以疏风清热为主,但疏肝解郁也居重要方面。据此日之脉案载"昨服疏风清热饮,诸证俱减,努(胬)肉渐消"可见疏肝解郁法在治胬肉攀睛症时也有相当之作用。

(《清宫医案研究》)

述评:病位在目,目位于上焦,上焦多风多火,部位辨证为上焦肝经风火。目为肝之窍,治目病用药时要随时注意肝经的虚实变化。疏风清热饮具有疏风清热舒肝的功能,治疗胬肉攀睛,是不可多得的内治验方。方中的大多数药物都入肝经,且药物大都清轻上扬,药力集中于上焦,故能取得如此好的疗效。

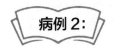

病例 2:

从上焦肝经风热治疗眼角赤痒

宣统十五年八月二十三日,张仲元诊得九格格脉息左关弦数,右寸关沉滑。肺胃蓄有湿热,稍受风邪,以致眼角发赤作痒。今用清热散风之法调治。

南薄荷三钱,菊花三钱,荆穗三钱,黄芩三钱,中生地四钱,赤芩一钱五分,玉竹仁三钱研,引用木贼三钱。

八月二十四日,张仲元诊得九格格脉息左关沉弦,右寸关滑数。上焦浮热未净,眼角仍觉不适。今用清热祛风之法调治。

南薄荷三钱,甘菊三钱,荆穗二钱,黄芩三钱,中生地三钱,赤芍三钱,连翘三钱,玉竹仁三钱,引用酒军一钱五分。

(《清宫医案研究》)

述评:颜面位于上焦,病因大都为风热火所致,所以用清热祛风之法治疗。方用南薄荷、甘菊、荆芥穗、连翘清热祛风;生地黄、赤芍清热凉血;黄芩、酒军清热解毒燥湿;因肝主目,脉左关弦数是肝经火盛的表现。引用木贼,一是疏散肝经风热,二是引药归属肝经。加玉竹一味,一是可以防止诸药燥热伤阴,另一方面眼周皮损大多数由于搓揉,皮肤表面粗糙。玉竹可以滋润肌肤,驱除燥裂。只服一剂,眼角发赤作痒减轻为眼角仍觉不适,说明治疗效果比较明显。效不更方,二诊与初诊用药基本相同。眼角发赤作痒,根据不同皮损表现,可以诊断为神经性皮炎、湿疹、皮炎。这些皮肤病都可以参考此医案加减治疗。

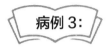

病例3:

从上焦肝经风火治疗目赤肿痛

王左,风温时气客于上焦,引动厥少之火升腾,睛珠肿焮痛,左目合缝,寒热苔腻。宜普济消毒饮加减。

薄荷叶(后下)八分,熟牛蒡子二钱,荆芥穗一钱,甘菊花三钱,苦桔梗一钱,轻马勃八分,金银花三钱,连翘壳三钱,生赤芍二钱,炙僵蚕三钱,板蓝根三钱。犀角醒消丸一钱,吞服。

原按:本例风温时毒外袭,肝胆之火升腾,以致眼珠(即案中所云"睛珠")肿痛,寒热苔腻(提示尚有湿邪夹杂),治用普济消毒饮加减以疏风散邪,清热解毒。是方出自《东垣试效方》,原书主治"大头天行",即后世所云"大头瘟",亦今之颜面丹毒、流行性腮腺炎等。丁氏借本方之意而略作化裁以治外感眼疾。本例方药由普济消毒饮去黄芩、黄连、陈皮、玄参、柴胡、升麻,加荆芥、菊花、赤芍而成,并另用犀角醒消丸以增强解毒消肿止痛之功。该丸主要由麝香、牛黄、乳香、没药、雄黄等组成。

(《丁甘仁医案》)

述评:很多病都能引起目赤肿痛,包括结膜炎、睑腺炎、虹膜炎等,大多都用降火的方法治疗,特别是泻肝胆之火,因肝开窍于目,肝经毒火上炎,则目赤肿痛。但也有用清肝泻火的方法治疗不效的病人,对于这样的病人,应该用养肝活血的方法治疗。如戴复庵用四物汤,熟地黄改为生地,白芍改为赤芍,加酒蒸大黄、赤茯苓、薄荷叶,治疗效果就很好。对于脾胃壅滞,积热生痰,积痰生热,辗转相因,气冲头目,昏痛不已的目赤肿痛的病人,不但要知道用养肝活血的方法治疗,还应该知道用化痰的方法治疗。须用半夏、石菖蒲、黄芩、枳实、茯苓、陈皮、菊花、白蒺藜等药物治疗,这是尤在泾提倡使用的方法。不论用什么方法治疗,目属上焦肝胆风火的部位辨证是不变的。

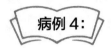

病例4：

从上焦胃热脾湿治疗眼睑湿疹

于某，男，30岁，2011年11月14日初诊。

双眼睑及颜面红肿赤烂10余日。10天前，双眼睑红丘疹瘙痒，有散在性小水疱，黄液渗出，伴有头痛，便润，脉细数。西医诊断为湿疹。证属脾胃湿毒。治以清热燥湿、凉血解毒。

银花30g，蒲公英30g，连翘12g，胡黄连12g，苍术12g，赤芍10g，羌活10g，白芷10g，丹皮15g，生地15g，枳壳9g，甘草3g。7剂，水煎取300ml，早晚分两次服。外用红霉素眼膏涂患处。

二诊：湿疹已见平滑，但皮色仍稍发红，继以前方加减服用，眼睑及颜面皮肤渐渐恢复正常。

诊疗思路：双眼睑及颜面红肿赤烂，属于上焦湿热邪毒。在经络属足太阴脾经、足阳明胃经。《灵枢》曰：肉之精为约束裹缬，脾则主肌肉也。颜面属阳明，目之下方承泣穴是胃经离眼睛最近的一个穴。定位为上焦脾胃经，结合临床皮损表现为红肿赤烂，并有散在性小水疱，黄液渗出，脉细数。诊断为湿疹。治宜清热燥湿，凉血解毒。方中金银花、蒲公英、连翘、胡黄连清热解毒；赤芍、丹皮、生地清热凉血；苍术、羌活、白芷、枳壳祛风燥湿止痒；甘草调和诸药。

病例5：

从上焦肝脾经风火治疗神经性皮炎（参见彩图5）

刘某，男，19岁，2012年10月23日初诊。

左上眼皮内则红肿、起皮、瘙痒2周。2周前左眼皮瘙痒，用手揉搓后逐渐变红增厚，少量鳞屑，瘙痒加重。自擦"皮炎平软膏"好转，停药后更严重。近期因学习压力较大，心情烦躁，易怒，口干口苦，眼屎多。舌尖红，脉弦数。查：左上眼皮红斑，皮肤增厚，附有少量鳞屑，皮肤纹理加深，呈苔藓样变。证属肝气抑郁，肝火上炎。治宜清肝泻火，祛风止痒。方用龙胆泻肝汤加减。

栀子10g，黄芩6g，柴胡10g，生地20g，车前子10g，黄连3g，当归15g，赤芍 10g,香附 10g,白蒺藜 10g,木贼 10g,菊花 10g。7 剂,水煎服。

二诊:药后瘙痒减轻,口苦口干烦躁消失,局部皮损颜色转淡,变薄。上方再服 7 剂以巩固疗效。

诊疗思路:眼位于上焦,多属于风火,应清火祛风为治。手少阴心经、手厥阴心包经、手太阳小肠经、足少阳胆经都经过眼部,但从患者学习压力大、心情抑郁、烦躁易怒、眼屎多、舌两边红的临床症状分析,应属于足厥阴肝经病变。《素问》曰:肝风之状,诊在目下,其色青。因此定位、定性为上焦肝火夹风,治宜清肝泻火、祛风止痒。龙胆草苦寒燥烈,一般适用于渗出较多的皮疹,对于干燥的皮损,应当忌用。白蒺藜、菊花、香附、木贼草,既能引药归经,又能疏肝祛风止痒。《清宫医案》中有治疗眼周皮肤瘙痒的病例,可供参考。

一〇、鼻

鼻部经络归属:

属足阳明胃经、手阳明大肠经、督脉之交会。《灵枢·经脉》曰:"胃足阳明之脉,起于鼻,交頞中,旁约太阳之脉,下循鼻外,入上齿中。"又曰:"大肠手阳明之脉……交人中,左之右,右之左,上挟鼻孔。"

又属足太阴肺经。《灵枢·脉度》曰:"肺气通于鼻,肺和,则鼻能知香臭矣。"《素问·金匮真言论》曰:"西方白色,入通于肺,开窍于鼻。"

兼属手少阴心经。《素问·五脏别论》曰:"五气入鼻,藏于心肺,心肺有病,而鼻为之不利也。"

又属足太阴脾经。《素问·痿论》曰:"脾热病者,鼻先赤。"

病例:

从上焦肺胃积热治疗脂溢性皮炎

姜某,女,30 岁,1975 年 6 月 8 日初诊。

5 年前鼻两侧和眉毛间经常发粟粒大疖子,有时成脓溃破,有时自行消退,反复不断;之后鼻部毛孔变粗,皮色变红。曾诊断为"脂溢性皮炎",多次治疗,效果不显。经常大便干结,口干唇燥。查:两眉附近有油腻性鳞屑。鼻尖两翼毛细血管扩张,毛孔开大,可挤出油腻性粉汁。面颊散在红色丘疹,有两处毛囊炎。苔薄黄,舌尖有红刺,脉弦细数。阴虚之体,肺胃积热上蕴。拟

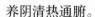

养阴清热通腑。

玄参四钱,生地五钱,蛇舌草一两,黄芩三钱,生石膏四钱,制大黄三钱,侧柏叶四钱,生山楂四钱,桑白皮三钱。

外用颠倒散洗剂。

上药用 1 个月,皮损减少,红色变淡。2 个月后已痊愈。

原按:脂溢性皮炎、酒糟鼻、痤疮,皆是阴虚火旺,肺胃积热,血瘀凝结而成。上方蛇舌草清热解毒,近年实验证明可能有类似雌激素的作用,我们用此药配山楂、虎杖、侧柏叶活血祛瘀兼去油腻,治疗皮脂腺分泌过旺的皮肤病,取得了不同程度的疗效。

（《外科经验选》）

述评:治疗部位在上焦肺胃二经。鼻位于上焦,与多个脏腑经络有关,常见的就有手太阴肺、足太阴脾、手足大肠胃经、督脉所主。《外科正宗》:"肺风、粉刺、酒渣鼻三名同种。粉刺属肺,渣鼻属脾,总皆血热郁滞不散。所谓有诸内、形诸外。"本案从上焦肺胃积热入手,用养阴清热通腑之法,使病得愈。方中生石膏、制大黄清降阳明胃火;黄芩、桑白皮清泻太阴肺火;玄参、生地、侧柏叶、生山楂清热滋阴、凉血活血散结;白花蛇舌草清热解毒。诸药合用,上焦郁热得清,肺胃二经毒火得散,酒渣鼻得愈。

一一、颊部

颊古代指的是面部的旁边。在耳的前方,颧骨的外面部位。

颊部位经络归属:

属手少阳三焦经,胆经。《灵枢·经脉》曰:"三焦手少阳之脉……是主气所生病者,汗出,目锐眦痛,颊痛。"《灵枢·邪气脏腑病形》曰:"若饮食汗出腠理开,而中于邪。中于面则下阳明,中于项则下太阳,中于颊则下少阳。"《素问·厥论》曰:"少阳之厥,则暴聋,颊肿而热。"

又属手太阳小肠经、足阳明胃经之会。《灵枢·经脉》曰:"小肠手太阳之脉……其支者,从缺盆循颈上颊,至目锐眦,却入耳中,其支者,别颊上𩩲抵鼻。"《灵枢·经筋》曰:"足阳明之筋……其支者,从颊结于耳前。"

兼属手太阴肺经、足厥阴肝经。《素问·刺热》曰:"肝热病者,左颊先赤;心热病者,颜先赤;脾热病者,鼻先赤;肺热病者,右颊先赤;肾热病者,颐先赤。"《灵枢·经脉》曰:"肝足厥阴之脉……其支者,从目系下颊里,环唇内。"

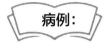

病例：

从上焦少阳经火毒治疗急性发热性嗜中性皮病（参见彩图6）

胡某,女性,28 岁,2005 年 6 月 12 日初诊。

主诉:面颊四肢红斑结节 6 月余。半年前,四肢和面颊发现多个斑丘疹,伴有发热、关节肌肉酸痛。在大连某医院确诊为急性发热性嗜中性皮病,给予泼尼松、地塞米松等药物治疗。10 天后病情稳定,皮损逐渐平复。1 周前与他人发生口角,原皮损部位斑块再次红肿,灼热疼痛。检查:左面颊两块拇指甲大小肿起斑块,色鲜红,表面周边似有水疱,中间稍凹陷,状如环形。左颈部及左手背也有类似红肿皮损,口干咽痛。症见左侧偏头痛、烦躁易怒、失眠、口苦。舌质红,苔薄黄,脉弦数。

证属手少阳经风热化毒,郁阻经络,血毒外透肌肤而发病。治宜清泻少阳之火、凉血解毒。方用柴胡清肝饮合犀角地黄汤加减。

柴胡 10g,黄芩 10g,焦栀子 10g,金银花 10g,连翘 15g,生地黄 20g,赤芍 10g,茯苓 15g,茵陈 20g,丹皮 6g,羚羊角粉 1g（分 2 次冲服）。7 剂,日 1 剂,早晚分服。

二诊:服上方 7 剂后,灼热疼痛感消失,红肿斑块消退,基本平复,遗有色素斑。上方减羚羊角粉、栀子。再服 1 周。

诊疗思路:本案病发左颊、左颈、左手痛,为手少阳三焦经循行路线。故定位为上焦手少阳三焦经。柴胡清肝饮清上焦手少阳胆经火毒,与金银花、连翘合用,增强清热解毒之力,辛甘质轻,药力升散于上焦。生地黄、羚羊角、赤芍、丹皮清热凉血,茯苓、茵陈利水消肿。此次因吵架生气引动肝胆之火而诱发,嘱其平时保持心情愉悦,防止复发。

一二、人中

人中在鼻下,鼻唇沟处,又称水沟穴。

人中部位经络归属:

属手足阳明大肠、胃经,督脉之会。《灵枢·经脉》曰:"大肠手阳明之脉……其支者,从缺盆上颈贯颊,入下齿中,还出挟口,交人中,左之右、右之左,上挟鼻孔。"又曰:"胃足阳明之脉……下循鼻外,入上齿中,还出挟口环唇,下交承浆。"

又属足太阴脾经。《灵枢·经脉》曰:"足太阴气绝者,则脉不荣肌肉,唇舌者肌肉之本也,脉不荣则肌肉软,肌肉软则舌萎人中满,人中满则唇反,唇反者肉先死。"

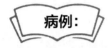
病例:

从上焦风热任督虚治疗人中红肿作痒

焦某,男,38 岁,2006 年 9 月 16 日初诊。

上唇与鼻之间红肿瘙痒 3 天。1 周前,眼睛周围皮肤瘙痒,用手揉搔而未在意。3 天前,人中穴处红肿瘙痒,自擦药膏病不解,更严重。病属肝肾阴亏,风湿热邪客于上焦,治宜清营祛风而化湿热。

生地 20g,丹皮 15g,赤芍 10g,菊花 10g,大贝母 10g,生甘草 10g,芡实 10g,泽兰 10g,山药 15g,丹参 15g,桑叶 10g,王不留行 10g。7 剂,水煎 300ml,分早晚两次服。

二诊:药服 7 剂,人中穴红肿瘙痒痊愈。前方又服 5 剂防止复发。

诊疗思路:人中属于上焦,为任督二脉交接之处。部位辨证为上焦风热任督不通。红肿为风热湿外袭,瘙痒为任督脉本虚。故用山药、芡实、丹参、王不留行、泽兰五药入任脉,补任脉而活血通络化湿消肿;生地黄、赤芍、丹皮、大贝母清热凉血滋阴解毒;菊花、桑叶解外来风热之邪,轻清上行引药入上焦;生甘草调和诸药而解毒。凡经脉交接外之病,治疗时除了常规祛邪扶正治疗外,还要使两个经脉交接顺利,气机通畅,才能达到事半功倍的效果。

一三、口

口部的经络归属:

属于足太阴脾经。《灵枢·脉度》曰:"脾气通于口。脾和,则口能知五谷矣。"《素问·金匮真言论》曰:"中央黄色,入通于脾,开窍于口。"

又属足阳明胃经、阳跷脉之会。《灵枢·经脉》曰:"胃足阳明之脉……下循鼻外,入上齿中,还出挟口环唇,下交承浆。"《灵枢·经筋》曰:"足阳明之筋……上颈,上挟口,合于頄。"

兼属手太阳小肠经。《素问·气厥论》曰:"膀胱移热于小肠,鬲肠不便,上为口糜。"

又属足少阳胆经。《灵枢·经脉》曰:"胆足少阳之脉……是动则病口苦,善太息。"

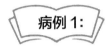

病例1:

从上焦足阳明胃经火毒治疗口周水疱(参见彩图7)

吕某,女,31岁,2012年11月6日初诊。

主诉:口周起水疱,结黄痂,瘙痒干紧1周。1周前,口周见红丘疹,位于口角下唇较多。自涂擦狼毒软膏,皮损进一步加重,在原有的基础上出现大小不等的水疱,红肿,瘙痒加重。少量黄色渗液,黄色结痂。伴有口渴,便秘,舌质红,脉数。证属足阳明胃经火热毒盛,外感药毒,内外合邪,随经上炎,发为口周皮炎。治宜清火祛湿、凉血解毒。方用清胃散加减。

黄连10g,升麻15g,当归15g,生地黄20g,石膏30g,连翘15g,金银花10g,丹皮15g,白茅根15g,滑石30g,甘草10g,竹叶10g,大黄10g。7剂,水煎服。

二诊:服药7剂后,口周水疱消失,渗液减少,覆有黄色结痂,大便通畅,舌脉同前。上方减白茅根、竹叶、滑石。继服7剂。

诊疗思路:《灵枢》曰:足阳明之脉,循鼻外,入上齿中,还出挟口,环唇,下交承浆。所生病者口㖞唇胗。注:胗,唇疡也。足阳明胃经是十二经中唯一多气多血之经,实证最为常见。该患平素喜食辛辣、膏粱油腻,致胃火炽盛,循经上炎,发为口周皮炎,自己涂擦狼毒软膏,药不对证,旧疾未愈,又增药毒(过敏性皮炎)。红肿、水疱、渗液蜂拥而起。故用清胃散清胃火;金银花、连翘清热解毒;大黄清胃火的同时,清大肠实热,便通则邪有出路;在治疗水疱、水肿明显时,要注意利水消肿,水从尿消。故加入白茅根、六一散、竹叶。二诊时水肿消失,故减去消肿药。

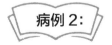

病例2:

从上焦足阳明经胃火治疗口周皮炎(参见彩图8)

王某,男,39岁,2012年10月30日初诊。

主诉:口角皮肤干燥起皮皲裂 10 天余。10 天前,无明显诱因,口角皮肤干燥起皮,自擦油膏未见好转。因大便干燥,某医生让服防风通圣丸。2 周病情如初,口角出现皲裂,张口时疼痛。查:口角皮肤干燥起皮,地仓穴处裂小口。舌质红,苔白,脉细数。证属足阳明胃经火热上行,足太阴脾经津不上承。

治宜清胃泻火,健脾润燥。方用清胃汤加健脾润燥药。

升麻 10g,黄连 6g,生地黄 20g,丹皮 10g,黄精 15g,沙参 15g,当归 10g,防风 10g,玉竹 15g,麦冬 15g,苍术 15g,玄参 15g。7 剂,水煎服。

二诊:服药 7 剂后,口角裂口消失,干燥鳞屑减轻,张口已不疼痛。舌脉同前。前方再服 7 剂。

三诊:口角皮肤基本恢复正常。原方又服 7 剂而病愈。

诊疗思路:口角外二分为地仓穴,为足阳明胃经所属,胃火循经上炎,火盛则燥,故皮肤干燥裂口起皮。胃与脾相表里,脾津不足,不能为胃敷布津液,则胃经缺少滋润,进一步加重皮肤干燥。治疗清胃火、滋脾津并治,故效果较好。一般的治疗原则:初诊时以清胃火祛邪为主;后期以滋脾津补虚为主。清胃火用清胃散,健脾润燥用清燥汤(玄参、生地、麦冬)加沙参、黄精、玉竹、苍术等。

病例 3:

从上焦胃火肝风治疗儿童口周皮炎(舔嘴癣)(参见彩图 9)

李某,男,9 岁。2000 年 3 月 24 日初诊。

主诉:口唇干裂 10 天余。10 天前,经常舔唇,挤眼。渐渐舌头舔到的部位红肿,干裂。家长涂擦皮炎平软膏,开始有效。近 1 周肿裂疼痛。查:上下唇及口周红斑,干裂,边缘清楚,流少量血水,结痂。证属"舔唇癣",属于脾经湿热,胃火积热上壅引动内风所致。

治宜泻脾胃伏火、清心息风。方用泻黄散合导赤散加减。

生地黄 15g,黄连 3g,淡竹叶 5g,生甘草 5g,天麻 10g,钩藤 5g,防风 10g,黄精 15g,石膏 15g,藿香叶 10g。5 剂,水煎服。

二诊:服药 5 剂后(3 月 30 日),红肿减轻,裂口愈合。隐约可见色素痕迹。上方减石膏、黄连,又服 5 剂而愈。

　　诊疗思路:脾开窍于口,"其华在唇四白"。若脾胃有火,熏蒸于上则口唇生疮,火热内扰则心烦,脾热津伤,其外不荣则口燥唇干。舌为心之苗,脾脉连舌本,散舌下,心脾有热,"令舌络微紧,则时时舒舌。"其口舌干燥,亦必时时吐弄以自润,故为弄舌。《小儿药证直诀》中的泻黄散,专为脾热弄舌而设。在临床上发现,凡有舔唇癖的儿童,多半是挤眼弄鼻多动的男孩。多动不但是有火,还属于风,因此合用导赤散清火,天麻、钩藤息肝风。关于舔嘴癖一症,多伴有挤眼弄鼻多动现象,应属于胃火所致。《素问》中有"胃热则口澹"的论述,又曰:"阳明终者,口目动作,善惊妄言。"口目动作,就是指两眼挤动鼓动口角腮颔,类似于舔嘴癖。因此从脾火胃热治疗舔嘴癖是符合《内经》宗旨的。

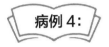
病例4:

从上焦肺脾湿热治疗口周皮炎

　　李某,女性,26岁,2005年4月8日初诊。

　　近半年来,在口唇四周常有红斑、丘疹发生,若进辛辣之食,灼热、痒感更为明显。检查:在鼻唇沟上下唇狭窄区可见红斑、丘疹、丘疱疹和脓疱等。自觉局部灼热刺痛不适,伴口干喜饮,轻度大便干结,通常是两三日一行。脉数,舌质红,苔少。证属肺脾湿热,循经上壅。治宜宣肺清解、凉血止痒。方用凉血五花汤加减。

　　红花、凌霄花、金莲花、焦栀子、黄芩、升麻各6g,金银花、生石膏、生地黄、赤芍、鸡冠花各12g,青蒿、茵陈、白茅根各15g。

　　服上方7剂后,口周红斑丘疹明显减轻,丘疱疹、脓疱和少量糜烂尚未控制。步上方加野菊花10g,又服10剂,诸症俱平而愈。

　　按语:本病首次由Frumess等(1957年)描述,当时称之为光感性皮脂溢出症,以后,又陆续被称为酒渣鼻样皮炎、口周酒渣鼻、口周脂溢性皮炎、口周综合征等。鉴于病变部位发生在"口罩区",我将其病变的脏腑定位在脾、在肺,前者湿邪为害,后者风热易袭,两者互参,致使湿热化毒,外溢于肤。证见红斑、丘疹、丘疱疹甚则脓疱丛生。对此,辨证在于认识脾与肺两脏受邪的孰轻孰重,若肺经郁热偏重,拟进清宣肺经郁热为主,方用凉血五花汤加减,若脾经湿热偏重,宜用清化湿热为宜,方用泻黄散加减。凉血五花汤以花类药物为主,这类药物质地轻扬,大多能升能泻,能宣能透,既能治六淫外客于皮毛的疮疡,又能治火邪抑郁于血分的肤疾,泻之散之。泻黄散乃钱仲阳所制,是清脾泻火的名方,近代名医冉雪峰赞曰:"全方之妙,培补中土水谷精气,进而增强中气旋转斡运的生理功能,使之中热得泻,伏火潜消,自然能够收到不清之清,不泻之泻的效果。"

口舌生疮,皆心火移热于小肠,上为口糜。盖小肠者,心之腑也。诸经之热皆应于心,心脉分部于舌上,心火上炎,故口舌为患,外用利口丹加黄连,内服导赤散。脾脉布舌下,脾热生痰,热涎相搏,亦生疮者尤多,宜泻黄散。二者,诸凉剂皆可用。若口疮连年,手足逆冷,肚腹作痛,中气虚寒,当以理中汤;小便频数,肾水有亏,又宜八珍加减,不可概用寒凉而伤生气。赤痛发于胃者,喜冷而恶热,宜清胃散加葛根、薄荷、荆芥;发于大肠者,多喜热而恶寒,宜调胃承气汤,或六郁汤。若虚火上炎,经致牙痛,右尺无力,非八味丸不效。

(《中医临床家徐宜厚》)

述评:本案发病部位在上焦口周,在皮肤见"鼻唇沟上下唇狭窄区可见红斑、丘疹、丘疱疹和脓疱等。"部位辨证为上焦、足阳明胃、足太阴脾经湿热。体内则"口干喜饮,轻度大便干结,通常是两三日一行。脉数,舌质红,苔少。"综观表里,证属肺脾湿热,循经上壅。治宜宣肺清解、凉血止痒,用凉血五花汤治而愈之。其治疗重点在上焦脾、胃、肺。这是口周实热证的治法。如果出现虚寒等证,还要根据不同临床表现随证治之。徐老列举的各种治法和方剂,都行之有效,应仔细学习应用。

一四、唇

唇的经络归属:

统属足太阴脾经,《素问·五脏生成》曰:"脾之合肉也,其荣唇也。"《灵枢·五阅五使》曰:"口唇者,脾之官也……脾病者,唇黄。"

又属足阳明胃经。《灵枢·经脉》曰:"胃足阳明之脉……入上齿中,还出挟口环唇,下交承浆。"又曰:"是主血所生病者……口喎唇胗。"

又属足厥阴肝经。《灵枢·经脉》曰:"肝足厥阴之脉……其支者,从目系下颊里,环唇内。"

又属冲任二脉。《灵枢·五音五味》曰:"冲脉、任脉皆起于胞中,上循背里,为经络之海。其浮而外者,循腹右上行,会于咽喉,别而络唇口。"

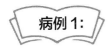

病例1:

从上焦足太阴经脾火治疗唇炎

周某,女,23 岁,2013 年 4 月 18 日初诊。

主诉:口唇肿胀干燥起皮 1 年余。1 年前,无明显原因口唇肿胀,少量小红疹,不甚痛痒。自用皮炎平软膏涂擦,2 周后消失。以后每月间均有 2~3 次发作,每因考试或上火加重,口唇木胀灼热,外用药膏只能减轻干燥。查:口唇肿胀,唇黏膜干燥,细小皲裂、附有一层薄白鳞屑,下唇皮损较重。舌质红,脉关滑数。近日胃脘胀满,恶心嗳气,大便秘结,性情急躁。证属足太阴脾经湿热,循经上炎,熏蒸脾窍所致。治宜清泻脾经湿热。方用泻黄散合二陈汤加减。

黄连 5g,栀子 10g,黄精 20g,防风 15g,姜半夏 10g,茯苓 15g,甘草 10g,玄参 30g,当归 10g,苍术 15g,薄荷 6g,陈皮 10g,生地黄 30g。14 剂,水煎服。

二诊:14 剂后,口唇肿胀消失,白色鳞屑减少,痒痛灼热感减轻,时有干燥紧裂感觉。胃脘胀及恶心嗳气消失,二便正常。前方再服 2 周。

三诊:诸症进一步好转,口唇已趋正常。上方合补中益气汤以升举清气。升降适宜,诸病自愈。

黄连 3g,栀子 6g,黄精 15g,防风 15g,陈皮 6g,姜半夏 6g,炙甘草 6g,玄参 20g,生地黄 20g,当归 15g,党参 15g,黄芪 15g,升麻 6g,柴胡 10g,炒白术 15g。再进 7 剂。

诊疗思路:本例患者口唇肿胀,灼热麻木,皲裂脱皮,为热灼津枯之象。唇为脾之外候,部位辨证为上焦脾经湿热。钱仲阳的泻黄散,为泻脾火之专方。脾胃互为表里。脾火循经上炎,带动胃气上逆,出现胃脘胀满,嗳气恶心。气有余便是火,进一步加重脾火上行。故用二陈汤和胃降气。脾虚不能为胃行其津液,火盛灼津,口唇干燥皲裂,故用生地、玄参、黄精滋阴养液。二诊出现瞌睡头昏,记忆力差,乏力,为苦寒降泄太过,伤及脾阳,清阳不能上充及脑所致。故合补中益气汤以升举清气。升降适宜,诸病自愈。

病例2：

从上焦足太阴脾火治疗下唇红肿糜烂

赵某,男,87岁,2014年8月9日初诊。

主诉:下唇红肿糜烂疼痛1月余。1个月前,下唇起红丘疹,红肿、疼痛。到皮肤病门诊诊治,经治红肿不减,丘疹破溃,糜烂流水。寻求中医治疗。查:下唇露出部位现深浅不一的糜烂、有黄黑色血痂、脓点,干裂渗出少量血液。肿胀疼痛,夜间加重。口干、口渴,大便干而不畅。虽然年事已高,平素并无他病。舌质红,苔少。左右寸脉数有力。证属:阴虚毒盛,循脾经上炎于唇。治宜:滋阴解毒、清泄脾火。方用泻黄散加减:

黄连6g,炒栀子10g,黄精20g,防风10g,生甘草10g,玄参20g,生石膏20g,升麻10g,桔梗10g,连翘15g,金银花15g。5剂,水煎服。

二诊:5剂后,大部分皮损消退,左唇靠嘴角处遗有拇指甲大血痂。肿胀疼痛消失,大便通畅。再服5剂而愈。

诊疗思路:唇为上焦,多火热为病,但要分清实火虚火,此例病人虽然近90高龄,但平素身体健康,且脉数有力,当属实火。脾主肌肉,开窍于唇。清泻脾火多用《小儿药证直诀》中的泻黄散加减。本案的特点是皮损只发生在下唇,沈承之曰:"上唇挟口,属手阳明大肠,下唇挟口,属足阳明胃"。下唇属阴,其疼痛夜间加重也属阴。因此用大量玄参滋阴降火;皮损肿胀疼痛,血脓互现,因此加金银花、连翘清热解毒散火;升麻、桔梗载诸药上行,解毒散火。

病例3：

从上焦胃火脾燥治疗下唇红肿溃破流水

车某,女,48岁。2008年10月5日初诊。

主诉:下唇红肿溃破流水3天。3天前,下唇红肿水疱,溃破流水,并见星点腐膜,间或流血、自觉灼热疼痛,进食或被风吹,疼痛加剧。伴有渴饮,小便黄,大便干燥,舌苔薄腻微黄,脉滑数。证属阳明胃经风火,脾经血燥。治宜清热利湿、清胃解毒。方用玉女煎合泻黄散加减。

生地黄 30g,大黄 10g,石膏 30g,花粉 15g,知母 10g,麦冬 10g,石斛 15g,黄芩 10g,茵陈 15g,枳壳 10g,水牛角 15g,竹叶 10g,甘草 10g。7剂,水煎取 300ml,早晚分两次口服。

二诊:服药 7 天后,局部红肿、灼热、渗液均见减轻,大便已通,小便已清。但破溃面仍然。上方加玄参 20g、蒲公英 15g,去大黄、石膏,再服 7 剂。1 周后局部已新生上皮,肿势全消,进餐无异样感觉,精神较佳。原方再服 5 剂而愈。

诊疗思路:此病人下唇红肿溃破,渗流脂液,并见星点腐膜,间或流血,自觉灼热疼痛,病位在上焦唇部,辨证为阳明胃经风火,脾经血燥。《灵枢》曰:阳明气至则啮唇。又曰:足阳明所生病者,口㖞唇胗。《素问》曰:脾者,仓廪之官,营之居也,其华在唇。治疗宜清脾胃之火、祛湿润燥。方用玉女煎合泻黄散加减:方中石膏、大黄、知母、天花粉、黄芩清阳明经胃火;生地黄、麦冬、石斛滋阴清热润燥;竹叶、甘草清心泻火;水牛角凉血解毒;茵陈清热渗湿;枳壳与大黄同用,清热通便行气。

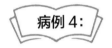

从上焦足阳明经风火治疗下唇发痒

范某,绍兴人,下唇发痒,色红作肿,日久破裂流水,渐起黑盖,去之仍生,旋平旋发。此名唇风,乃足阳明风火凝结而成。拟双解通圣散主之。

防风 当归 连翘 川芎 麻黄 荆芥 白芍 白术 薄荷 山栀 黄芩 桔梗 甘草 滑石 煅石膏

（《外证医案汇编》）

述评:唇为脾胃经之外候,属上焦,上焦多风多火。部位辨证为上焦阳明风火。用双解通圣散,清解脾胃之风火。双解通圣散见于《医宗金鉴》卷六十五。为皮肤外科常用方剂。组成:防风、荆芥、当归、白芍、连翘、白术、川芎、薄荷、麻黄、栀子各 15g,黄芩、石膏、桔梗各 30g,甘草 60g,滑石 90g。具有疏表清里,清热祛风,泻火解毒的功能。主治阳明胃经风火凝结,致患唇风,多生下唇,初起发痒,色红作肿,日久破裂流水。痛如火燎,又似无皮,如风盛,则唇不时响动。若大便秘结,也可以用防风通圣散。

病例5：

从上焦脾胃湿热治疗唇疗

杨某，男，44岁。

一周前，上唇皮肤曾有一米粒大的脓头，自己挤压弄破。次日即向四周漫延肿胀，疼痛连及前额。曾注射青霉素，未能控制病情。昨日溃破，流脓不多，突发高热而入院。

检查：体温38.8℃，上唇肿胀，边界不清，延及面颊，中心有数处脓头，周围红肿灼热。白细胞总数9.2×10^9/L，中性83%。苔薄，脉弦。证属脾胃湿热上蕴，血凝毒滞，防其毒散走黄。拟清解托毒。

紫地丁一两，野菊花三钱，半枝莲五钱，银花三钱，连翘三钱，赤芍五钱，生地一两，生石膏六钱，生山栀三钱，皂角刺三钱。

外用：金黄散、二宝丹。

4剂，水煎服。

复诊：上唇疗肿势局限，发热已退，唇内侧有波动感，再拟前方，内治上方续服。外治在唇内侧垂直切开引流，唇外敷金黄散、九一丹。

原按：本病例初生一毛囊炎，自行挤压使毒势扩散成疗。中医把颜面部的疖和痈叫"疗"，其特征是：疮形如粟，坚硬根深，如钉丁之状。炎症反应剧烈，发病迅速，若不及时治疗或处理不当，有引起"走黄"（败血症）的危险。说明"疗"比疖病重毒深，预后严重。所以俗语说"疖无大小，出脓就好""治疗要妥当，走黄要死亡"。这是提示我们在临床上应把疖和疗区分开来，治疗上，总宜清热解毒为主。上唇疗或鼻前庭疗，若肿痛明显，有成脓之势，往往在唇内侧黏膜处先有波动感，应在唇内侧垂直切开排脓，可使疮面早日痊愈。

（《外科经验选》）

述评：唇部属于上焦，以经络为任脉与脾胃经脉所属。部位辨证为上焦脾胃湿热化毒。采用了清解托毒的治疗原则，以防毒散走黄。药用治疗祖方五味消毒饮。因在唇部属脾胃湿热，所以加用生石膏、生山栀，有泻黄汤之意，使解毒的药力集中在上唇部。服药三天后，发热已退，肿势局限。配合手术引流，使病情迅速得到控制而痊愈。

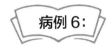

病例 6：

从上焦胃、脾、心、小肠经湿热治疗羊胡疮（参见彩图 10）

李某,男,40 岁,司机,1997 年 4 月 17 日初诊。

主诉:口唇周围胡须处起红色丘疹及脓疱 2 个月。

现病史:患者于 2 个月前无明显原因上唇胡须处起红色丘疹,米粒至绿豆大小,逐渐增多,伴瘙痒、灼痛,并引起上唇部红肿。1 周左右形成脓疱,脓液黏稠呈淡黄色,溃破后皮疹可部分消退,但仍不断发生新的皮疹,并逐渐波及下唇。曾在当地静脉滴注青霉素 800 万 U/d,1 周后因效果不佳改用头孢唑啉 6g/d 及地塞米松 20mg/d 静脉滴注,1 周后皮疹略有好转,地塞米松每日减量 2mg,减至每日 4mg 时皮疹再度复发并加重,遂转我院治疗。

体格检查:体温 36.5℃,脉搏 88 次 /min,呼吸 22 次 /min,血压 120/74mmHg,一般情况良好,营养中等,全身未触及肿大淋巴结,系统检查未发现明显异常。皮肤科情况:鼻唇间皮肤潮红肿胀,界限不清,表面散在多发性以毛囊为中心的米粒至绿豆大小的红色丘疹、丘疱疹及脓疱,部分脓疱破溃,脓液淡黄伴结痂。下唇可见少许类似皮疹,但无红斑、肿胀。入院后查血红蛋白 160g/L,白细胞 10×10^{19}/L,中性粒细胞 68%,淋巴细胞 32%。尿常规、粪常规及肝功能均正常。上唇部脓疱液细胞培养为金黄色葡萄球菌,真菌检查:真菌镜检阳性,培养为白色念珠菌。

舌脉象:舌红苔黄稍腻,脉滑数。西医诊断:须疮。中医辨证:湿热蕴结。治法:清热解毒,淡渗利湿。

方药:

1. 内服:防风 10g,石膏 15g,山楂 10g,藿香 10g,升麻 10g,川连 5g,当归 10g,生地黄 15g,牡丹皮 10,木通 7g,桑叶 15g,土茯苓 30g,金银花 30g,甘草 10g。10 剂,水煎服。

2. 外用:清洗局部脓疱湿烂面,六神丸研末,麻油调涂。

二诊(4 月 30 日):内服药已进服 10 剂,自行外换药每日 1 次,见环唇及颏颌部胡须部位脓痂大部分剥落,露出淡红色皮面,嘱六神丸,内外兼用善理。

按语:羊胡疮又称燕窝疮,《医宗金鉴·外科心法要诀》云:"……此证生于下唇,俗名羊胡子疮,初生小者如粟,大者如豆,色红热痒,微痛,破津黄水,形如黄水疮,浸淫成片,但疙瘩如攒。"这些症状与体征的描述,相当于今之须疮,实为常见的胡须部位葡萄球菌感染的亚急性毛囊炎,病程迁延、慢性、经久难愈。本病发于环唇阳经部位,湿热毒邪结聚所致,病在四经:胃、脾、心与小肠经。故利用清胃凉血的清胃散,清脾胃伏火的泻黄散,以及清热利尿的导赤散,三方而为一的强力组合名之为四经解毒汤,共奏清热解毒淡渗利湿之功,聚结之湿热毒散,病自然安矣。

(《中医皮科临床经验集》)

述评:本案病变部位在鼻唇之间,下唇也有少量皮疹。部位辨证为上焦脾胃经毒火。常规用清胃散与泻黄汤加减即可。欧阳锜先生认为心与小肠也有火邪参与此病,故又合用导赤散以清心与小肠之火。故四经同病,三方同用,取得了快捷疗效。成为临床上多经致病用多方治疗的一个范例。

一五、舌

舌部经络归属:

统属手少阴心经。《灵枢·五阅五使》曰:"舌者,心之官也……故心病者,舌卷短,颧赤。"《灵枢·脉度》曰:"心气通于舌,心和则舌能知五味矣。"

又属足太阴脾经。《灵枢·经脉》曰:"脾足太阴之脉……上膈,挟咽,连舌本,散舌下……是动则病舌本强。"

又属手少阳三焦经。《灵枢·经筋》曰:"手少阳之筋……其支者,当曲颊入系舌本。"

又属足少阴肾经。《灵枢·经脉》曰:"肾足少阴之脉……其直者,从肾上贯肝膈,入肺中,循喉咙,挟舌本。"

又属足厥阴肝经。《灵枢·经脉》曰:"足厥阴气绝则筋绝,厥阴者,肝脉也,肝者筋之合也,筋者聚于阴器,而脉络于舌本也。故脉弗荣则筋急,筋急则引舌与卵,故唇青舌卷卵缩则筋先死。"

舌统属心。但五脏都与舌相关。按舌本身部位划分:舌尖属上焦心、肺。舌两侧属中焦肝、胆。舌中间属中焦脾胃。舌根属下焦肾。

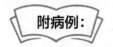

附病例:

从上焦心经火炽肾水不足治疗舌糜烂

《经》以南方色赤,入通于心,开窍于耳,外候于舌。七情不适,伤乎心也,盛怒不解,伤乎肾也。肾虚水不制火,心火上炽,舌为之糜。法当壮水之主,佐以介类潜阳。

六味地黄丸去萸肉,加二至丸、炙鳖甲、龟板、五味子、牛膝,蜜丸。

(《王九峰医案》)

述评:舌属上焦,上焦多火,清泻心火是为正治。但是舌为心之苗,火性炎上,源于肾水不足,水不济火,舌为之糜。治疗应上病下取,滋苗灌根,法当壮水之主,以制阳光。用六味地黄丸合二至丸加滋阴而愈。二至丸由女贞子、旱莲草二味药组成,具有补益肝阴的功能;炙鳖甲、龟板滋阴潜阳清虚热;牛膝滋补肝肾引火下行;五味子生津滋肾;去山萸肉者,恐其温热能助火也。此案为上病治下,上实下虚病治法的典范。

一六、颈项

颈项又称脖子,一般前面称为颈部,后面称为项部。

颈项部位经络归属:

属足太阳膀胱经、督脉之交,《灵枢·经脉》曰:"膀胱足太阳之脉……其直者,从巅入络脑,还出别下项。"《素问·骨空论》曰:"督脉者……上额交巅上,入络脑,还出别下项。"《灵枢·本输》曰:"颈中央之脉,督脉也,名曰风府。"

又属足厥阴肝经。《灵枢·经脉》曰:"肝足厥阴之脉……循喉咙之后,上入颃颡,连目系,上出额,与督脉会于巅。"《素问·金匮真言论》曰:"东风生于春,病在肝,俞在颈项。"

又属手足少阳三焦、胆经。《灵枢·经脉》曰:"三焦手少阳之脉……其支者,从膻中上出缺盆,上项,侠耳后直上。"又曰:"胆足少阳之脉……下加颊车,下颈合缺盆以下胸中。"

又属手足阳明大肠、胃经。《灵枢·经筋》曰:"手阳明之筋……直者,从肩髃上颈。"《灵枢·经脉》曰:"足阳明之别……循胫骨外廉,上络头项。"

又属手太阳小肠经。《灵枢·经脉》曰:"小肠手太阳之脉……其支者,从缺盆循颈上颊。"

又属足少阴肾经。《灵枢·经别》曰:"足少阴之正……直者,系舌本,复出于项,合于太阳。"

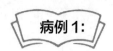
病例1:

从上焦足太阳膀胱经火毒治疗项部硬结性毛囊炎

于某,男,38岁,2001年6月9日初诊。

主诉:后头部起硬疙瘩疼痛1年。1年来,后头部起疙瘩,比较硬,初起时尖头有脓,疼痛,挤之有脓血。到某医院大夫予以服阿奇霉素,半月后有缓解,停药后即复发。又服中药十余剂,病无进退。检查:后项部、后发际密集黄豆至花生粒大丘疹、结节、触之较硬,少量尖端有脓头。平素嗜烟酒,辛辣肥甘,大便干燥。舌质红,苔黄稍腻,脉滑数。证属过食辛辣肥甘、烟酒过度,滋生湿热,循督脉、足太阳膀胱经聚集项部的硬结性毛囊炎。治宜清热解毒、散结止痛。方用凉膈散合五味消毒饮加引经药治之。

大黄10g,栀子15g,连翘15g,金银花15g,黄芩10g,野菊花10g,紫花地丁10g,蒲公英15g,浙贝母10g,羌活10g,甘草10g,蜂房10g。7剂,水煎服。

二诊:结节尖部的脓头消失,质地变软,小的丘疹已消失。大便稀,舌质红,苔根腻,前部薄白。前方减大黄、黄芩、栀子,加玄参15g、川芎10g,7剂。

三诊:结节进一步缩小,如绿豆大。已不疼痛,时有瘙痒。身体无不适感。舌脉正常。前方再服7剂。

诊疗思路:头为上焦,病为结节,有脓为郁热化毒,治当清热解毒散结。故用五味消毒饮加浙贝母、玄参、蜂房治之,其病因是由于平素嗜食肥甘、喜好烟酒,滋生湿热所致。故用大黄、栀子、黄芩。取凉膈散清除中焦湿热之意。颈项者,属足太阳膀胱经、督脉之交。《灵枢》曰:足太阳之脉,从巅上出于项。又曰:颈中央之脉,督脉也。《素问》曰:诸痉项强,皆属于湿。羌活为太阳经的引经药,一是祛湿止痛,二是引药直达病所,张石顽说:"督脉为病……非此不能除。"蜂房在《本草求真》一书中被称为清热软坚散结的要药。诸药合用,共奏清热解毒、散结止痛之效。

颈项部毛囊炎是一种顽固性的皮肤病,一般清热解毒药难以奏效,且容易复发。特别是伴有糖尿病的病人,颈项部易发生毛囊炎而更难治疗,常经年累月反复发作。这样的病人应用西药控制血糖,中西医结合,疗效会更好。

病例2：

从上焦足太阳膀胱经风火治疗神经性皮炎

靳某,男,33岁,2007年5月18日初诊。

主诉:脖子后背丘疹粗糙瘙痒半年余。半年前,因情志不畅,嗜食辛辣,颈部起少量丘疹,瘙痒。未经治疗,因搔抓皮损逐渐增多,越抓越痒,且发展至背部、腰骶部,瘙痒无度,经久不愈。近一个月来因工作劳累和睡眠无规律、感冒等原因,症状加重,全身瘙痒难忍甚至彻夜难眠。经某医院皮肤科诊断为"神经性皮炎"。检查:颈项部有10cm×15cm大片肥厚苔藓状皮损,表面粗糙,皮脊皮沟明显,局部色较深。后背及腰骶部各有一块手掌大类似皮损。伴有心情急躁,稍恶风寒。舌质淡红,苔白,脉浮数。

证属肝气不舒,郁久化火,风邪外袭,致足太阳膀胱经脉闭塞。治宜清肝泻火,疏散足太阳经风热。仿九味羌活汤之意,外解风寒湿邪,内清郁热。苍术15g,羌活10g,苍耳子10g,防风10g,黄芩10g,生地30g,炙甘草10g,栀子10g,丹皮15g,当归10g,赤芍10g,夜交藤30g,杜仲15g。5剂,水煎服。

二诊:服3剂药后头面汗出,瘙痒减轻,不恶风寒。5剂后皮损变薄,已能入睡。舌脉同前。前方继服7剂。三诊:药后皮损颜色变淡,瘙痒明显减轻,腹隐痛,大便稀溏,前方减黄芩、栀子,加狗脊10g。四诊:上方服7剂后皮损基本平复,痒止二便正常,仅余色素沉着斑。三诊方再服7剂以巩固疗效。

诊疗思路:项部属上焦,多风热火邪为患,治宜祛风清热。项背属于足太阳膀胱经、督脉之交,《灵枢》曰:足太阳之脉,从脊上出于项,邪气中于项,则下太阳。又曰:颈中央之脉,督脉也。纵横辨证,此证为内有郁火,风邪外袭,内外合邪,致足太阳膀胱经脉郁阻闭塞。因此选用具有解表散寒,兼清内热的九味羌活汤为主方加减治疗。虽然没有出现督脉症状,因病发于督脉,用药时也应考虑,故加炒杜仲、狗脊温阳通督。苍耳子一药,既能解表通窍止痒,又能走督脉,一药多用。神经性皮炎大多与情绪浮躁有关,加用栀子、当归、芍药、丹皮,是为了清肝火,养肝血,止烦躁。用大量夜交藤镇静安眠止痒,属于对证用药。

从上焦足少阳胆经风燥治疗神经性皮炎

邵某,男,33岁,2004年4月25日初诊。

脖子后皮肤起红疙瘩瘙痒10天。半年前,脖子后皮肤瘙痒,搔抓后起小疙瘩,并未在意。后来瘙痒的次数越来越多,局部皮肤增厚、变硬。到大连某医院皮肤科诊断为"神经性皮炎"。口服"氯雷他定",外用"皮炎宁酊"治疗。经治皮肤痊愈如初。10天前,由于工作紧张,夜班增多,致失眠、心情烦躁。脖子后的皮肤病复发。听说中医治病祛根,又能治疗失眠烦躁,今来我科要求中医治疗。检查:项后皮肤沿大筋两则红丘疹,如米粒大,呈条状排列,疹周皮肤粗糙,少量抓痕。舌边尖红,苔薄白,脉弦数。

证属平素肝郁血燥,风邪外袭足少阳胆经,内外合邪,发为摄领疮。治宜养血清肝、疏风利胆。方用芩连四物汤合温胆汤加减。

炒栀子10g,黄连6g,当归15g,白芍15g,生地20g,陈皮6g,半夏10g,茯神10g,枳实10g,竹茹6g,柴胡6g,川芎6g,炙甘草10g,夜交藤30g。7剂,水煎服。

二诊:服药后,瘙痒减轻,红丘疹基本消退,失眠烦躁均有好转。上方减栀子、黄连,加何首乌20g,再服7剂。三诊:服药14剂后,诸症消失,临床治愈。

诊疗思路:颈项属于上焦,为风火易袭之处。《灵枢》曰:足少阳之脉,循颈,行手少阳之前,至肩上。患者皮损从风池穴处始,沿大筋两侧向肩分布,当属足少阳胆经。足少阳胆经为甲木,属风。内风易招致外风,内外之风易相引为病。足少阳胆经为多气少血之腑,全凭肝血滋润,今肝气郁结,火多血少,不能滋养胆经项部肌肤。风袭则局部瘙痒起疹,失养则皮肤干燥肥厚。治宜养血清肝、疏风利胆。用四物汤养肝血,栀子、黄连清肝火;"气有余便是火",用温胆汤降气利胆,疏降少阳之浊气。柴胡、川芎引药归经,升提少阳之清气。升降相宜,勿伐太过。清朝诸医认为枳实、竹茹二药治失眠神效,今用之果然不谬。

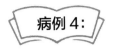

从上焦足太阳膀胱经风寒湿治疗银屑病

曹某某,男,48 岁。2006 年 4 月 26 日初诊。

头皮白色斑片,干紧瘙痒,多鳞屑半年。2 年前感冒发烧后,皮肤出现红斑点,瘙痒。经大连某医院皮肤科诊断为:寻常性银屑病。经内外多种方法治疗,病情得到控制。仅头皮有少量斑片一直不愈。2 个月前,因感冒后,头部皮损增多,瘙痒加重,用治疗银屑病的外用药膏不效。检查:后头枕部、头顶至前额发际满布白色鳞屑斑,浸润肥厚如牛皮,鳞屑多如米糠,抓痕累累。平日嗜酒,喜辛辣肥甘食物。舌红,苔腻稍黄,脉濡数。身体健康,无其他不适感。证属素有湿热,新感风寒,风寒引动湿热,内外合邪,循足太阳膀胱经上行,郁闭巅顶所致。治宜祛风、散寒、祛湿,疏通足太阳经脉,兼清内热。方用九味羌活汤加减。

羌活 15g,防风 10g,麻黄 10g,白芷 10g,苍术 15g,川芎 10g,藁本 15g,黄芩 10g,生地 30g,厚朴 10g,陈皮 10g,甘草 10g,生姜 10g,葱白 15g。7 剂,水煎服。嘱其忌食酒肉肥甘、鱼虾发物。服药后,发其汗,微微似欲汗出者为宜。要保证出汗时间 2 小时以上。

二诊:服上方 7 剂后,身汗出,皮损处无汗,瘙痒减轻。上方再服 7 剂。不用专门发汗,随其自然。

三诊:头皮已不痒,皮损部变薄,汗出。上方减麻黄、生姜、葱白。加当归 15g、白芍 15g,4 剂,水煎服。

四诊:服药近 1 个月,头部皮损已经平坦,局部少量鳞屑,舌苔薄白,脉缓。上方减陈皮、厚朴。再服 14 剂以图临床治愈。

诊疗思路:病在上者,俱属风火热毒也。风善上行,火性上炎故也。巅顶,头顶心也。属足太阳膀胱经。《灵枢》曰:"足太阳之脉,起于目内眦,上额交巅"。银屑病的两次发病,都在感冒之后,说明外邪侵袭是发病的一个重要因素。皮肤色白不红,为风寒湿邪,尚未化热可知。病人平日嗜酒,喜食肥甘,舌苔腻黄,舌质红,脉濡数,为内有湿热郁结,内外合邪,发为本病。九味羌活汤具有发汗祛风祛湿,兼清内热的功能。加陈皮、厚朴,与苍术合用为平胃散,具有燥湿健脾行气的功能,与黄芩同用,清体内湿热。羌活为太阳膀胱经的引经药。张洁古曰:巅顶痛,非藁本不能除。此足太阳经本经药也。三诊时由于病人已经汗出,为防止汗多伤阴,故减麻黄、生姜、葱白等发汗药,加白芍、当归以敛汗补血。

从上焦阳明经湿热治疗颈部湿疹(参见彩图11、彩图12)

刘某,女,29岁,2012年10月8日初诊。

患者有湿疹病史多年,多于夏秋多雨季节或饮食不节时加重。此次食海鲜后皮疹加重已10天,瘙痒剧烈,抓后流黄水,伴有心烦口渴,胃脘胀满,恶心厌食,白带多而黄有味,大便数日未行,小便黄赤。曾在大连某医院皮肤科给服泼尼松每日30mg及西替利嗪等,病情未减。检查:颈前半部红斑,丘疹,肿胀,部分糜烂、渗出,部分区域可见抓痕、结痂,周边散在同样皮损。舌质红,苔黄腻,脉弦滑。证属足阳明胃与手阳明大肠经蕴湿化热,循经熏蒸,溢于肌肤,发为颈部急性湿疹。治宜清泻阳明湿热,佐以凉血。方用清胃散合胃苓汤加减。

升麻10g,黄连3g,生地黄20g,丹皮10g,石膏30g,苍术10g,厚朴6g,陈皮10g,半夏10g,茯苓10g,泽泻10g,大黄10g,马齿苋15g。7剂,每日1剂,水煎服。

二诊:服上方7剂后,瘙痒明显减轻,糜烂渗出减少,皮疹开始消退,大便已行,舌质变淡,苔白腻。上方减大黄、石膏、马齿苋。加当归10g,枳壳10g。

三诊:服上方14剂后,颈部皮损全部消失,已无明显痒感,遗有少量炎症后的色素沉着。基本治愈。口服皮敏消胶囊1周,以巩固疗效。

诊疗思路:颈部位于上焦,多属热、属火;颈部的经络所属有多条,但以足阳明胃、手阳明大肠经为主,结合此次病因为服食海鲜引发,伴有心烦口渴、胃脘胀满、恶心厌食,大便多日未行,舌质红,苔黄腻,脉弦滑诸症,属于阳明湿热蕴结,循经上炎无疑。用清胃散合胃苓汤清泄手足阳明湿热。湿热得清则诸症自愈。

一七、喉部

喉部位经络归属:

属足阳明胃经、任脉之会。《灵枢·经脉》曰:"胃足阳明之脉……从大迎前下人迎,循喉咙,入缺盆。"《素问·骨空论》曰:"任脉者,起于中极之下,以上毛际,循腹里,上关元,至咽喉,上颐,循面入目。"

又属手少阳三焦经、阳明大肠经。《灵枢·经脉》曰:"三焦手少阳之脉……是动则病耳聋浑浑焞焞,嗌肿喉痹。"《灵枢·经别》曰:"手阳明之正……走大肠,属于肺,上循喉咙,出缺盆,合于阳明也。"

兼属手少阴心经、足少阴肾经。《灵枢·经别》曰:"手少阴之正,别入于渊腋两筋之间,属于心,上走喉咙,出于面。"《灵枢·经脉》曰:"肾足少阴之脉……从肾上贯肝膈,入肺中,循喉咙,挟舌本。"

又属于手足厥阴心包、肝经。《灵枢·经别》曰:"手心主之正……别属三焦,出循喉咙,出耳后。"《灵枢·经脉》曰:"肝足厥阴之脉……挟胃属肝络胆,上贯膈,布胁肋,循喉咙之后,上入颃颡。"

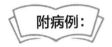

从上焦手少阳经痰火治疗会咽两旁痰核

池。痰核结于会厌两旁,此必挟少阳木火浮起于上,凡六阴经脉,皆上至于颈,痰火窜于阴络,亦至此而止,病之所以易结而难散也。拟方软坚化痰,专清阴络之火,用丸剂缓缓调之。

炒当归,白芍酒炒,大生地炒,炒丹皮,元参,牡蛎,茯苓,刺蒺藜,广郁金,风化硝化水拌炒,橘红,於术,夜交藤,黑山栀,昆布,夏枯草。上药为末,用竹沥、姜汁、蜜水泛丸。

(《柳宝诒医案》)

述评:痰核结于会厌两旁,类似今之甲状腺结节、甲状腺囊肿之类。咽部经脉循行比较多,"凡六阴经脉,皆上至于颈,痰火窜于阴络,亦至此而止。"此必挟少阳木火浮起于上。部位辨证为上焦痰火聚结。痰结宜软坚化痰、少阳之火宜清。方中用黑山栀、夏枯草、广郁金、炒丹皮以清少阳肝胆之火;炒当归、炒白芍、炒生地养血和血;於术、茯苓健脾化痰、以绝痰之源;昆布、橘红、牡蛎、玄参、刺蒺藜软坚化痰。

一八、肩端

肩端,即髃前髃骨也,俗称为肩头。

肩端部位经络归属：

属手阳明大肠经。《灵枢·经筋》曰："手阳明之筋……直者,从肩髃上颈。"《灵枢·经别》曰："手阳明之正,从手循膺乳,别于肩髃,入柱骨下。"

又属手足少阳三焦、胆经。《灵枢·经脉》曰："三焦手少阳之脉……循臑外上肩,而交出足少阳之后。"又曰："胆足少阳之脉……循颈行手少阳之前,至肩上。"《灵枢·经筋》曰："手少阳之筋……上绕臑外廉,上肩走颈,合手太阳。"

又属手足太阳小肠、膀胱经。《灵枢·经脉》曰："上循臑外后廉,出肩解,绕肩胛,交肩上"《灵枢·经筋》曰："足太阳之筋……其支者,从腋后外廉,结于肩髃。"

肩部的疾病,临床治疗加以引经药效果比较好。前廉痛者属阳明,以升麻、葛根、白芷行之;后廉痛者属太阳,以藁本、羌活行之;外廉痛者属少阳,以柴胡行之;内廉痛者属厥阴,以柴胡、青皮行之;内前廉痛者属太阴,升麻、白芷、葱白行之;内后廉痛者属少阴,细辛、独活行之。

病例1：

从上焦足少阳胆经气血凝结治肩疽

黄,丹徒,肩挑伤络,瘀凝不毒。与风湿治法不同。

柴胡,连翘,广皮,青皮,归须,半夏曲,土贝母,甘草,木瓜,丹参,桔梗。

注:肩疽生于足少阳胆经,负重气血凝结而成。先生用药从少阳进步,所谓引经之药也。

（《外科医案汇编》）

述评:肩疽的部位辨证在上焦足少阳胆经。此疽生于肩的外廉。属于上焦,上焦多毒火,因此药用连翘、土贝母清热解毒;足少阳胆经多郁,导致肩疽气滞血瘀,故用柴胡、青皮、广皮、木瓜,既能引药归经,又能除气滞;当归、丹参活血;半夏曲与土贝母合用能化痰散结。加桔梗轻清引药上行。诸药配合,对肩疽在足少阳胆经,气血瘀滞,痰阻经脉,红肿热痛不甚明显者,应当有效。

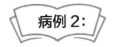

病例2：

从上焦手足阳明经风热治疗臂痈

进士申天益,臂患痈,寒热头痛,形气虚弱。此手足阳明经风热邪之证。用桔梗升麻汤二剂,外邪顿散。用托里消毒散二剂,肿痛顿退。乃用补中益气汤调理,形气渐复而愈。

（《续名医类案》）

述评:发病部位在臂,属于上焦的手阳明大肠经。《灵枢》曰:"手阳明之脉……入肘外廉,上臑外前廉。"寒热头痛,为阳明风热所致。因此首诊用桔梗升麻汤疏散上焦手阳明经风热,兼以清热解毒。二诊时外邪顿散,遂改用托里消毒散,肿痛顿消。三诊改用补中益气汤,形气渐复而愈。三诊方法各不同,既用三焦经络定位辨证,又体现了治疗疮痛原则要分散、透、补三个不同阶段。

一九、髃部

髃部,也叫肩胛。

髃部位经络归属:

属手太阳小肠、足太阳膀胱经之会。《灵枢·经脉》曰:"小肠手太阳之脉……上循臑外后廉,出肩解,绕肩胛,交肩上。"又曰:"膀胱足太阳之脉……还出别下项,循肩髃内,挟脊抵腰中。"

又属手阳明大肠经。《灵枢·经筋》曰:"手阳明之筋……其支者,绕肩胛,挟脊。"

附病例:

从上焦小肠火乘胆木治疗肩胛痛

汪纶诏,患左肩胛疼痛,自肩入腋至胁,觉有一筋牵引作痛,昼夜叫喊无少休息,凡攻风逐痰,历尝不应。延余视时病已极,然虽痛闷口不能言,脉尚不停,且弦大洪数之至,明明肝火为病。曾记丹溪云:胛为小肠经也,胸胁胆经也。此必思虑伤心,心脏尚未即病,而胛先病,故病起自肩胛,是小肠经已先病

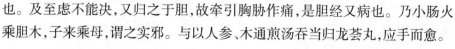

也。及至虑不能决,又归之于胆,故牵引胸胁作痛,是胆经又病也。乃小肠火乘胆木,子来乘母,谓之实邪。与以人参、木通煎汤吞当归龙荟丸,应手而愈。

（《得心集医案》）

述评:肩胛为上焦,多热多火。初诊时根据痛闷口不能言,脉弦大洪数,定位在上焦肝火为病。肩胛也为小肠所属,《灵枢》曰:手太阳之脉,循臑外后廉,出肩解,绕肩胛,至肩上。故上焦小肠、肝胆经同治,用木通清小肠火,送服当归龙荟丸泻肝胆之火,使肩胛痛得愈。

二〇、臑部

臑部,在肩之下,肘之上。

臑部位经络归属:

外廉中间,属手少阳三焦。外前廉,属手阳明大肠经。

外后廉,属手太阳小肠经。《灵枢·经脉》曰:"三焦手少阳之脉……上贯肘,循臑外上肩……是主气所生病者……耳后肩臑肘臂外皆痛。"又曰:"大肠手阳明之脉……入肘外廉,上臑外前廉。"又曰:"小肠手太阳之脉……出肘内侧两筋之间,上循臑外后廉,出肩解,绕肩胛,交肩上。"

内廉中间:属手厥阴心包经。内前廉:属手太阴肺经。内后廉:属手少阴心经。《灵枢·经脉》曰:"心主手厥阴心包络之脉……下循臑内,行太阴少阴之间。"又曰:"肺手太阴之脉……下循臑内,行少阴心主之前。"又曰:"心手少阴之脉……下循臑内后廉,行太阴心主之后。"

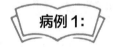

病例1:

从上焦手厥阴心包经热毒治疗银屑病（参见彩图13）

黄某,男,14岁,2014年3月25日初诊。

主诉:银屑病时重时轻10余年。右胸至右臂内侧条状红色鳞屑斑1周。病人10年前即患银屑病,最重一次被诊断为红皮症,每年都要服中药调治。1周前,左胸至右前臂出现明显的红色条状斑,很恐惧,即来就诊。查红斑直于右胸,大致按手厥阴心包经循行。剥去白色鳞屑,点状出血(＋)、薄膜现象(＋)。身上其他部位散在银屑病皮损。诊断为条状银屑病。证属于心包毒火

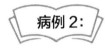

炽盛,治宜清热解毒,清心通络。方用黄连解毒汤加减。

黄连 10g,黄芩 10g,黑栀子 10g,丹皮 10g,大黄 6g,连翘 10g,生地黄 20g,麦冬 10g,桂枝 3g,当归 10g,川芎 6g。7 剂,水煎取 200ml 早晚分服。

二诊:服药后,再未出现新的皮疹,原有皮疹鳞屑减少,皮色暗淡,原方服 14 剂。

三诊:条状红斑基本消失,大部位分皮疹仅留有色素脱失斑。身上其他部位散在红色鳞屑斑。属其将上方 10 剂熬成药膏,每天 2 次,每次 1 匙。服药 1 个月。

诊疗思路:本案病人素有毒火炽盛,患有银屑病 10 余年。此次发病重点在手厥阴心包经,呈线状红斑样表现,说明心与心包毒火炽盛。因心为君主之官,心不能受邪,以心包代为受邪。黄连、黄芩、黑栀子、大黄、连翘清热解毒,都入厥阴心包经,直达病所。丹皮、生地、麦冬清热滋阴凉血,也都入心经、心包经。当归、川芎、桂枝活血通络,入心经、心包经血分,兼有辛热,防止苦寒药伤及心阳之作用。

病例2:

从上焦手太阴肺经风热治疗右臂条状瘙痒

刘某,女,8 岁,于 1994 年 3 月就诊。其母代诉,患儿于半月前无明显诱因右臂有一条状瘙痒,初不介意。现瘙痒剧烈,影响孩子学习及睡眠。检查:患儿右肩部相当于云门处出现一条宽 3~4cm 皮损,经上臂内侧下行肘窝,沿前臂进寸口。观其皮损处皮肤肥厚,有少量鳞屑,表面粗糙,与健康皮肤界限分明。患儿颜红,时有发热咳嗽,脉浮数。此乃风湿热三邪侵袭皮肤,传经于肺。治以表里双解,防风通圣加润肺之川贝、前胡、杏仁之类 5 剂,又予苦参、蛇床子、黄柏煎汤外洗。6 月中旬,随访,其母言,服药后痊愈,迄今未发。

(《十二经脉理论临证指要》)

述评:右臂有一条状瘙痒,皮损处皮肤肥厚,有少量鳞屑,表面粗糙,与健康皮肤界限分明,可能是线状苔藓。其分布路线为从云门穴开始,经上臂内侧下行肘窝,沿前臂进寸口。与手太阴肺经循行线路相吻合。上肢属于上焦,风热多见,结合患儿颜红,发热咳嗽,脉浮数。因此辨证为风湿热三邪侵袭皮肤,传经于肺,用清解表里的防风通圣散治疗。恐其润肺之力不足,加川贝、前胡、杏仁以助之。三焦结合经络辨证治疗,取得了好的疗效。

二一、肘部

肘部,中医又称为臂节。在臑的下方,臂的上方。

肘部位经络归属:

内廉中间:属手厥阴心包经。内上廉:属手太阴肺经。内下廉:属少阴心经。《灵枢·经脉》曰:"心主手厥阴心包络之脉……行太阴少阴之间,入肘中……是动则病手心热,臂肘挛急。"又曰:"肺手太阴之脉……下循臑内,行少阴心主之前,下肘中。"又曰:"心手少阴之脉……下循臑内后廉,行太阴心主之后,下肘内。"

外廉中间:属手少阳三焦经。外上廉:属手阳明大肠经。外下廉:属手太阳小肠经。《灵枢·经脉》曰:"三焦手少阳之脉……出臂外两骨之间,上贯肘,循臑外上肩。"又曰:"大肠手阳明之脉……循臂上廉,入肘外廉。"又曰:"小肠手太阳之脉……直上循臂骨下廉,出肘内侧两筋之间,上循臑外后廉。"

从上焦手厥阴心包经湿热治疗湿疹

何某,女,10 岁,2015 年 6 月 12 日初诊。

湿疹 8 年,加重 2 周。生下 2 个月起即患婴儿湿疹,用中西医治疗时好时坏。3 岁时固定在肘窝、腘窝处。2 周前因饮食不当,湿疹又发作,经治疗后大部分消失。但肘窝红斑、丘疹、瘙痒不消。平时胃肠虚弱,食欲不振,大便干燥,小便短赤。舌苔白,脉弱。证属心包经湿热,脾胃虚弱。治宜清心凉血,补益脾胃。方用导赤散合六君子汤加减。

生地 15g,黄连 5g,炙甘草 6g,党参 10g,炒白术 10g,茯苓 10g,半夏 6g,陈皮 6g,丹皮 6g,紫草 6g,何首乌 15g,寸冬 6g。7 剂,水煎取 150ml,分早晚 2 次服。

二诊:服药后,食欲增加,大便畅通,瘙痒不减,舌脉同前。前方减何首乌、寸冬。加防风 5g,枳壳 5g。14 剂。

三诊:服药 21 剂后,皮疹消退平复,瘙痒明显减轻。饮食二便正常。

诊疗思路:病人素有湿疹,此次经治疗后局限在肘窝处。肘窝属于上焦,为手厥阴心包经所属。部位辨证为上焦手厥阴心包经。故药物选用多以入心包经的药物为主。如生地黄、丹皮、紫草入心包经而清热凉血；黄连入心包经而清热燥湿解毒；党参、炙甘草入心包经而补益脾胃。久病必致伤阴，故用何首乌、麦冬滋阴补血。六君子汤健脾和胃。二疹时加防风祛风止痒，枳壳祛湿止痒。二药祛上焦风湿，引诸药上达上肢，并能减少长时间服补药之腻。

二二、臂

臂是指肘关节的下方，手腕的上方，相当于今之前臂。

臂部位经络归属：

外廉中间：属手少阳三焦经。外上廉：属手阳明大肠经。外下廉：属太阳小肠经。《灵枢·经脉》曰："三焦手少阳之脉……出臂外两骨之间，上贯肘。"又曰："大肠手阳明之脉……出合谷两骨之间，上入两筋中，循臂上廉，入肘外廉。"又曰："小肠手太阳之脉，起于小指之端，循手外侧上腕，出踝中，直上循臂骨下廉，出肘内侧两筋之间。"

内廉中间：属手厥阴心包经。内上廉：属手太阴肺经。内下廉：属手少阴心经。《灵枢·经脉》曰："心主手厥阴心包络之脉……下臂行两筋之间，入掌中。"又曰："肺手太阴之脉……下肘中，循臂内上骨下廉，入寸口。"又曰："心手少阴之脉……下肘内，循臂内后廉，抵掌后锐骨之端。"

病例1：

从上焦手少阴心经毒火治疗带状疱疹（参见彩图14）

肖某，男，37 岁，2009 年 3 月 6 日初诊。

左臂红丘疹，小水疱，疼痛 1 周。1 周前左胳膊疼痛，自以为扭伤未在意。2 天后起红丘疹，小水疱，从上肢内侧后方向小手指方向发展。某中医诊所大夫予以龙胆泻肝汤加减治疗。服药 5 剂，病无进退。检查：左臂内侧后缘簇集状红丘疹、小水疱，向前臂小指方向成条状排列，色鲜红。伴有针刺样疼痛，夜间痛重。经常失眠，舌边尖常发生溃疡，溲黄赤，舌尖红，脉双寸数。证属心火炽盛，循经上炎发为蛇串疮。治且清心泻火，解毒止痛。用导赤散加味治疗。

黄连 10g，生地 20g，竹叶 10g，甘草 10g，黄芩 10g，忍冬藤 20g，桑枝 20g，赤茯苓 15g，赤芍 10g，连翘 15g，莲子心 10g。7 剂。

二诊：左臂疼痛减轻，睡眠基本正常，小水疱消失，丘疹色暗淡。左臂疼痛减轻,睡眠基本正常,舌红,脉关数。前方再服 7 剂。

诊疗思路:《灵枢·经脉》:"心手少阴之脉……下循臑内后廉,行太阴心主之后,下肘内,循臂内后廉,抵掌后锐骨之端……"细察发病部位,为手少阴心经所属。结合病人舌边尖常生溃疡,小便红赤,脉双寸数。辨证为心火炽盛,循经发于皮肤,形成"蛇串疮"前医用龙胆泻肝汤泻火清湿热,与病位不符,故疗效不佳。导赤散中有木通,现代医学因为其对肾脏有伤害,为避免争议,用黄连替代。黄连利水功能不如木通,可加大竹叶用量,若水疱为主者,还可以加白茅根、赤茯苓等利水药。

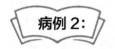 病例 2:

从上焦手阳明大肠经风火治疗疮痈

东垣曰:尹老家素贫,己酉岁十月,初寒,形志皆苦,于手阳明大肠经分出痈,初有癜疝,其臂外皆肿痛,先肿在阳明,左右寸脉,皆短,中得之俱弦,按之洪缓有力。此痈得自八风之变。以脉断之,邪气在表,其症大小便如故,饮食如常,腹中和,口知味,知不在里也。不恶风寒,止热燥,脉不浮,知不在表也。表里既和,邪气止在经脉之中。《内经》曰:凝于经络为疮痈,其痈出身半以上,风从上受之。故知是八风之变为疮者也。宜治其寒邪,调其经脉中血气,使无凝而已。以白芷升麻汤疗之,一服而愈。炙甘草、升麻、桔梗、白芷、当归梢、生地黄、生黄芩、酒黄芩、连翘、黄芪、肉桂、红花,右咀,水酒各大盏半,同煎服愈。

(《续名医类案》)

述评:病位在上焦臂外侧,属于手阳明大肠经。上焦多火、多毒。手阳明大肠经多气多血,实证为多。综合脉证,皮肤部位辨证为上焦手阳明大肠经火毒成痈。实者泻之,方用清胃汤清泻阳明经火毒。用黄芩者,因黄芩能清上焦火毒也,酒黄芩更能清散而不苦寒伤胃。酒水各半煎药,意在消散活血。白芷升麻汤出自《证治准绳》,由白芷七分,升麻、桔梗各五分,炙甘草、生黄芩、归梢、生地各一钱,酒黄芩、黄芪、连翘各二钱,中桂、红花少许组成。服法为:上水酒各一盏,同煎至一盏。临卧热服,一服愈。并进一步说明:此证虽曰经脉之中,然得之八风之变,其药制度皆发表之意。用此方加减治疗寒冷性荨麻疹、多形性红斑、玫瑰糠疹效果很好。

二三、手掌

手掌部位经络归属：

属手厥阴心包经，《灵枢·经脉》曰："心主手厥阴心包络之脉……下臂行两筋之间，入掌中，循中指出其端……是动则病手心热。"

又属手太阴肺经、少阴心经。《灵枢·经脉》曰："是主肺所生病者……掌中热。"又曰："手太阴之别，名曰列缺，起于腕上分肉间，并太阴之经直入掌中，散入于鱼际……其病实则手锐掌热。"又曰："心手少阴之脉……抵掌后锐骨之端，入掌内后廉，循小指之内出其端……是主心所生病者……掌中热痛。"

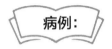

病例：

从上焦厥阴心包经毒火治疗掌跖脓疱症（参见彩图15）

常某，男，58岁，2008年7月26日初诊。

主诉：掌跖部位反复出现丘疱疹、脓疱半年。检查：手掌心及大鱼际处可见密集的针帽大小的丘疱疹、脓疱，部分干涸起皮屑，周期性反复发作。伴有手心发热、瘙痒、心烦、便秘、口苦时作，舌质红，舌苔黄腻，脉沉数。诊断：掌跖脓疱症。中医辨证：心火炽盛，化毒成脓，循手厥阴心包经外现掌跖。治则：清心解毒，通络化脓。方药：黄连解毒汤合银翘散、导赤散加减：

黄芩6g，黄连6g，炒栀子10g，黄柏6g，大黄6g，金银花15g，连翘15g，路路通10g，生薏仁30g，生地10g，蒲公英20g，姜黄6g。用法：日1剂，水煎取300ml，早晚各服150ml。

外用：陈皮、金毛狗脊、五倍子、藿香、黄精各15g、蚕沙30g、牙皂、明矾各10g。加水2 000ml，煎取浓汁，泡手10~15分钟。每日1~2次。

嘱其平时忌食辛辣、海鲜、牛羊鸡肉、动物内脏、热水烫脚。

1周后脓疱明显减轻，部分干涸脱皮；2周后脓疱已经全部消失，皮损处干燥、起皮。继用上方减大黄治疗。3周后皮损基本恢复。

诊疗思路：本案病位在上焦厥阴心包经。上焦属火热毒盛，局部脓疱、灼热为毒火炽盛，因此用清泻上焦厥阴心包经火毒治疗。黄连、栀子、黄芩、黄柏四药组合名为黄连解毒汤，具有清热解毒的功能，特别适用于火邪热毒壅盛于三焦之症。金银花、连翘甘寒轻清，既能清热解毒，又能引诸药清上焦之毒热。

路路通、姜黄通行经络,姜黄辛热可反佐苦寒药之寒凉。洗药方是选自徐宜厚治疗掌跖脓疱证之外洗经验方。诸药合用,直清上焦手厥阴经毒火,使顽症得愈。

二四、虎口

虎口,大指、次指歧骨间,合谷穴的部位。

虎口部位经络归属:

属手阳明大肠经。《灵枢·经脉》曰:"大肠手阳明之脉,起于大指次指之端,循指上廉,出合谷两骨之间,上入两筋之中。"

又属手太阴肺经。《灵枢·经脉》曰:"肺手太阴之脉……循鱼际,出大指之端;其支者,从腕后直出次指内廉,出其端。"

病例1:

从手阳明大肠经火毒治疗合谷疔

李某,年六十余,患合谷疔,赴余家诊治,大似高粱籽,色黑如墨,硬似铁石,一手尽肿,上至尺泽穴,俱坚硬。告伊曰:"此证手阳明大肠部位,因大肠久积火毒,尽归于此,必先服药,泻大肠火毒,外用三棱针,将皮疔正顶刺入五分深,再将白降丹锭插入疔内,用膏药盖之,三日外,连疔根尽都拔出,然后再上红升丹,方保无虑。"伊深信。服黄连解毒汤,三帖肿消完,上白降丹,三日之外,连疔根脱落一块,大如红枣。遂用红升丹每日二次,新肉渐生,饮食大进,二十日遂收全功。黄连解毒汤:

黄连 6g,金银花 15g,玄参 12g,紫花地丁 12g,蒲公英 12g,连翘 10g,栀子 6g,丹皮 10g,薄荷叶 10g,没药 6g,乳香 10g,甘草 6g。水煎服。

(《湖岳村叟医案》)

述评:此案病变部位在合谷与尺泽穴之间,纵横部位辨证属上焦大肠经所属部位。上焦为火多毒,足阳明大肠经多气多血,实证为多。"因大肠久积火毒,尽归于此,必先服药,泻大肠火毒。"黄连解毒汤中有黄芩、黄柏两味药,今弃之不用,而选金银花、连翘、公英、薄荷叶等花叶解毒药,是遵"治上焦如羽,非轻不举"之旨。

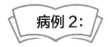

病例 2：

从上焦手少阳三焦经手太阴肺经湿热治疗
手部湿疹（参见彩图 16~18）

姜永生,男,42 岁。2012 年 11 月 27 日初诊。

主诉:左手红斑糜烂流黄水 5 天。5 天前,左手背出现红丘疹、红斑点、小水疱、瘙痒。1 天后水疱破溃,糜烂流水,左手掌指关节伸侧也出现糜烂。检查:左手背红色糜烂斑约 6cm×5cm,左拇指伸侧面糜烂斑约一元钱币大,渗出黄水。左手大鱼际至大拇指根角质下水疱、红斑。伴有口苦、舌质红,苔黄腻,脉滑数。有湿疹病史。证属手少阳三焦经和手太阴肺经湿热壅盛,循经熏蒸,发为湿疹。治宜清三焦湿热,利太阴肺湿。方用泻白散和龙胆泻肝汤加减。

桑白皮 15g,地骨皮 10g,黄芩 10g,栀子 15g,泽泻 15g,车前子 15g,苍术 15g,当归 15g,茯苓皮 15g,竹叶 10g,地肤子 15g,白鲜皮 15g,龙胆草 10g。7 剂,水煎服。

二诊:药后手背部糜烂消失,遗有少量鳞屑,拇指伸侧渗出减少,大鱼际至拇指根水疱消失。形成角质性厚痂,瘙痒减轻。舌质红,舌苔黄腻消失,脉数。服药后无其他不适感。效不更方,原方又 7 剂。

诊疗思路:手部属于上焦,多为风、热、火邪为病。皮损渗出多为湿盛。手背中间属手少阳三焦经,《灵枢》曰:手少阳之脉,循手腕表,出臂外两骨之间。大拇指根至大鱼际属手太阴肺经。《灵枢》曰:手太阴之脉,循鱼际,出大指之端。病人舌质红,苔黄腻,脉滑数,也是湿热内盛的表现。治宜清三焦湿热,利太阴肺湿。龙胆泻肝汤有清三焦湿热的功能,泻白散是泻肺火的主方,桑白皮有明显消肿利水的功能。与泽泻、车前子、地肤子、白鲜皮、竹叶、茯苓皮同用,祛湿止痒的效果更著,二诊时渗出已基本消失。原方再服 7 剂而愈。

二五、鱼际

鱼际,手大指本节后,肥肉隆起处,鱼际穴之部位。

鱼际经络归属:

属手太阴肺经,《灵枢·经脉》曰:"肺手太阴之脉⋯⋯入寸口,上鱼,循鱼际。"《灵枢·经筋》曰:"手太阴之筋,起于大指之上,循指上行,结于鱼后。"

又属手阳明大肠、足阳明胃经。《灵枢·邪气脏腑病形》曰:"鱼络血者,手阳明病"。兼属足阳明胃经,《灵枢·经脉》曰:"凡诊络脉,脉色青,则寒且痛,赤则有热。胃中寒,手鱼之络多青矣,胃中有热,鱼际络赤,其暴黑者留久痹也。"

病例:

从上焦手太阴经肺火治疗鱼际部湿疹

李某,男,57 岁,2009 年 6 月 16 日初诊。

手掌反复出现小水疱 1 月余。检查:双手掌及大鱼际处可见潜在性小水疱,部分破溃疡流水,围边干燥脱皮,瘙痒剧烈。咳嗽,大便秘结,脉数有力,舌红苔薄黄。证属肺火炽盛,循经上炎,蕴蒸肌肤而发为湿疹。治宜清泻肺火,通肠化湿。方用泻白散合黄连解毒汤加减。

桑白皮 15g,地骨皮 15g,黄连 6g,黄芩 10g,炒栀子 10g,黄柏 6g,熟大黄6g,生石膏 20g,桔梗 10g,甘草 10g,桑枝 15g。

二诊:服上方 7 剂后,水疱和瘙痒明显减轻,咳嗽减少,大便通畅。大鱼际处干燥起皮,上方减熟大黄、黄柏,加生地黄、玄参、黄精各 15g。再服 15 剂而渐愈。

诊疗思路:手掌属于上焦,大鱼际属于肺经。纵横辨证定位在上焦手太阴肺经火热。肺火郁肺,肺气不宣则咳嗽;肺与大肠相表里,肺火下移大肠则便秘。舌红,苔薄黄,均为肺火蕴蒸之征。故用泻白散、生石膏清肺热;黄连解毒汤直折肺火而解毒,桔梗甘草汤止咳宣肺而引药上行;桑枝清热通络而通四肢。诸药合用,使肺火清而湿疹愈。二诊时大鱼际干燥脱皮,为湿祛而阴虚化燥之象。故减去大黄、黄柏,加生地黄、玄参、黄精滋阴养肺。

二六、指

手指部位经脉归属

大指:属手太阴肺经。《灵枢·经脉》曰:"肺手太阴之脉……循鱼际,出大指之端。"《灵枢·经筋》曰:"手太阴之筋,起于大指之上,循指上行。"

大指次指:属手阳明大肠经。即第二指也,一名食指,又名盐指。《灵枢·经脉》曰:"大肠手阳明之脉,起于大指次指之端……所生病者……大指次指痛不用。"《灵枢·经筋》曰:"手阳明之筋,起于大指次端之端,结于腕。"

　　中指：属手厥阴心包经。一名将指。《灵枢·经脉》曰："心主手厥阴心包络之脉……入掌中，循中指出其端；其支者，别掌中，循小指次指出其端。"《灵枢·经筋》："手心主之筋，起于中指，与太阴之筋并行。"

　　小指次指：属手少阳三焦经。即第四指也，今称无名指。《灵枢·经脉》曰："三焦手少阳之脉，起于小指次指之端，上出两指之间。"

　　小指内廉：属手少阴心经。小指，又名禁指。《灵枢·经脉》曰："心手少阴之脉……入掌内后廉，循小指之内出其端。"《灵枢·经筋》："手少阴之筋，起于小指之内侧，结于锐骨。"

　　小指外廉：属手太阳小肠经。《灵枢·经脉》曰："小肠手太阳之脉，起于小指之端，循手外侧上腕。"《灵枢·经筋》曰："手太阳之筋，起于小指之上，结于腕，上循臂内廉。"

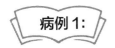

病例1：

从上焦手太阳小肠经湿热治疗小指湿疹（参见彩图19）

　　修某某，女，50岁，2013年3月18日初诊。

　　主诉：左小指红斑丘疹糜烂流黄水1周。素有湿疹病史，1周前左小指出现红斑丘疹糜烂流黄水，到皮肤科门诊诊断为湿疹。口服西替利嗪胶囊、外擦莫米松软膏不愈。伴有烦躁、失眠、小便红赤、舌尖红，左寸脉数。证属心火炽盛，移于小肠，小肠湿热循经外溢。治宜清心火，利小肠湿热。方用导赤散加减。

　　生地黄30g，竹叶10g，黄连10g，生甘草15g，炒栀子10g，通草6g，桑枝25g，泽泻15g，滑石30g，车前子10g，茯苓15g。7剂，水煎取300ml，早晚分服。

　　二诊：丘疹小水疱消失，已经不流黄水。只见红斑结痂鳞屑，瘙痒减轻。烦躁、失眠均有改善。舌脉同前。上方减滑石、泽泻，再服7剂而愈。

　　诊疗思路：发病部位在左手小指，部位辨证为上焦小肠经。临床表现有红丘疹、小水疱，流黄水，瘙痒。为湿热互结，循小肠经外溢皮肤所致。导赤散为治疗上焦小肠经湿热之主方。木通味甚苦且副作用太大，故弃而不用。改用黄连、炒栀子清热燥湿解毒，已流黄水，湿气比较大，故用滑石、泽泻、车前子清利水湿；竹叶、通草、黄连清心利小肠；炒栀子、茯苓除烦躁、利湿热；生地黄清

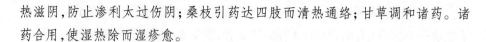

热滋阴,防止渗利太过伤阴;桑枝引药达四肢而清热通络;甘草调和诸药。诸药合用,使湿热除而湿疹愈。

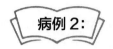

从上焦手厥阴心包经火毒治疗疔疮

孙某,男,19岁,1974年1月11日初诊。

左手中指顶端生一水疱,痒痛,轻度肿胀,病后3日食少,轻度呕逆,便干尿赤,乏力。在某医院外科诊治,当即切开。回家途中曾呕吐1次,3日来头晕,高热恶寒,时而谵语,大便秘结,口吐绿水。

检查:体温39℃,呈痛苦表情,闭目不语,左手中指末节内侧有一切口,渗血,胬肉外翻,整个中指肿胀,左上肢桡侧有一红线,直达左腋,腋下淋巴结肿大,皮色不变,疼痛拒按。舌象:舌苔黄厚,舌质红。脉象:沉细而伏。西医诊断:脓性指头炎,继发淋巴管炎。中医诊断:蛇头疔、红丝疔,火毒炽盛,邪热攻心。治法:解毒护心,凉血通里。

方药:金银花30g,蒲公英30g,野菊花18g,紫花地丁12g,连翘18g,川大黄9g(包煎),陈皮4g,半夏9g,白芷9g,桔梗9g,甘草9g,灯心炭9g,绿豆衣9g,赤芍9g。每日服2剂,并用梅花点舌丹,早晚各服1粒,用牙咬破,置于舌尖,自觉舌尖发麻即用白开水送下。外治:疮口撒甲字提毒粉,外贴痈疽膏。左上肢红线针刺放血后外用雄黄软膏。

1月12日复诊:热渐退(38℃),左中指疼痛见轻,干呕而未吐,大便已通,量多,臭味重。疮口见脓,无津血渗出,左上肢红线颜色变浅。前方去大黄、半夏,每日1剂。外用药同前。

1月14日三诊:体温正常,疮口痛轻,左上肢无力,左肘不适,已无恶心,食少,便稍干。患指肿胀已消,左腋淋巴结缩小,触痛减轻。舌苔黄,舌边红,脉沉弦无力。

方药:升麻9g,炒山甲12g,白芷9g,桔梗9g,甘草3g,金银花18g,连翘18g,当归9g,赤芍9g。外用:疮口撒甲字提毒粉,外贴痈疽膏。

1月15日四诊:疮口痛止,饮食、睡眠良好,大便正常,疮口内毒根已突起,按前方继服药5剂。用镊子夹住疮内突起之毒根,一边摇晃,一边稍用力外拔,将残留之毒根完整取出,色青绿,似烂筋;疮口撒甲字提毒粉。

疮口内毒根取出后,新肌渐生,疮口浅平时改用吃疮粉干撒,绷带包扎,经治18天临床痊愈。

（《房芝萱医案》）

述评:本例系手厥阴心包经火毒凝滞,病位于手厥阴心包经终止穴——中冲。心经火盛,故全身热病症候较重。舌苔黄厚,表示胃热过盛;脉沉细而伏,为火毒内闭之象;呕吐、谵语,系因邪热内攻心包,疔疮起黄之先兆。治宜解毒护心,凉血通里。初诊方中重用金银花、紫花地丁、蒲公英、连翘、野菊花清热解毒;并用灯心炭、绿豆衣、陈皮、半夏护心降逆;白芷、桔梗、甘草内托驱毒;赤芍凉血活血;川大黄清热通里。另服梅花点舌丹,驱毒外出。三诊时患者毒热证候已除,红丝疔已愈,惟独疮口毒根未出,因手术时已被切断,不可强取。外用药物提毒拔脓,内服药中加强内托驱毒之力,除加用排脓汤外,另加炒穿山甲12g,并用引经药升麻,使药上行入上焦而直达病所,金银花、连翘清解余热,当归、赤芍凉血活血。

二七、爪甲（趾甲）

爪甲位于上焦之巅（指甲）、下焦之端（趾甲）。因其无血脉、无痛觉,因此虽然在上焦不能按风、火治,在下焦也不能按寒、湿辨证,应按精血虚论治。张景岳在《景岳全书》中有辨甲一章:"凡劳损之病,本属阴虚,阴虚必血少,而爪甲为精血之余,故凡于诊候之际,但见其指爪干黄,觉有枯槁之色,则其发肤营气,具在我目中矣。此于脉色之外,便可知其有虚损之候,而损之微甚,亦可因之以辨也。"

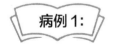
病例1:

从上焦厥阴肝经血虚治疗手指甲营养不良

叶某,女,43岁。2006年7月6日初诊。

主诉:双手指甲易断易裂,变黄1年。1年前,双手中指甲变黄,变硬,易断易裂。渐渐其他指甲也被累及。到大连某医院皮肤科被诊断为"甲营养不良"。嘱其口服维生素A、维生素E。半年后未见好转。今来我院,要求中药治疗。查:双手十个指甲均有不同程度指甲浑浊变黄,甲板变薄,不光滑,有纵嵴,游离缘破碎不整,不同程度的甲分离。伴有月经量少,脱发。指甲患病前曾得过药物性肝炎。

证属足厥阴肝经血虚,不能滋养指甲所致。治宜滋养肝血,健脾补肾。方用加味逍遥散合六味地黄丸加减。

当归 15g,白芍 15g,熟地 25g,川芎 6g,柴胡 6g,白术 15g,茯苓 15g,桑椹子 20g,山药 20g,薄荷 6g,丹皮 10g,山茱萸 15g,黑栀子 10g,炙甘草 10g。

14 剂,每日 1 剂,水煎取 300ml,早晚分服。

二诊:服药 14 剂后,此次月经量较前几个月多,头发脱落减少,甲剥离好转。上方减去栀子,加菊花 10g,再服 14 剂。

后将此方制成蜜丸常服,1 年后指甲恢复正常。

诊疗思路:甲病属于皮肤附属器官疾病,与头发一样,都没有血管和痛觉,与脱发可同时发病。手指甲属上焦,多因肝火盛导致肝血虚,不能滋养其华所致。治疗应养血与清肝同时进行,方中要加入少量之疏肝轻散药如柴胡、菊花、薄荷,使药效集中在上焦。脚趾甲属于下焦,肝肾两虚多见,可加牛膝,兼能引药下行。《朱仁康临床经验集》在论述治疗甲剥离症时曰:"中医认为肝主筋,其华在爪,爪为筋之余。如肝血不足,肝经血燥,则爪甲枯槁,甲病生焉。凡见匙形甲、甲剥离、缺甲等证,都可以滋养肝血,清热润燥之法治之。"滋养肝血是治疗指甲营养不良的一个重要方法。

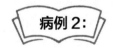

病例 2：

从上焦足厥阴肝经血虚治疗银屑病甲损害

李某,女,23 岁,2002 年 3 月 30 日初诊。

主诉:手指甲增厚,影响美观半年。检查:甲板增厚,颜色发黄,轻度剥离。甲板表面陷不平,甲下角化过度,趾甲基本正常。问诊有银屑病史,至今头皮多,有少量高出头皮的斑片。近一年来心情抑郁,失眠烦躁,月经量少色淡,脱发,皮肤干燥。舌质淡,苔薄白,脉细。证属肝郁化火,肝血不足,其华失养。治宜大补肝血,舒肝解毒。方用加味逍遥散合四物汤。

当归 15g,白芍 15g,柴胡 10g,茯苓 15g,白术 15g,炙甘草 15g,生地 30g,熟地 30g,川芎 10g,栀子 15g,丹皮 15g,苍术 15g,何首乌 30g,桑枝 20g。15 剂,水煎服。

二诊:症状得到缓解。服加味逍遥丸以巩固疗效。

诊疗思路：肝主筋，其华在爪。肝血不足，不能滋养其华，轻则指甲粗糙，表面无光泽，指甲易断裂；重则甲板增厚、点状陷、甲下角化过度。病人月经量少，脱发，皮肤干燥，进一步证明与肝血虚有关。指甲病损重，趾甲基本正常。指甲属上焦，上焦宜清热，失眠烦躁，也是虚火上炎的表现。故加栀子、丹皮清肝火。见肝之病，当先实脾。脾为后天之本，气血生化之源，营养不良的病都应健脾。指甲色黄不泽，已见脾虚之色，故加苍术加强健脾之力。另外，现代研究，苍术含大量维生素 A，具有抗角化的作用。桑枝是引经药，能引诸药通达四肢。

二八、缺盆

缺盆，在咽喉的下方，锁骨上窝之中点。

缺盆部位经络归属：

属手太阴肺经。《灵枢·经筋》曰："手太阴之筋……入腋下，出缺盆，结肩前髃，上结缺盆，下结胸里。"

兼属手阳明大肠、足阳明胃经，《灵枢·经脉》曰："大肠手阳明之脉……上出于柱骨之会上，下入缺盆络肺，下膈属大肠，其支者，从缺盆上颈贯颊。"又曰："胃足阳明之脉……循喉咙，入缺盆，下膈属胃络脾。"《灵枢·经筋》曰："足阳明之筋……上腹而布，至缺盆而结。"

又属手足少阳三焦、胆经。《灵枢·经脉》曰："三焦手少阳之脉……循臑外上肩，而交出足少阳之后，入缺盆，布膻中……其支者，从膻中上出缺盆。"又曰："胆足少阳之脉……循颈行手少阳之前，至肩上，却交出手少阳之后，入缺盆。"

又属手足太阳小肠、膀胱经。《灵枢·经脉》曰："小肠手太阳之脉……交肩上，入缺盆络心……其支者，从缺盆循颈上颊。"《灵枢·经筋》："足太阳之筋……其支者，入腋下，上出缺盆，上结于完骨；其支者，出缺盆。"

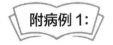

附病例1：

从上焦肝火治疗缺盆间包块

一儒者，缺盆间结一核。薛谓此肝火血燥筋挛，法当滋肾水、和肝血。彼反服行气化痰，外敷南星、商陆之类，渐如覆碗。仍用前药，以滋化源，间与芦荟丸以清肝火。年余,元气复而肿消。

（《名医类案》）

述评:缺盆属于上焦足少阳胆经。《灵枢》曰:足少阳之脉,循颈行手少阳之前,至肩上,却交出手少阳之后,入缺盆。所生病者缺盆中肿痛。此案缺盆间结一核,薛立斋认为是肝火血燥筋挛,因肝与胆相表里,肝主筋,筋易挛成核。治疗用清肝火滋肾水的方法,间与芦荟丸以清肝火。年余,元气复而肝消。

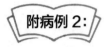

从上焦肺络燥火治疗缺盆痛

缺盆右痛,肺络受伤。宜清补兼施。

生地,阿胶,沙参,麦冬,川斛,苏梗,瓜蒌藤,牡蛎,侧柏叶,藕节灰,川贝,白及末。

用梨汁拌药三次,柿饼捣丸。

（《三家医案合刻》）

述评:此案缺盆痛从肺络受伤论治。缺盆属上焦,为手太阴肺经所主。《灵枢》曰:"手太阴之筋……入腋下,出缺盆,结肩前髃,上结缺盆,下结胸里。"又曰:手太阴,是动则病缺盆中痛。上焦如羽,用药应轻清宣散。苏梗辛温宣散,瓜蒌藤清肺通络,引诸药上行归入肺经;肺恶燥,用生地、阿胶、沙参、麦冬、川斛、川贝甘寒滋润的药物清润肺燥;肺燥易动血,侧柏叶、牡蛎、藕节灰、白及末凉血止血清热收敛。诸药全用,清而不燥,通中有收,活中有止。肺络清润宣通则缺盆痛疼消失。

二九、背

背部位经络归属:

统属足太阳膀胱经。《灵枢·经脉》曰:"膀胱足太阳之脉……还出别下项,循肩髆内,挟脊抵腰中,入循膂……其支者,从髆内左右,别下贯胛,挟脊内,过髀枢,循髀外从后廉下合腘中。"

又属于督脉。督脉主要行于人体后背,是调节阳经气血之总督。

背可分为三部分：上背部、中背部、下背部。分属于上、中、下三焦，上背部又称肩背部；下背部又称腰背部。治疗上背部的药物易甘淡清散，其性上扬，符合"治上焦如羽，非轻不举"的特点；治疗下背部的药物易咸寒沉降，其性下趋，符合"治下焦如权，非重不沉"的特点；治疗中背部用药易药味平和，升降平衡，符合"治中焦如衡，非平不安"的特点。

五脏六腑之俞，皆系于背。如肺俞在第三椎之旁、心俞在第五椎之旁，此处受伤时心肺亦极易受伤；肝俞在第九椎之旁、胆俞在第十椎之旁，病发于中者则伤肝胆；脾俞在第十一椎之旁、肾俞在第十四椎之旁，病在下者则伤脾伤肾。

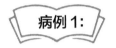

从上焦督脉空虚治疗背部硬肿病

杨某，女，48 岁。

1 年前，始觉颈项俯仰活动不便，继而发现皮肤漫肿且向肩背发展。自觉患处紧张，如绳所缚。病理活检报告：成人硬肿病。脉沉涩，舌质淡红，苔薄白。证属督脉空虚，风、寒、湿三邪乘隙杂至，经络壅蔽，气血否塞，发为冷流痹。治宜益气助阳，填精补髓。处方：

炙麻黄 10g，炒白芍 10g，川椒 6g，甲珠 6g，当归 10g，上肉桂 6g，羌活 6g，独活 10g，鹿角胶 10g（烊化），黄芪 30g，细辛 6g，川续断 10g，金毛狗脊 12g，桑寄生 12g，枳壳 6g。1 日 1 剂，分 3 次水煎服。

连服 15 剂后，项背俯仰活动自如，周身如绳所缚的紧张感完全消失。嘱服金鹿丸（中成药）1 日 2 次，1 次 6g。1 个月后复查，诸恙俱平而愈。

按语：督脉行于背部正中，统率两旁膀胱经，总汇全身之阳，一旦督脉空虚，外邪乘虚而入，致使脊背发生痹塞不通诸症，遵循叶天士遗教，选用阳刚通阳之品，如附子、川椒、细辛、二活、肉桂、鹿角胶等直通督脉，阳气一振，阴寒自散，诸症霍然。

（《徐宜厚医案》）

述评：本案发病部位在上焦背部，属督脉、足太阳膀胱经所属。上焦多风，太阳主一身之表。古人云：督脉为病，脊强而厥。故治疗时既要祛除风邪，又要疏通督脉阳气。故方中用麻黄、二活、肉桂、川椒、细辛等一派辛热之药，解表疏散肺经、膀胱经、肾经和督脉诸经的风、寒、湿邪,改善脊强而厥的症候群;同时加入归、芍、芪甘温扶正固本,益气养血。鹿角胶、川断、寄生、狗脊填补精髓,甲珠、枳壳理气通络。督脉得补,外邪得祛,硬肿病得解。

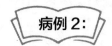

病例2:

从上焦足太阳膀胱经风邪治疗胆碱能荨麻疹

安某,男,26岁,1998年6月26日初诊。

主诉:头背部皮肤瘙痒1年余。1年前,头后背部瘙痒,遇热、情绪激动、运动汗出时瘙痒难忍,汗出透时反而瘙痒减轻。经中西医多方治疗,瘙痒依旧。今抱姑且一试心态来诊。反复问诊后,得知此病发于一次踢球后用凉水洗头。证属:汗出见湿,郁闭毛窍。日久气血瘀滞,生风化热,风湿热三气合而为病,郁闭足太阳膀胱经脉。治宜:发汗祛风,活血通窍。方用通窍活血汤加减。

羌活15g,柴胡10g,藁本10g,浮萍10g,白芷10g,桃仁15g,红花10g,生姜15g,赤芍10g,川芎6g,大枣7枚,带须老葱2根。

3剂。用黄酒600ml,煎至150ml。每晚睡前服1剂,连服3晚,服后汗出为佳。

二诊:3剂后,瘙痒略减,汗出不畅。但自觉身心舒畅,无不适感。效不更方,前方减白芷,加麝香0.15g,增加大葱1根。再服3剂,煎服方法同前。

三诊:服药后,大汗出,瘙痒大减,头脑清醒。上方减发汗药量,柴胡6g,羌活6g,升麻6g,白芷6g,藁本6g,通窍活血汤剂量不变。再服10剂,尽剂后头皮瘙痒痊愈。

诊疗思路:此例头背部皮肤瘙痒,头皮无皮损,精神紧张激动、汗出时则皮肤瘙痒。平时无明显体征,可诊断为胆碱能性荨麻疹。病发于汗出见湿,郁塞毛窍,故汗欲出时痒重,汗出透时反而痒轻。精神紧张时立毛肌收缩,汗孔闭塞,故也痒重。体热时汗欲出,毛孔不畅,故也瘙痒。种种迹象表明,病根是由于毛孔被风寒湿热郁闭所致。急需通透毛窍,使汗出通畅。因此选用《医林改错》中的通窍活血汤加减治疗。背部属于足太阳膀胱经,后头也属于足太阳膀胱经,今被风寒湿热之邪所瘀闭,因此选用羌活以通足太阳膀胱经。巅顶为足厥阴肝经所属,用藁本以通足厥阴经的巅顶部。柴胡以通足少阳胆经的头两侧,白芷以通足阳明经的前头部。这四味药均有解表疏风发汗的功能,还嫌发汗力不足,又加用浮萍,发汗行水并能治疗皮肤瘙痒,以配合通窍活血汤中的生姜、老葱,使风寒湿热之邪从汗而出。其煎煮服法也比较特殊,应遵照原方规定用黄酒煎煮。汗从汗解,毛窍通畅,则瘙痒自然痊愈。

三〇、脊

脊,古又称作膂,上自大椎,下至尾骶端。

脊部位经络归属:

属足少阴肾经、督脉之合。《灵枢·经脉》曰:"肾足少阴之脉……上股内后廉,贯脊属肾络膀胱。"又曰:"督脉之别,名曰长强,挟膂上项,散头上,下当肩胛左右,别走太阳,入贯膂,实则脊强,虚则头重。高摇之,挟脊之有过者,取之所别也。"

又属手太阳小肠经。《灵枢·四时气》曰:"小腹控睾,引腰脊,上冲心,邪在小肠者,连睾系,属于脊。"

兼属足太阴脾经。《灵枢》曰:"足太阴之筋……其内者,着于脊。"

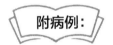
附病例:

从足太阳膀胱经风寒督脉阳虚治疗痿躄脊骨凸起

平湖徐乾若令媛。十二岁时忽患背脊凸起,并右腿骱骨亦高起,伛偻不能任地,脉细小无力。此得之风寒入于少阴肾脏并脉络之间,用麻黄附子细辛汤,加桂枝、干姜、姜、枣服之。用外敷乳香、没药、川乌、草乌、陈酒芍、南星、姜汁、葱汁,调和作饼烘热,扎患处。数日后平复如常。今春受病复起,比前更甚,不能坐立。延余调治,予曰:从前曾拟服补肾壮筋丸,频服以补其损处,因痊愈之速,尚未合服,致有今日之复耳。拟建中汤服数剂后,即能行走,仍用药饼贴患处,并服鹿角霜丸。

鹿角霜、鹿茸、龟板、黄柏、枸杞、大熟地、山药、虎胫、杜仲、牛膝,上药共末,以猪脊髓蒸熟,捣和为丸。

(《中医古籍珍稀抄本精选》)

述评：此病的发病部位在脊背，症状是脊椎骨和右腿关节凸起。脊背是督脉和足太阳膀胱经所属，二经主一身之阳气。肾主骨，骨病大多都从肾论治。督脉为全身连通骨节最多的经脉，又与肾阳关系密切；膀胱与肾相表里，膀胱属太阳主表，肾属少阴主里。风寒之邪从太阳之表侵入，容易犯里及肾。因此辨证为"风寒之邪侵入了肾脏和足太阳经之间"。麻黄附子细辛汤主治少阴本虚外感寒邪所引起的太少两感证，此证病机吻合。加桂枝、干姜、生姜、大枣，增加温通辛散太阳之表的作用。二诊时表证消失，里证为主，因此用小建中汤以起阳虚劳损之沉疴。病愈后服鹿角霜丸以补虚处，即虎潜丸减去了清热祛湿药，加入了治疗督脉的药物。用药进退有节，丝丝入扣。背部的老年性皮肤瘙痒症、神经性皮炎、银屑病、皮炎湿疹等，也可以参考此案治疗。

三一、胸

胸，亦作膺，又称臆。

胸部经络归属：

统属于少阴心经。《灵枢·经脉》曰："心手少阴之脉，起于心中，出属心系，下膈络小肠。"《灵枢·经筋》曰："手少阴之筋……挟乳里，结于胸中。"

又属手厥阴心包经。《灵枢·经脉》曰："心主手厥阴心包络之脉，起于胸中，出属心包络，下膈，历络三焦；其支者，循胸出胁。"

又属足少阴肾经。《灵枢·经脉》曰："肾足少阴之脉……其支者，从肺出络心，注胸中。"

又属手太阴肺经、脾经。《灵枢·经筋》曰："手太阴之筋……结肩前髃，上结缺盆，下结胸里，散贯贲。"《灵枢·经脉》曰："脾足太阴之脉……其支者，复从胃，别上膈，注心中……是主脾所生病者……烦心，心下急痛。"

又属于足阳明胃经。《灵枢·本输》曰："足阳明，挟喉之动脉也，其腧在膺中。"

兼属足少阳胆经。《灵枢·经脉》曰："胆足少阳之脉……下颈合缺盆以下胸中，贯膈络肝属胆。"《灵枢·经别》曰："足少阳之正，绕髀入毛际，合于厥阴；别者，入季胁之间，循胸里，属胆，散之上肝。"

胸部有四条经脉：任脉行于胸正中部；胸部的第二行，旁开中线左右各二寸，属足少阴肾经；旁开中线第三行，离中线左右各四寸，属足阳明胃经；旁开中线第四行，离中线六寸，属足太阴脾经。

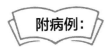

附病例：

从上焦肝经痰火治疗胸前流痰

张右。据述病状，手臂腿足酸痛，胸际一块突起，如栗子大。良由血不养筋，气火挟痰蕴结，热成流痰之象。况怀麟足月，舌质红绛，阴分素亏可知。书云：胸前宜清肝化痰，和营通络治之。然此恙决非旦夕所能图功，姑勉一方。

南沙参三参，川石斛三钱，炒条芩一钱，川象贝各二钱，瓜蒌皮三钱，海蛤壳三钱，全当归二钱，西秦艽二钱，甜瓜子三钱，鲜竹茹二钱，丝瓜络二钱，嫩桑枝三钱，指迷茯苓丸六钱，包煎。

陈海蜇皮二两，漂淡；大荸荠二两，二味煎汤代水。

（《丁甘仁医案续编》）

述评：病位在胸际，为上焦之下，中焦之上。上焦多火，中焦多郁，郁火阻滞，灼津为痰，气火夹痰蕴结，形成栗子大突起。舌质红绛，为阴虚火旺。治宜清肝化痰，和营通络。黄芩、鲜竹茹清肝火；象贝母、海蛤壳、瓜蒌、甜瓜子、指迷茯苓丸清热化痰；南沙参、川石斛、陈海蜇皮、大荸荠滋阴清热；当归、丝瓜络、秦艽、桑桂活血通络。因病人为孕妇，用药比较平和，丸药与食疗相伍为用。

三二、腋

腋，臂下胁上部位。

腋部位经络归属：

属足厥阴心包经。《灵枢·经脉》曰："心主手厥阴心包络之脉，其支者，循胸出胁，下腋三寸，上抵腋。是动则病……腋肿，甚则胸胁支满。"《灵枢·经别》曰："手心主之正，别下渊腋三寸，入胸中。"《灵枢·经筋》曰："手心主之筋……上臂阴，结腋下，下散前后挟胁；其支者，入腋散胸中。"

又属手太阴肺经、少阴心经。《灵枢·经脉》曰："肺手太阴之脉……从肺系横出腋下。"《灵枢·经别》曰："手太阴之正，别入渊腋少阴之前，入走肺，散之大肠。"《灵枢·经脉》曰："心手少阴之脉……复从心系却上肺，下出腋下。"

又属足厥阴肝经、太阴脾之大络。《灵枢·邪客》曰："肝有邪，其气流于两腋。"《灵枢·经脉》曰："脾之大络，名曰大包，出渊腋下三寸，布胸胁，实则腹尽痛,虚则百节尽皆纵。此脉若罗络之血者,皆取之脾之大络脉也。"

兼属手太阳小肠经、足少阳胆经。《灵枢·经筋》曰:"手太阳之筋……入结于腋下,其支者,后走腋后廉……其病小指支肘内锐骨后廉痛,循臂阴入腋下,腋下痛,腋后廉痛。"《灵枢·经脉》曰:"胆足少阳之脉……从缺盆下腋,循胸过季胁。"

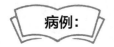

病例:

从上焦肝脾经痰火治疗化脓性汗腺炎

韩某,女,33 岁,2004 年 8 月 7 日初诊。

1 周前左侧腋窝突然疼痛,出现肿块。在某医院诊断为"化脓性汗腺炎",建议手术切开。因不愿开刀,今来我院,要求中药治疗。检查:右腋窝可见一个表面光滑的圆形肿块,直径约 2cm 大,皮肤表面红肿,触之中等硬度,轻度压痛。伴有汗多,食少纳呆,大便二三日一行,月经前乳房胀痛,烦躁易怒,脉象弦数,舌质黯红,苔少。证属肝郁化火,脾虚生痰,痰火互结,循经结聚于腋下所致。治宜:泻肝解郁,健脾化痰散结。方用龙胆泻肝汤合温胆汤加减。

栀子 10g,黄芩 6g,半夏 10g,陈皮 10g,茯苓 15g,竹茹 6g,枳实 10g,大贝 10g,黄连 6g,柴胡 10g,连翘 10g,忍冬藤 15g,夏枯草 15g。

二诊:7 剂后复诊,腋窝肿块略有缩小,皮肤发红也有减退,大便二日一行,食欲增强,舌脉同初诊。原方再服 10 剂。

三诊:10 天后检查,腋窝肿块缩小为直径约 1cm,皮肤表面红斑完全消失,稍有压痛。大便一日一行,质稀软,自觉乏力,前方减栀子、黄芩,黄连减为 3g,加白术 10g 再服 10 剂。2 周后,肿块消失而愈。

诊疗思路:腋窝属上焦,多为火毒为患。经络属手厥阴心包经,又属手太阴肺经、手少阴心经。《灵枢》曰:肝有邪,其气流于两腋。又曰:脾之大络,名曰大包,出渊腋下三寸,布胸胁……腋窝又属足厥阴肝,足太阴脾之大络。病人伴有汗多,食少纳呆,大便二三日一行,月经前乳房胀痛,烦躁易怒,脉象弦数,舌质黯红,苔少等临床症状,证属肝郁化火,脾虚生痰,痰火互结,循经结聚于腋下所致的化脓性汗腺炎。治宜泻肝解郁、健脾化痰散结。龙胆泻肝汤中用栀子、黄芩、柴胡、黄连清泻肝经湿热之毒,忍冬藤、连翘清热解毒,半夏、茯苓、陈皮、竹茹、枳实化痰散结。

第二章 中 焦

三三、膻中

膻中,胸中两乳之间。

膻中部位经络归属:

属手厥阴心包经、任脉之会。《灵枢·胀论》曰:"膻中者,心主之宫城也。"《素问·骨空论》曰:"任脉者,起于中极之下,以上毛际,循腹里,上关元,至咽喉。"

兼属手少阳三焦经。《灵枢·经脉》曰:"三焦手少阳之脉……布膻中,散络心包,下膈,循属三焦。其支者,从膻中上出缺盆。"

又属足厥阴肝经。《灵枢·根结》曰:"厥阴根于大敦,结于玉英,络于膻中。"

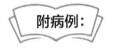 附病例:

从补益手少阴心经气血治疗膻中多汗

人有心头有汗,一身手足无汗,人谓心热,谁知思虑过度,则心火炎烧,逼干其液。液干宜无汗,何心头反出汗? 不知此汗非汗,乃心液,内不能存,外走出耳。或疑心液无多,安得尽化为汗? 不知心为君主之官,心热则脏腑之液群来相资,因内热甚,不养心为液,反越心为汗。汗既出多,无有尽期,脏腑液何能相继? 势必心愈热,汗不可止。及至汗不可止,而心中干燥,烦躁不眠生。治不可缓,宜补心养血,泄火生液,汗自止。方用滋心汤:人参、白术、玄参、丹皮、丹参三钱,桑叶十四片,黄连、甘草五分,生地、麦冬、枣皮五钱,沙参、柏子仁二钱,熟地一两。十剂不发。此方名滋心多滋肾。盖心液必得肾精上溉,液乃生,故欲补心,必须补肾精。补肾稍加清心,则心火安,液不外越,汗又安有外泄。

(《辨证奇闻》)

述评:治疗部位在上焦心经。手少阴心经在上焦,邻近下焦,多气少血,与

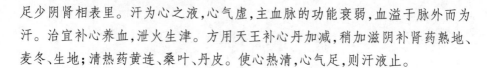

足少阴肾相表里。汗为心之液,心气虚,主血脉的功能衰弱,血溢于脉外而为汗。治宜补心养血,泄火生津。方用天王补心丹加减,稍加滋阴补肾药熟地、麦冬、生地;清热药黄连、桑叶、丹皮。使心热清,心气足,则汗液止。

三四、乳

乳房的经络归属:

属足阳明胃经。《灵枢·经脉》曰:"胃足阳明之脉……其直者,从缺盆下乳内廉。"

又属足厥阴肝经。《外证医案汇编》曰:"乳头属肝,乳房属胃,男子乳房属肾。此乃先哲大概言也。大匠诲人,与规矩而已。"

兼属足少阳胆经、足太阴脾经。《灵枢·经筋》曰:"足少阳之筋……上走腋前廉,系于膺乳,结于缺盆。"又曰:"足太阴之筋……循腹里,结于胁,散于胸中。"

乳腺增生病属于中医学"乳癖"范畴,明代陈实功认为"多由思虑伤脾,怒恼伤肝,郁结而成也"。清代吴谦《医宗金鉴》亦云,此由"肝脾二经气郁结滞而成"。肝主疏泄,肝气宜舒畅而条达。若情志不遂,忧郁不解,则可导致肝气郁结,气机郁滞,肝气郁久化热,热灼阴液,肝郁气滞,肝木克脾,脾失健运,痰浊内生;气滞血瘀痰凝,留阻乳络而形成乳房结块。常用逍遥散或柴胡疏肝散加减治疗。乳癖日久不愈,致痰气郁结成岩。形成乳岩(乳腺癌)之顽疾。

乳痛为急性期,多伴有红肿热痛等症状;乳癖为中期,多为增生结块,或痛或不痛;乳岩为后期,多为乳房坚硬如石,乳头或破流水,或翻花疮。乳腺病不论哪一期,治疗都不离"气""痰"二字。朱丹溪曾云:"善治痰者,不治痰而治气",清代余听鸿亦提出"治乳症,不出一气字定之矣"。

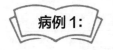

从中焦肝胃湿热治疗乳头疼痛

王某,女,25岁,2008年8月16日初诊。

主诉:乳头疼痛半个月。患者半月前顺产一女,恶露未尽,乳头疼痛,哺乳时痛如刀割,痛苦难忍,已有2天不能哺乳。视患者痛苦貌,抑郁寡言,乳头裂口极深,伴不思饮食、脘腹及胁肋胀痛、口苦、烦躁易急,便秘数日未行,脉弦滑

有力,舌质红,苔黄厚腻。证属肝胃二经湿热蕴结。治宜清泄肝火,化湿清热。方用龙胆泻肝汤合生化汤加减。方药:

龙胆草 8g,黄芩 6g,大黄 10g,生地黄 20g,当归 12g,车前子 15g,青皮 10g,柴胡 6g,王不留行 10g,益母草 15g,桃仁 6g,甘草 5g。

二诊:药进 5 剂,婴儿吮吸时痛已止,大便通,食欲增,为巩固疗效,遂又给上方 5 剂,电话得知乳痛已愈,哺乳正常。

诊疗思路:病位在乳房,属于中焦肝胃二经。《疡医大全》描述:"心法曰乳头属厥阴肝经,如暴怒或抑郁,肝经怒火不能施泄,是以乳头皲裂,治当加味逍遥散主之。"由于情志易怒伤肝,致使肝火不能疏泄,加之产后饮食不节,厚味酝酿,阳明湿热蕴结,郁于乳头,乳头为肝经循行所属,故治疗首先从肝经气血郁滞着手,方用龙胆泻肝汤清泻肝经湿热,生化汤活血化瘀。方中大黄入阳明经,泄热通便,荡涤胃肠积滞;青皮、柴胡、王不留行理气通络直达病所;当归、益母草、桃仁行瘀滞;甘草调和诸药。药仅 10 剂诸症悉除。因产后未满月,恶露未尽,不能单纯清热,药物太过苦寒会凝滞经脉。生化汤为产后温通气血之方,故合用之可以克制龙胆泻肝汤之苦寒。

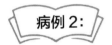
病例 2:

从中焦肝火湿浊治疗右乳头流黄水

宋某,女,52 岁,2016 年 6 月 28 日初诊。

主诉:右乳头流黄水半月余。半月前,发现右乳头有黄水流出,时为深红色血水,以手指压乳房则为黄水、血水更多。但乳头及乳房外观均无红肿,亦不剧痛。诊查:未触及肿块及小结核。脉象双侧俱弦,舌苔微黄腻。平时性情急躁,抑郁易怒,头昏目眩。被诊断为高血压。证属郁怒伤肝,肝气失调,肝风上扰。治宜疏肝息风,清热通络。方药:

桑叶 10g,杭菊花 10g,牡丹皮 10g,香附 10g,赤芍 10g,白芍 10g,橘络 10g,连翘 15g,夏枯草 30g,蒲公英 30g,橘叶 10g,青皮 10g,黄芩 15g。7 剂,水煎取 300ml,早晚分 2 次服。

二诊:服前方药后,血压下降(130/80mmHg),头昏较轻,右乳头流黄水、血水减少。原方去牡丹皮 10g,加王不留行 10g。夏枯草量减少为 15g,黄芩减少为 10g,再服 14 剂。

三诊:右乳头流黄水、血水已基本停止,但用手挤压乳房时仍有黄水、血水流出,有时乳房有不适感。除仍服原方药外,外用野菊花60g,煎汤热敷右乳部,一日3次。前方再服14剂。

四诊:右乳头已无黄、血水流出,用手挤压乳房,仅有少许黄水排出。因前方已见效,效不更方,仍守原法。再服14剂。

患者坚持服药半年余,右乳头流水完全消除,即手指用力挤压亦无点滴黄水流出。乳房亦无不适感,血压亦基本正常,临床治愈。

诊疗思路:乳房位于中焦的上部,乳房为足阳明胃经所属,乳头为足厥阴肝经所属。部位辨证为中焦足厥阴肝经。肝郁化火,夹湿浊入于足厥阴、阳明之经,顺经络外溢,故乳头流黄水、血水,西医认为系乳腺导管疾病,或为乳腺导管乳头状瘤的症状。乳头状瘤有的很小,不易查出,有的会转变为乳部恶性疾病,尤其是流血水者,要警惕乳腺癌的发生。根据患者的情绪、症状、脉象,应属肝郁化火、郁火夹湿浊流窜于足厥阴经络。络伤,故乳头流出黄水、血水;肝阳上亢,故头昏目眩,烦躁易怒。方用夏枯草、香附以疏肝解郁;青皮、橘叶既能疏利肝气,又能引药入乳房;连翘、蒲公英、黄芩泄肝经之火,化阳明之湿;白芍、桑叶、杭菊花平肝息风;牡丹皮、赤芍、橘络和血通络;王不留行善于通乳脉。肝火清,乳络通则病愈。

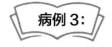

从中焦阳明胃火痰浊治疗乳房瘢痕疙瘩(参见彩图20)

杨某,女,40岁,2011年9月27日初诊。

主诉:左胸部长肉疙瘩,瘙痒,逐渐增大1年。1年前,左胸部出现一个小红丘疹,如高粱粒大,瘙痒,逐渐增大。自己购买消癥灵药膏涂擦,控制不了其发展。近来红疙瘩增大明显,色泽红嫩,瘙痒加重。遂来我科治疗。查:左乳房下近胸处孤立长出一红疙瘩,约2cm×3cm×1cm。色泽红嫩,表面光滑,触之较硬,推之随皮移动。

诊断:瘢痕疙瘩。告知患者可服中药止痒控制其增大。问诊得知患者患有子宫肌瘤、习惯性便秘。证属阳明胃经气血痰湿凝滞,郁结成毒。治宜活血化痰、软坚解毒。拟清胃汤合二陈汤加减。方药:

升麻15g,黄连10g,当归15g,牡丹皮15g,天花粉15g,赤芍15g,清半夏

15g,陈皮 15g,茯苓 15g,川大黄 10g,浙贝母 10g,白花蛇草 30g,生牡蛎 30g,生甘草 10g。10 剂,日 1 剂,煎取 300ml,早晚分服。

二诊:服药后,瘙痒减轻,大便 2 日一次,无其他不适感觉。按原方再服 10 剂。

三诊:服 20 剂药后,瘢痕皱缩,色泽暗淡,已无瘙痒。大便每日一次,无不适感。按原方再服 10 剂。

四诊:服药 1 个月后,斑块继续缩小。大便稀,日 2 次。上方减大黄。10 剂。

诊疗思路:乳头属肝,乳房属胃。此瘢痕出现在乳房上,应从足阳明胃经论治。足阳明胃经多气多血,实证居多,六腑以通为用,因此用清胃汤清泻胃火、解毒,二陈汤化痰散结。参照《全国老中医经验方》治疗瘢痕疙瘩方中的药物,如白花蛇草、浙贝母、生牡蛎等。此种病例,只要服药后没有不适感,病情有所改善,要坚持服药才能控制病情发展,最终达到治愈的目的。

三五、胁肋

在侧胸部,由腋部以下至第十二肋骨部分的统称。

胁肋部的经络归属:

统属足厥阴肝经。《灵枢·经脉》曰:"肝足厥阴之脉……挟胃属肝络胆,上贯膈,布胁肋。"

又属足少阳胆经。《灵枢·经脉》曰:"胆足少阳之脉……贯膈络肝属胆,循胁里,出气街。"

兼属足太阴脾经。《灵枢·经筋》曰:"足太阴之筋……循腹里,结于胁,散于胸中。"

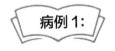

病例 1:

从中焦肝经气血凝滞治疗带状疱疹后遗神经痛

秦某,男,65 岁,2009 年 9 月 12 日初诊。

左侧胸壁疼痛 3 月余。3 个多月前,左侧胸部起红色水疱,疼痛明显,经某医院诊断为带状疱疹,经治疱疹消失,但该处疼痛仍不减轻,触之如针刺样疼痛,夜间疼痛加剧。用中西医多种方法治疗,疼痛仍不减轻。检查:左侧胸部有少数色素沉着斑,不能触摸,触摸后针刺样疼痛明显加重,脉沉弦,舌苔薄白。证属湿热未清,气血凝滞,经络阻塞。治宜活血破瘀、通经活络,佐以清热。方药:

鬼箭羽 15g,赤芍 12g,大黄 9g,瓜蒌 30g,红花 9g,乳香 9g,没药 9g,延胡索 9g,川芎 6g,甘草 9g,虎杖 12g。

二诊:7 剂后,疼痛减轻,大便通畅,已能入睡。效不更方,上方减大黄,加当归 9g,再服 10 剂。

三诊:用药后疼痛已止。患处稍有痒感,二诊方加白蒺藜 9g,减乳香、没药,予 7 剂以巩固疗效。

诊疗思路:带状疱疹病后 3 个多月皮损消失,但是疼痛不止。胁肋为中焦肝胆经所属,由于肝火内炽,湿热内蕴,日久气滞血瘀,经络阻塞,不通则痛。中焦属郁,从病人疼痛部位固定不移,痛如针刺的临床表现来看,属血瘀为主。足厥阴肝经常常多血少气,足少阳胆经常多气少血,二者相互表里,主情志疏畅条达,一有怫郁,就会气滞血瘀。胁肋则是此二经郁结的最常见部位,治疗时除用活血化瘀的药物外,同时所加的川芎、延胡索引药归肝胆经,也是治疗瘀血胁肋疼痛的常用药。乳香、没药为树脂药,容易黏腻滞胃而厌食,故疼痛减轻时即减去。

病例 2:

从中焦厥阴肝经风热治疗玫瑰糠疹(参见彩图 21)

于某,女,32 岁,2009 年 5 月 12 日初诊。

主诉:皮肤起红斑脱皮瘙痒 1 周余。1 周前,感冒、咽痛,经治疗渐愈。腋下出现樱桃大的一片红斑,表面有白皮,无痛痒。1 周后红斑增多,如花生米至红枣大,瘙痒,夜间明显。到某诊所诊断为“银屑病”。口服肿节风胶囊,擦白色药膏不愈。检查:腋下、两胁肋及少腹红色鳞屑斑,红斑边缘不规则,附有少量鳞屑,其间间杂少量红丘疹。无浸润,薄膜现象、点状出血试验(-),最先出现的较大斑片已经变薄、缩小。伴有经前乳房、少腹胀痛,情绪急躁、易怒,便秘。舌边尖红,脉弦数。证属足厥阴经郁久化热,外感风热邪毒。内外合邪,溢于皮肤。治宜和解少阳、凉血清热。方用小柴胡汤合犀角地黄汤加减:

柴胡 10g,黄芩 10g,人参 5g,生地 30g,炙甘草 10g,丹皮 15g,紫草 15g,赤

芍 10g,白蒺藜 15g,荆芥 10g,防风 10g。

二诊:7 剂后,躯干两侧红斑色淡,鳞屑减少,瘙痒消失。无新皮疹出现。心情舒畅,大便每日一次。舌淡红,苔薄白,脉平缓。予荆防四物汤合逍遥散加减:

柴胡 10g,当归 15g,白芍 15g,生地 30g,防风 10g,荆芥 10g,炒黄芩 10g,白术 15g,炙甘草 10g,薄荷 10g,茯苓 15g。5 剂,水煎早晚分服。

诊疗思路:该患皮损部位在两侧腋下、胁肋、少腹,属于足厥阴肝经循行部位。中焦多郁,患者平素性情急躁,经前乳房、少腹胀痛,为肝气郁结所致。现代医学认为玫瑰糠疹为病毒感染所致。患者发病于感冒、咽痛之后。为风邪热毒侵袭足厥阴经脉,内外合邪,邪毒溢于皮肤,发为皮疹。背为表为阳,腹为里为阴,胁肋位于背腹之间,属于半表半里。因此治以小柴胡汤和解少阳;内有郁热,且红斑为血热,故合以犀角地黄汤清热凉血。皮肤有病,邪之出路在表,故加用防风、荆芥发汗解表。白蒺藜行走肝经疏散郁滞,祛风止痒。人参、炙甘草益气扶正,气壮则邪安。在治疗病毒所致的皮肤病时,用人参以鼓邪外出,可以加快抗体的复制,缩短病程。《寓意草》曰:"所以虚弱之体,必用人参三、五、七分,入表药中少助元气,以为驱邪之主,使邪气得药,一涌而出,全非补养虚弱之意也。"如小柴胡汤、参苏饮、败毒散等都在发散风寒的药物中加人参。

二诊病情已趋稳定,故用荆防四物汤补肝血,祛肝风;逍遥散疏肝健脾,属于治本调理之法。用药始终不离足厥阴肝经的部位,药力集中,内外分消,因此能取得比较满意的疗效。

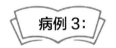

从中焦肝胆经湿热治疗带状疱疹

李某,女,23 岁,1971 年 12 月 14 日初诊。

右下胸部起水疱剧烈疼痛 5 日。5 日前,右侧下胸部开始疼痛,而后相继起红斑及水疱,一堆一堆出现,从前胸浸延到后胸,剧烈疼痛,夜不成眠,口干思冷饮,大便秘结,3 日未解,尿黄而少。检查:右侧胸部,自第 7、第 8、第 9 前后肋间散在密集成簇的大小不等的水疱,基底为紫红斑,充血,周围轻度红色浸润。未见破溃及糜烂面,脉滑数,舌苔薄黄,舌质红。西医诊断:带状疱疹。

中医诊断：肝胆湿热，热盛于湿（缠腰火丹）。治法：清利肝胆湿热。处方：

龙胆草9g，黄芩9g，赤芍9g，茜草9g，川楝子9g，柴胡9g，当归9g，木通6g，车前子6g，大黄9g。外用氯氧油。

12月20日二诊：上方服3剂后，局部水疱逐渐消退，疼痛渐消失。拟以利湿、健脾、清热为法。处方：

黄芩9g，茯苓9g，泽泻9g，白术9g，薏苡仁15g，当归9g，郁李仁15g，瓜蒌15g，莱菔子9g，陈皮9g。

12月29日三诊：上方3剂后，大便通畅，其他症状消失，表面有色素沉着，未再复发。

（《赵炳南临床经验集》）

述评：带状疱疹，出现在第7、8、9胸肋，统属足厥阴肝经，又属于足少阳胆经。《灵枢》曰：足少阳之脉，循胸过季胁下。中焦多郁（瘀），郁则经络气血不通，湿热阻滞，或外邪侵袭，内外合邪，发为带状疱疹。六腑以通为用，稍有阻滞，则郁而化火，致大便秘结，口干喜冷饮。不通则痛，故疼痛剧烈，夜不成眠。舌质红，苔薄黄，脉滑数，均为肝胆湿热，热重于湿之象。一诊是用龙胆泻肝汤加减，在清利肝胆湿热时，用柴胡、川楝子引诸药归属肝胆经并能止疼。二诊时减清热解毒燥湿药，加健脾燥湿药和甘淡渗湿润便药，使便通湿热祛，则带状疱疹速愈。体现了疾病急性期和缓解期的不同用药法则，值得我们细心领会其中深意。

病例4：

从中焦肝胆经湿热治疗带状疱疹

朱某，男，18岁。

患者1周前有瘙痒刺痛感，以后逐渐加重，伴有发热，全身不适，再起水疱，自己抓破，红肿疼痛，部分化脓。

检查：体温37.6℃。左胁及腰部散在成群的水疱，绿豆到黄豆大小，疱周基底发红，疱液混浊，水疱群间皮肤正常，皮损呈腰带形排列。左腋下及腹股沟淋巴结肿痛。苔薄黄腻，舌尖红，脉细数。证属肝胆湿热蕴蒸皮肤。拟龙胆泻肝汤加减。

龙胆草三钱,黄芩三钱,紫草三钱,板蓝根一两,银花四钱,柴胡三钱,泽泻三钱,珍珠母(先煎)一两,生甘草一钱。三帖。

外用:青黛膏。

二诊:发热已退,带状疱疹大部分结痂,稍有鼻塞咽痛。苔薄,脉濡。再拟前法。

银花五钱,连翘四钱,黄芩五钱,板蓝根一两,龙胆草钱半,生地五钱,赤芍三钱,车前子五钱,生甘草钱半。

服七帖,痊愈出院。

按:带状疱疹中医叫"蛇丹""缠腰火丹",俗称"蜘蛛疮",多春、秋季节发病。祖国医学认为由肝火湿热蕴结而发病,用龙胆泻肝汤治疗,多能治愈。方中重用龙胆草配山栀、黄芩既泻肝胆实火,又清下焦湿热;柴胡、生地疏肝、凉血养阴,与前药配合,泻中有补,疏中有养,使泻火之药不致苦燥伤阴;再以车前子、泽泻等清利,使湿热能从小便排出。在临床实践中,加上板蓝根,效果更佳。皮疹消退,遗有疼痛者,可加重镇解痛之品如珍珠母、牡蛎、延胡索等。

(《外科经验选》)

述评:带状疱疹可以发生在人体很多部位。常见的有胁肋部、腰部、胸部、头面部、上下肢等部位。可根据部位的不同再结合临床表现而选择不同治法。此例疱疹发生在胁肋部位。属于肝胆经所属,成群水疱为湿盛,疱液混浊,基底色红为火盛,中焦多郁。因此辨证为肝胆湿热蕴蒸皮肤。拟龙胆泻肝汤加减治疗,取得了满意疗效。加板蓝根是因其有抗病毒的作用。珍珠母、生牡蛎为介壳类药物,质重而入肝经,有镇静止痛作用。延胡索为活血止痛药,能行血中之气,对肝经的止痛效果更好。

病例5:

从中焦养肝阴通络法治疗带状疱疹

刘某,女,46岁。

以左胁肋疼痛一周来院门诊。平素多忧思郁怒,此次发病由与女儿生气引起,脉弦,舌尖边稍红,苔略黄腻。两胁属肝,起因为郁怒,证之于脉,又见弦象,当属肝气郁滞无疑,于是用柴胡疏肝方。服完3帖,复诊时,患者竟然泪潜清下,谓服药后疼痛更剧,终夜不眠。我想药证尚称相符,一何至此? 乃请患者解衣一视痛处:从左胁至乳下,疱疹约七八点相串如带,色黯红,灼热疼痛,手不可近,乃是带状疱疹。本是一团火气,再用疏肝理气燥药,岂非火上加油乎? 我之过也。生新处方如下:

全瓜蒌 20g,金银花 20g,龙胆草 6g,栀子 10g,连翘 15g,土贝母 10g,蒲公英 20g,僵蚕 10g,花粉 15g,赤芍 10g,生甘草 3g,七厘散 1 支(分 2 次冲服)。

服 8 帖后,疱疹消退,疼痛亦止。

按:疼痛不少与外证有关,仅凭主诉、舌脉诊,则难免有失。此案便是一个难忘之教训。带状疱疹的疼痛,有时会很剧烈,也有疱疹虽早已好了,而遗留神经痛 3 个月以上者。上方系从明代孙一奎方加味,七厘散则采自今人经验。

(《读书析疑与临床证得失》)

述评:本案病变部位在左胁肋,属中焦足厥阴肝经。初诊时用柴胡疏肝方常规治疗,疼痛不减且有加重之趋势。一般情况下,左胁肋属阴虚,右胁肋多气虚。结合临床症状应是阴虚火毒炽盛,不能用理气燥药助火伤阴,改用滋阴通络、清热解毒的药物而愈。孙一奎原方为大瓜蒌一枚,重一、二两,连皮捣烂,甘草二钱,红花五分。此案未用红花,用七厘散、赤芍代替。金银花、连翘、蒲公英清热解毒;龙胆草、栀子清肝火;土贝母、僵蚕、天花粉解毒化痰通经;甘草调和诸药而解毒。肝阴得补,火毒得解,肝络得通,则疼痛得止。

病例6:

从中下焦足少阳胆经血虚治疗副银屑病

牛某,女,26 岁,2005 年 6 月 7 日初诊。

自述 2 年前在上肢内侧发现形如黄豆大小的斑丘疹,继而扩展到躯干。部分融合成片,痒感时轻时重,市某医院病理检查报告为副银屑病。查:躯干、大腿外则、双侧腋下、胁肋、少腹可见形如芝麻大小的淡红色斑丘疹,有浸润,上覆有少量不易脱落的糠秕状鳞屑,反复发作,新旧皮损相兼出现。伴有月经量少、经前少腹、乳房胀痛、烦躁易怒,大便二三日一行。脉象细弱,舌质淡红,苔少。证属平素肝胆气血虚弱,风湿之邪外袭,郁久化热,内外合邪,阻于肝胆经络所致。治宜养肝利胆,疏风祛湿清热。方用四物汤、温胆汤、茵陈蒿汤加减:

当归 10g,白芍 10g,川芎 6g,生地黄 20g,柴胡 6g,茯苓 10g,白术 15g,炙甘草 6g,炒栀子 6g,茵陈蒿 10g,半夏 10g,陈皮 10g,竹茹 6g,枳壳 6g,大黄 6g。7 剂,水煎服。

二诊:皮损色泽略有减淡,大便二日一行,烦躁减轻。上方减大黄,加党参 10g,7 剂。

三诊:此次月经来潮,经量较前量多,少腹乳房胀痛减轻,皮疹平坦,红斑上覆有少量糠秕状鳞屑。一诊方减炒栀子,加茜草 10g,白蒺藜 10g,再服 7 剂。

四诊:上方加减服 40 余剂,皮疹消失,皮肤较未病前润泽。经前诸症消失。嘱其服加味逍遥丸 2 周,以巩固疗效。

诊疗思路:发病部位在中、下焦,属郁(瘀)属湿可知。湿郁日久,皆可化热,解郁活血,清热利湿之法定矣。腋下、胁肋、少腹为肝经所属,躯干及大腿两侧为胆经所属。肝胆二经表里俱病,且病程日久,其虚可虑。肝藏血,为风脏;胆疏泄,易湿阻。因此用四物汤补肝血,用茵陈蒿汤、温胆汤利胆郁。故能取满意之效。

三六、腹

腹部位经络归属:

统属足太阴脾经。《灵枢·经脉》曰:"脾足太阴之脉……上膝股内前廉,入腹属脾络胃。是动则病……腹胀善噫,得后与气则快然如衰。"《灵枢·经筋》曰:"足太阴之筋……上腹,结于脐,循腹里,结于胁。"

又属足阳明胃经。《灵枢·经脉》曰:"胃足阳明之脉……其支者,起于胃口,下循腹里。"

兼属手太阳小肠经。《素问·通评虚实论》曰:"腹暴满,按之不下,取手太阳经络者,胃之募也。"

又属足少阴肾经。《灵枢·口问》曰:"腹满,大便不利,腹大,亦上走胸嗌,喘息渴渴然,取足少阴。"

又属冲脉、任脉之会。《灵枢·五音五味》曰:"冲脉、任脉皆起于胞中,上循背里,为经络之海。其浮而外者,循腹右上行,会于咽喉,别而络唇口。"《灵枢·经脉》曰:"任脉之别,名曰尾翳,下鸠尾,散于腹。实者腹皮痛,虚则痒搔,取之所别也。"《素问·骨空论》曰:"冲脉者,起于气街,并少阴之经,侠脐上行,至胸中而散。"

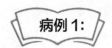

从中焦足太阴脾经风寒治疗腹痛兼风疹

门人族芳斋染病,延余治。诊之脉微而浮,腹大痛。述日前浑身不和风疹,疹隐则腹痛甚。余知诊邪传布太阴,出则风疹,入则腹疼,法宜提邪外出,则腹疼自愈。主以桂枝汤加人参、防风,服一剂风疹出,而腹痛顿止。奈余毒留恋不出,喉舌麻木,心慌内乱,片刻难耐,即以银花甘草煎汤与之。药方入口,如醍醐灌顶,沁人心脾,喉舌内府安然。信乎银花、甘草,外科书称为化毒神品。此吾芦根方中选用二物之所由来也。

(《疫证治例》)

述评:腹部属脾,位于中焦。为升降出入之中枢。以上下言,升而不降则便秘,降而不升则多腹泻。以内外言,风入则为腹痛,风出则为风疹。提邪外出,则腹痛自愈。小建中汤与桂枝汤所用药物只是添加饴糖,药物剂量不同,而其治疗部位大异。小建中汤主治阳虚痨损而治内。桂枝汤又称阳旦汤,主治荣卫不和之表证。今既有表证,又有里证。但其病是风邪所致。因此选用桂枝汤加人参、防风表里两治之。加人参者,还是因病位在中焦脾经。只服一剂风疹出,而腹痛顿止。对于余邪未尽而选用金银花、甘草两味药治疗。取得了神乎其神的效果,称其为化毒神品。方书中有用此二味再加入绿豆、黑豆各半升,名多豆饮。治疗诸药中毒,临床可以参考使用。我用多豆饮治疗药物性皮炎,取得满意的效果。药物性皮炎缓解期,也可以用多豆饮粉碎代茶饮,方便而有效。

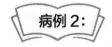

从中焦肾经湿热治疗腹部湿疹(参见彩图22)

李某,男,35岁,2006年7月30日初诊。

主诉:肚脐部红斑、丘疹,瘙痒1月余。发病前无明显原因脐部出现红丘疹、红斑、瘙痒,搔破后流黄水,面积逐渐扩大至脐周围。自己用"丹皮酚软膏",外用不效。到大连市某医院皮肤科口服西替利嗪、外用3%硼酸水湿敷。渗出减少,但始终不愈。瘙痒剧烈,搔抓后渗出又增多,反复发作至今。查:脐部稍水肿,红斑丘疹,少量抓痕、血痂。脐周皮肤稍厚。患者形体肥胖,汗多,腰痛久不愈,舌质红,舌苔中后部位厚腻稍黄,脉沉数。

此为足少阴肾经水湿不化,久而化热,湿热溢于脐部所致。治宜滋阴补肾、清热利湿。方用六味地黄丸加减。

生地 30g,山萸肉 15g,泽泻 15g,茯苓 15g,丹皮 10g,黄柏 10g,萆薢 15g,女贞子 15g,车前子 15g。7 剂,水煎,早晚分服。

外用马齿苋 150g,黄柏 50g,水煎取 1500ml。冷湿敷,每日 3~4 次。

二诊:服药 7 剂后,渗出减少,瘙痒减轻。脐部水肿消失,仍有抓痕,结痂,脐周围皮肤粗糙,少量鳞屑。效不更方。原方再服 10 剂。

诊疗思路:脐位于腹中,应为脾之所属。脾不化湿,积而成热,外溢脐肤,也可引起脐部湿疹伴感染,可用五苓散减桂枝,加茵陈、萆薢、车前子、泽泻、地肤子等治疗。但此例患者伴有腰痛等肾虚症状,舌苔中后部厚腻稍黄,属肾间湿热所致,故用六味地黄丸加减治疗。六味地黄丸治疗肾间湿热,前人曾有论述。借以治疗脐中湿疹,恰合病机。尤在泾在《静香楼医案》中曾有记载,今用其经验加减治疗,也有奇效。该案说明,即使是同一部位的疾病,也不能用一方而概之。还要根据不同病机,灵活治疗。

三七、季肋

季肋,肋下也。在肋的下方,邻近少腹。

季肋部位经络归属:

属足少阳胆经。《灵枢·经脉》曰:"胆足少阳之脉……其直者,从缺盆下腋,循胸过季肋,下合髀厌中。"

又属足厥阴肝经。《素问·脏器法时论》曰:"肝病者,两胁下痛引少腹,令人善怒。"

又属足太阴脾经。《灵枢·经脉》曰:"脾之大络,名曰大包,出渊腋下三寸,布胸胁。"

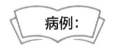
病例:

从中焦脾经湿热治疗胁肋部位带状疱疹

吴某,女,24 岁,1993 年 3 月 9 日初诊。

5 天前无明显诱因右腹部起红斑水疱,伴灼热刺痛,继之腰部也出现皮损,自觉口苦纳呆,食后腹胀,小便黄,大便不爽。检查:右腰腹部沿第 11~12 对神经分布区可见簇集呈带状排列的绿豆大小水疱,内容澄清,基底有炎性水肿性红斑,舌质淡,胖大有齿痕,苔黄腻,脉弦滑。

西医诊断:带状疱疹。

中医诊断:缠腰火丹。辨证:脾虚湿蕴,气血瘀滞,复感毒邪。治法:健脾除湿,行气活血,解毒止痛。除湿胃苓汤加减:

白术 10g,茯苓 15g,陈皮 10g,厚朴 10g,枳壳 10g,薏苡仁 30g,泽泻 10g,紫草 15g,板蓝根 30g,龙胆草 10g,黄芩 10g,赤芍 15g,延胡索 10g,川楝子 10g,杜仲 10g。

局部外用雄黄洗剂。

复诊:服药 7 剂,部分水疱干瘪结痂,疼痛稍减,口不苦,食纳好转。舌胖淡苔白,脉滑。于前方去龙胆草、黄芩,加当归 10g,红花 10g,制乳香、制没药各 6g,再服 14 剂,皮疹消退,症状全消。

(《张志礼皮肤病医案选粹》)

述评:右腰腹部第 11~12 对神经分布区属中焦,为胁下季肋。"在中部者,多属气郁火郁,以气火之俱发于中也。"从自觉口苦纳呆,食后腹胀,小便黄,大便不爽。皮损为绿豆大小水疱,内容澄清,基底有炎性水肿性红斑,舌质淡,胖大有齿痕,苔黄腻,脉弦滑的脉证来看,此证属脾虚湿郁为主。因此辨证为脾虚湿蕴,用胃苓汤加延胡索、川楝子、赤芍健脾除湿,行气活血,板蓝根、龙胆草、黄芩清热解毒,属于对症治疗,杜仲作用有二,一是引诸药归肾经,二因肾无实证,杜仲兼可补肾固肾,以防苦寒药物伤肾。

第三章 下 焦

三八、脐

脐部的经络归属：

属任脉、冲脉之会。《脉经·平奇经八脉病》曰："任脉者,起于胞门子户,夹脐上行至胸中。"《素问·骨空论》曰："冲脉者,起于气街,并少阴之经,侠脐上行,至胸中而散。"

又属足太阴脾经。《灵枢·经筋》曰："足太阴之筋……上腹,结于脐,循腹里,结于胁。"

又属手足阳明大肠、胃经,《灵枢·经脉》曰："胃足阳明之脉……其直者,从缺盆下乳内廉,下挟脐,入气街中。"《灵枢·师传》曰："胃中热则消谷,令人悬心善饥,脐以上皮热。肠中热则出黄如糜,脐以下皮寒。"

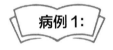
病例1:

从肠胃湿热治疗脐部湿疹

朱,吴江,脐中不痛不肿,搔痒则黄津流出,此属肠胃湿热。宜黄连平胃散主之。

黄连、苍术、甘草、黄芩、厚朴、陈皮、米仁、赤苓。

（《外证医案汇编》）

述评:此病人脐中不痛不肿,搔痒则黄津流出。证属皮肤病中的脐部湿疹。病机为肠胃湿热。脐位于中焦之下,容易发生湿热郁结之病。因脐为腹之窍,腹为肠胃之府。肠胃又为六腑之主,以通为用,稍有郁阻,则不通而为病。流水为湿盛,色黄为热盛,因此辨之为肠胃湿热。药用黄连平胃散,健脾燥湿清热,方中苍术、厚朴、米仁、赤苓淡渗利湿、燥湿健脾,疏通脐部之湿滞;黄连、黄芩清热燥湿、清解脐部之湿毒;甘草调和诸药。

病例2：

从下焦足少阴经湿热治疗脐部湿疹伴感染

脐中时有湿液腥臭，按脉素大，此少阴有湿热也。六味能除肾间湿热，宜加减用之。六味去山药，加川柏、萆薢、女贞子、车前子。

诒按：六味治肾间湿热，前人曾有此论，借以治脐中流液，恰合病机。

邓评：较六味原方为得力，诚可法可师之作。

（《增评柳选四家医案》）

述评：脐为任脉所属，足少阴肾经也挟脐上行。因此脐与任脉、肾经关系密切。今脐间时有湿液腥臭，辨证为足少阴经湿热。六味地黄丸能除肾间湿热，前人已经有过这方面的治疗经验，尤氏在六味地黄丸除肾间湿热的基础上，加用黄柏、车前子、萆薢进一步加强其清利湿热之功，加女贞子能增强六味地黄丸滋阴补肾之功能。因山药质地涩腻，不利于湿热，故减去。诸药合用符合病机病位，故能起效。

三九、腰

腰，背部第十二肋骨以下至髂嵴以上部位。

腰部位经络归属：

属足太阳膀胱经。《灵枢·经脉》曰："膀胱足太阳之脉……还出别下项，循肩髆内，挟脊抵腰中，入循膂。"

又属足少阴肾经。《灵枢·经脉》曰："足少阴之别……其别者，并经上走于心包，下外贯腰脊。其病气逆则烦闷，实则闭癃，虚则腰痛。"

又属督脉。《素问·骨空论》曰："督脉者，起于少腹以下骨中央……还出别下项，循肩髆内，挟脊抵腰中，入循膂络肾。"

又属足厥阴肝经。《灵枢·经脉》曰："肝足厥阴之脉……是动则病腰痛不可以俯仰，丈夫㿉疝，妇人少腹肿。"

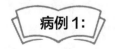

病例1：

从下焦足三阴经治疗肾俞发

刘。肾俞漫肿色白，脉虚微热，此肾俞发也。属三阴亏损，湿热入络，气血凝滞而生。最为淹缠。姑与消散法。

当归,防风,杜仲,秦艽,金狗脊,丹参,广皮,萆薢,独活,胡桃肉,桑枝。

(《王旭高医案》)

述评:腰为肾之府,肾俞部位漫肿色白,为肾俞发也。腰位于下焦,纵横定位为下焦足少阴肾经。色白属阴,脉虚为三阴亏损。湿热入络,气血凝滞为虚中夹实,最为淹缠。方中用杜仲、金狗脊、胡桃肉补肾扶正,引药直入肾经。下焦多湿热,萆薢、秦艽、桑枝、陈皮祛湿通络;当归、丹参活血补血;肾与膀胱相表里,腰部也是太阳经所属,用防风、独活以祛太阳经之风湿。

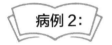

病例2:

从下焦督脉肝肾经治疗腰骶部位单纯疱疹

王某,女,31岁,2013年10月12日初诊。

主诉:腰骶部反复起小水疱,灼热疼痛1年余。1年前,无明显原因腰骶部灼热疼痛瘙痒,2天后出现一片小水疱。到大连某皮肤病医院诊断为“单纯疱疹”。经治疗水疱消失,遗留色素沉着斑,麻痒时作。遇感冒、劳累、上火时,水疱再次出现,反复发作至今。此次发病3天,来我院要求中医治疗。查:腰骶部位簇集小水疱,片状分布于腰骶中线左侧。周边破溃结有血性结痂。伴有腰骶部位疼痛,烧灼感,时有瘙痒。脉寸关滑数,双尺沉。舌质淡红,苔薄白。证属肝肾阴虚,痰火瘀阻督脉。方用四物汤合二陈汤加减:

当归15g,白芍15g,川芎10g,生地25g,黄柏10g,知母10g,半夏10g,陈皮10g,茯苓15g,肉桂5g,乳香3g,没药3g,羌活6g,杜仲10g。7剂,加水600ml,煎取300ml,早晚各服150ml。

二诊:水疱灼热感消失,稍有麻痒,自觉此次诸症消失较快,身体舒适有力。上方减乳香、没药。再服7剂。后来又发病多次,仍用前方加减治疗。半年后未再出现水疱。

诊疗思路:腰骶部位于下焦,下焦属于肝肾。归属于督脉、足太阳膀胱经,二经均与肾脏关系密切。因此,治疗腰骶疾病要从此四经着手。久病责于痰,灼热为阴虚火旺,辨证为肝肾阴虚,痰火瘀阻。用四物汤滋补肝肾之阴,二陈汤化痰通络,知母、黄柏清痰火,羌活、杜仲引药归肾经而补肾止痛,疏通经络。

乳香、没药活血止痛。

四〇、小腹

小腹,俗称小肚。指腹部脐下部位,或指脐下两旁。

小腹的经络归属:

属足厥阴肝经、任脉之会。《灵枢·经脉》曰:"肝足厥阴之脉……循股阴入毛中,过阴器,抵小腹。"《灵枢·胀论》曰:"肝胀者,胁下满而痛引小腹。"

又属足太阳膀胱、小肠经。《灵枢·胀论》曰:"小肠胀者,少腹膜胀,引腰而痛;膀胱胀者,小腹满而气癃。"

又属足阳明胃经。《灵枢·经筋》曰:"足阳明之筋……其直者,上循伏兔,上结于髀,聚于阴器,上腹而布。"

又属足太阴脾经。《素问·缪刺论》曰:"邪客于足太阴之络,令人腰痛,引少腹控眇,不可以仰息。"

附病例:

从下焦少阳厥阴经治疗少腹痛

董左,少腹为厥阴之界,新寒外束,厥气失于疏泄,宿滞互阻,阳明通降失司,少腹作痛拒按,胸闷泛恶,临晚形寒身热,小溲短赤不利,舌苔腻黄,脉象弦紧而数。厥阴内寄相火,与少阳为表里,是内有热而外反寒之证。寒热夹杂,表里并病,延今两候,病势有进无退。急拟和解少阳,以泄厥阴,流畅气机,而通阳明。

软柴胡八分,黑山栀一钱五分,清水豆卷八分,京赤芍一钱五分,金铃子二钱,延胡索一钱,枳实炭一钱五分,炒竹茹一钱五分,陈橘核四钱,福泽泻一钱五分,路路通一钱五分,甘露消毒丹(包煎)五钱。

复诊:前投疏泄厥少通畅阳明,已服两剂。临晚寒热较轻,少腹作痛亦减,惟胸闷不思纳谷,腑气不行,小溲短赤,溺时管痛,苔薄腻黄,脉弦紧较和。肝失疏泄,胃失降和,气化不及州都,膀胱之湿热壅塞溺窍也。前法颇合病机,仍从原意扩充。

柴胡梢八分,清水豆卷八钱,黑山栀二钱,陈橘核四钱,金铃子二钱,延胡索一钱,路路通一钱五分,方通草八分,福泽泻一钱五分,枳实炭一钱,炒竹茹一钱五分,荸荠梗一钱五分,滋肾通关丸(包煎)二钱。

原按：本例属于湿温夹滞之证。丁氏仿仲景小柴胡汤合枳实栀子豉汤、《圣惠方》金铃散。柴胡一味和解少阳枢机，善于达邪外出，为疏肝解郁之要药；清水豆卷代豆豉，轻清发汗，以退表热；山栀清里热；金铃子合延胡索疏肝泄热，行气止痛。表里同治，不使内外合邪。二诊时少阳枢机之邪渐退，湿热之邪不净，以下焦为著，故在原法的基础上加重清热利尿之剂。

（《丁甘仁临证医集》）

述评：少腹属于下焦。为足厥阴肝经、足少阳胆经所属。风寒外束，郁于厥阴，与宿滞互结。经脉不通，不通则痛，故少腹作痛拒按。一诊选方小柴胡汤，和解少阳枢机，与清水豆卷合用达邪外出，为解表部分；枳实栀子豉汤与金铃子散为解郁清里部分。二诊表邪得解，出现湿热壅塞膀胱溺窍，故加重清热利尿之剂。用药重点始终在下焦足厥阴肝经、足少阳胆经上。

四一、髀枢

髀枢，即髀厌也，指髋关节，即环跳穴部位。

髀枢部位经络归属：

属足少阳胆经。《素问·缪刺论》曰："邪客于足少阳之络，令人留于枢中，痛髀不可举。"

又属足太阳膀胱经。《灵枢·经脉》曰："膀胱足太阳之脉……挟脊内，过髀枢。"

兼属足阳明胃经。《灵枢·经脉》曰："胃足阳明之脉……起于胃口，下循腹里，下至气街中而合，以下髀关，抵伏兔。"《灵枢·经筋》曰："足阳明之筋……其直者，上循伏兔，上结于髀，聚于阴器，上腹而布。"

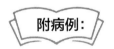
附病例：

从下焦足少阳胆经寒凝血瘀治疗髀枢痛

章某，男，30余岁。

缘于一年半（1975年1月）前，外出2天内连续走足200里，途中劳累夜宿在外着凉受雨后，继之发热腿痛不会走路，经休息五六天后好转始归。此后每因劳累着凉均可使腿痛加剧，且因此病劳力下降，生产队照顾看管水库，又所居湿地，所居房屋架于水上。近半月多以来右后腿自髋至膝腘窝疼痛加重不能自己行走,移动步履则需双手扶住木杖弯腰而走,右腿不能伸直,且蹒跚不稳,舌苔稍白腻,脉象沉细无力,右坐骨神经第一压痛点(环跳穴)及第二压痛点(腘窝处)均有明显压痛,直腿高举征阳性。此寒凝血瘀之证,予当归四逆合大黄附子汤加减:

当归 10g,桂枝 10g,白芍 18g,细辛 4.5g,木通 3g,炙甘草 3g,黑附子 18g,虎杖 30g,乌药 24g,藿香 10g。

每日一剂,水煎服。

诸症均有减轻,则将附子加至 22g 以增温经散寒之功,服 3 剂后右腿疼痛明显减轻接近消失,无需木杖可以自己行走,舌苔渐减,脉象仍细弱,患者要求出院,将前方又与 6 剂为之善后,于 1977 年 1 月随访,腿痛愈合未发。

(《临证经验集》)

述评:本案病变部位在右侧髀枢,属下焦足少阳胆经循行部位。纵横定位为下焦足少阳胆经。下焦属寒属湿,寒湿趋下故也。其发病原因也是由于感受寒湿之邪所致。《素问》曰:邪客于足少阳之络,令人留于枢中,痛髀不可举。治宜温散胆经寒湿,通行经络。当归四逆汤入肝胆之经,有温经散寒、养血通脉的功能,加黑附子、虎杖、乌药、藿香以增强温散祛寒之功。方药与病位、病机吻合,旬日即治愈扶杖而行之重证。

四二、阴毛部

阴毛包括阴毛的周围如气街穴的部位。

阴毛部位经络归属:

属足少阳胆经、厥阴肝经之合。《灵枢·经脉》曰:"胆足少阳之脉……出气街,绕毛际,横入髀厌中。"又曰:"肝足厥阴之脉……循股阴入毛中,过阴器,抵小腹。"《灵枢·经别》曰:"足少阳之正,绕髀入毛际,合于厥阴。"又曰:"足厥阴之正,别跗上,上至毛际,合于少阳。"

又属于任脉。《灵枢·骨空论》曰:"任脉者,起于中极之下,以上毛际,循腹里,上关元,至咽喉,上颐,循面入目。"

又属冲脉、足阳明经之会。《素问·痿论》曰:"冲脉者,经脉之海也,主渗灌溪谷,与阳明合于宗筋,阴阳摠宗筋之会,会于气街。"

又属足少阴肾经、冲脉之会。《灵枢·动输》曰:"冲脉者……与少阴之大络,起于肾下,出于气街。"

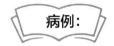

病例:

从下焦厥阴肝经郁火治疗阴毛部瘙痒症

曹某,男,46 岁。

主诉:阴毛部瘙痒半年余。半年前患阴虱,经刮除阴毛,外擦百部酊治愈。瘙痒始终不愈,阵发性剧痒难忍,影响工作生活,十分痛苦。查:阴毛分布区皮肤干燥,抓痕,少量血痂。舌质红,苔薄白,脉弦细。自患阴虱后,有性病恐惧感觉,性功能减退,睡眠不佳。腰膝酸软。证属肝血不足、阴虚火旺。当归饮子合逍遥散加减:

川芎 10g,当归 15g,白芍 15g,生地 30g,柴胡 10g,丹皮 15g,炒栀子 10g,何首乌 25g,白蒺藜 15g,茯苓 15g,防风 10g,地肤子 15g,百部 10g。7 剂,日 1 剂,水煎取 250ml,早晚分服。

二诊:服药后,瘙痒稍减,局部皮损已不干燥。血痂消失,可见抓痕白色鳞屑。上方减川芎,加夜交藤 25g,7 剂,服法同一诊。

三诊:白天阴毛处已不痒,睡眠有所改善,心理负担已减轻。舌质淡红,脉弦。上方减炒栀子,再服 10 剂以巩固疗效。

诊疗思路:阴毛部瘙痒为神经功能障碍性皮肤病。阴毛部位于下焦,属足厥阴肝经所主。病位在下焦足厥阴肝经。局部皮肤干燥,少量鳞屑,为肝血亏虚所致肌肤失养。肝主风,风盛则痒。舌质红,脉弦细,为阴虚内热,以当归饮子养肝血祛风止痒,加味逍遥散中丹皮、炒栀子清肝经血热,柴胡、白蒺藜疏肝解郁祛风止痒。方中的药物多数都入肝经,直达病所。因病由虱虫引起,故加百部杀虫止痒。

四三、前阴

男子曰玉茎,女子曰玉门,即前阴也。

前阴部位经络所属:

统属足厥阴肝经。《灵枢·经脉》曰:"肝足厥阴之脉……循股阴入毛中,过阴器,抵小腹。"《灵枢·经筋》曰:"足厥阴之筋……上循阴股,结于阴器,络诸筋。"

又属足少阴肾经。《灵枢·经筋》曰:"足少阴之筋……并太阴之筋而上

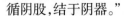

循阴股,结于阴器。"

又属足太阴脾经、阳明胃经之合。《灵枢·经筋》曰:"足太阴之筋……结于髀,聚于阴器,上腹,结于脐。"《素问·厥论》曰:"前阴者,宗筋之所聚,太阴阳明之所合。"《素问·痿论》曰:"阳明者,五脏六腑之海,主润宗筋,宗筋主束骨而利机关也。"

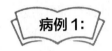

病例 1:

从下焦厥少郁火治疗龟头溃疡

许某,男,56 岁,2009 年 6 月 28 日初诊。

主诉:龟头肿起水疱 2 周。2 周前,龟头冠状沟处有水疱,否认服药史。经化验排除梅毒。经内服外治,水疱消失,肿溃未消,有两个溃疡,腹股沟淋巴结亦肿大,脉洪大有力,舌红,苔黄腻,小便黄,大便正常。其人善饮酒,喜食辛辣。证属湿热注入下焦足厥阴肝经,治宜清泻肝经湿热火毒。方用龙胆泻肝汤加减:

龙胆草 10g,黄芩 10g,焦栀子 10g,柴胡 6g,泽泻 10g,赤小豆 10g,茵陈15g,黄柏 10g,甘草 10g,川萆薢 10g,黄连 6g,地肤子 15g,生杜仲 10g。7 剂,水煎取 300ml,早晚分 2 次服。

二诊:龟头红肿略消,黄苔略减,脉势稍缓,其他饮食、二便均无异常。原方加金银花 20g,再服 7 剂。

三诊:龟头溃疡渐愈,肿消,舌脉正常。继续以清利肝经湿热为治。让其服龙胆泻肝丸 2 周。以巩固疗效。服后红肿消失,溃疡渐渐而愈。

诊疗思路:龟头位于下焦,为足厥阴肝经所主,部位辨证为下焦足厥阴肝经。下焦多湿,龟头症状为水疱、红肿、溃疡,为酒食之湿热之毒下注所致。应该用清泻下焦肝经湿热的方法治疗,龙胆泻肝汤为首选之方。一诊时水湿较盛,故加赤小豆、川萆薢、茵陈、地肤子以助渗利水湿;加生杜仲者,一方面反佐苦寒伤胃,另一方面可以保护肾脏,龟头亦为肾所属。二诊加大量金银花,一方面清热解毒,另一方面是因为大量金银花可以补气,邪盛正虚者最宜用之。

从下焦厥阴肝经湿热治疗外阴瘙痒

赵某,女,56 岁,2008 年 10 月 25 日初诊。

主诉:阴部瘙痒,已有年余。搔甚则出黄水,其痒难忍,影响睡眠。经停于 48 岁,白带多,大便三四日一解。舌苔黄腻,脉沉滑。湿热为病已无疑议。湿热下注则阴部瘙痒,时出黄水,并见白带绵绵。证属下焦足厥阴肝经湿热。治宜清肝胆泻湿热。方药:龙胆泻肝汤化裁。

醋柴胡 6g,车前子 10g,大生地 10g,芡实 10g,车前草 10g,龙胆草 6g,酒当归 15g,黑栀子 10g,海螵蛸 10g,白果仁 10g,生薏仁 20g,泽泻 15g,大黄 10g,粉甘草 6g。7 剂,水煎取 300ml,早晚分 2 次服。

二诊:服药 7 剂,瘙痒仍然,但黄水较少,大便隔日 1 次。前方减大黄,加黄柏 10g。再服 7 剂。另用熏洗方:蛇床子 15g、百部 30g、花椒 15g、黄柏 15g 煎汤外用,日 1 次。

三诊:前方服 14 剂,又加用熏洗方,瘙痒大减,白带亦少。上方减龙胆草、黄柏继服 10 剂,电话回访阴痒已愈。

诊疗思路:外阴属于下焦,在经络上归属于足厥阴肝经,"以肝脉络于阴器也"。部位辨证为下焦足厥阴肝经。湿热下注则阴部瘙痒,时出黄水,并见白带绵绵。辨证为肝经湿热下注所导致的外阴瘙痒,治宜清肝胆泻湿热,用龙胆泻肝汤加减治疗。芡实、白果仁入冲任奇经,为治疗带下的常用药。肝与冲任二脉关系密切,补冲任即为补肝;桑螵蛸涩带而又补肾;生薏仁健脾利湿。外用熏洗方清热杀虫、燥湿止痒。诸药合用,使带下阴痒治愈。绝经期患带下之症,可能是妇科肿瘤所致。用中药治疗的同时,要做彩超和妇科检查,以免误诊或漏诊。

从下焦肝经湿热治疗女性外阴溃疡

尚某,女,36 岁,2007 年 6 月 22 日初诊。

主诉:外阴溃烂疼痛 7 天。一周前外阴部位起小疹,渐溃烂,流脓,疼痛。

口舌咽干,带下黄白。妇科诊断为急性女阴溃疡。检查记录为:双侧小阴唇内侧可见一溃疡约0.3cm×0.4cm大小,周围红肿,溃疡表面有黄稠脓性分泌物,周围炎性潮红肿胀,触之痛敏。舌质红,苔黄腻,脉弦数。证属足厥阴肝经湿热下注,化毒成溃疡。治宜清肝泻火、利湿解毒。方用龙胆泻肝汤加减:

龙胆草15g,栀子15g,黄芩10g,柴胡10g,生地12g,车前子10g,泽泻10g,当归12g,黄连6g,甘草6g,黄柏10g,白花蛇舌草25g,露蜂房10g。7剂,水煎取300ml,早晚分2次服。

外用药:局部点涂锡类散。

二诊:服药7剂后外阴溃疡、疼痛减轻,脓性分泌物减少。前方再服7剂。

三诊:续服7剂后,疼痛消失,分泌物减少,前药去黄芩、白花蛇舌草,加苍术15g、山药15g。

四诊:续服14剂,自述外阴溃疡愈合。

诊疗思路:女阴为肝经所循绕,下焦多湿,湿郁化火,部位辨证为下焦足厥阴肝经湿热。由于郁怒损伤肝脾,肝火脾湿下注而成本病。肝肾阴虚,兼感邪毒,蕴结肌肤,阻滞经络而致本病反复发作。治疗初期以驱邪为主,反复发作者兼以扶正。龙胆泻肝汤加白花蛇舌草、黄柏、露蜂房名之曰龙胆蛇舌汤,顾伯华、欧阳恒老中医都喜用此方。今用之泻肝火祛湿毒而收功。三诊时湿热已减,故减黄芩、白花蛇舌草;加苍术、山药健脾而生肌长肉,有利于溃疡愈合。

外阴瘙痒、外阴疮肿、外阴溃疡三者虽病名不同,症状不一,但只要属于湿热下注,都可以用龙胆泻肝汤加减治疗。因发病部位都属于下焦足厥阴肝经,都属于下焦湿热,故可以"异病同治。"

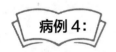

从下焦肝肾湿热治疗急性女阴溃疡

金某,女,39岁,2003年5月9日初诊。

近2个月来,感觉外阴处灼热疼痛,行走困难。住院治疗,诊断为急性女阴溃疡。排除由性病而引起,给予对症治疗。2周后红肿疼痛明显减轻,出院后来我处诊治。查:大小阴唇内侧发现多处形如绿豆大小的溃疡,自觉刺痛,入夜尤重,伴有低热、心烦、腰酸。脉细数,舌质红,苔少。证属肝肾湿热,循经下趋。治宜滋养肝肾,清热解毒。方选地黄汤、逍遥散合裁:

盐水炒黄柏、炒胆草、柴胡、焦栀子各 6g,生地黄、泽泻、赤茯苓、青皮、炒丹皮、浙贝母、山药各 10g,忍冬藤、土茯苓、连翘各 12g。外用:紫草湿疹油外擦,1 日 2~3 次。

二诊:5 天后患者告知疼痛明显减轻,夜能入睡,心烦、低热等症也有改善。故上方去炒胆草,加白蔹 10g。继续外用紫草湿疹油外擦。

半月后大小阴唇的多处溃疡见愈,心烦等症俱平。3 个月后患者来院告知未见复发。

原按:急性女阴溃疡在中医文献里曾有过丰富的记载,对其治疗也是多种多样,我对其认识和治法多遵《外科精义》所说:"阴蚀疮者,由肾脏虚邪,热结下焦,经络痞塞,气血不行,或房劳洗浴不洁,以致生疮。"这段论述给我两点启示。一是病位在肾,二是病邪以热邪居多,故而治之初期以清热解毒为主,选用地黄逍遥散化裁,待其热毒控制后,避免苦寒克伐胃气。故而去炒胆草,加白蔹。白蔹是疗肿痈疽要药,内服外治皆有良效。诚如《本草经疏》所说:"白蔹味苦辛,苦则泻,辛则散……主痈肿疽疮,散结止痛。"此外,对毒热蕴结,久不解,加土茯苓、马鞭草、败酱草、鱼腥草等。

(《徐宜厚皮科传心录》)

述评:外阴属下焦,足厥阴肝经循行部位,为肾所主。纵横定位下焦肝肾经湿热。用地黄汤、逍遥散加减治疗,地黄丸补肾,逍遥散疏肝,方中药物直达外阴,故能取得好的疗效。

病例 5:

从下焦肝肾经湿热治疗女阴湿疹

房某,女,35 岁,2009 年 6 月 22 日初诊。

外阴瘙痒,红肿,皮肤增厚 1 年。1 年前,垫阴部护垫后,外阴瘙痒,未在意。后来瘙痒加重,出现红斑,皮肤增厚。到某医院皮肤科诊断为"外阴湿疹"。口服乌蛇止痒丸,外用派瑞松软膏治疗,渐渐好转。但停药后,病情复发,症状加重,夜间有时痒醒,痛苦难忍。来我科要求中药治疗。妇科检查:大小阴唇及其周围皮肤红斑,边缘具局限性明显,阴唇稍肿,浸润和变厚,外观苍白。证为足厥阴肝郁化火,湿热下注。治宜疏肝解郁,清热祛湿。方用龙胆泻肝汤加减：

龙胆草 6g，栀子 10g，黄芩 10g，黄连 6g，柴胡 10g，生地 20g，当归 15g，车前子 15g，泽泻 10g，甘草 6g，苍术 15g，黄柏 6g，炒杜仲 15g，地肤子 15g，牛膝 15g。7 剂，日 1 剂，早晚水煎服。

外用：鹤虱草 20g，狼毒 20g，苍术 30g，当归 30g，苦参 30g，地肤子 30g，蛇床子 30g，川椒 10g，黄柏 20g。共为粗末，煎汤熏洗。

二诊：诸症均有好转，阴唇仍苍白干燥肥厚。效不更方，上方再服 1 周。外洗药减鹤虱草、狼毒。加黄精 20g、玄参 20g 外洗。经治 1 月余而愈。

诊疗思路：本案病位在下焦外阴部，湿性下趋，下焦多湿。肾开窍于外阴，足厥阴之脉，络阴器，系于肝。故定位于下焦肝肾经湿热。用龙胆泻肝汤清利下焦肝经湿热，二妙丸合炒杜仲、牛膝、地肤子清下焦肾经湿热。外洗方为《清宫医案》中"除湿塌痒汤"原方煎洗。内外方药直达病位，使外阴湿疹痊愈。

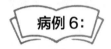

从下焦足厥阴肝经湿热治疗阴囊湿疹

徐某，男性，38 岁，1998 年 3 月 7 日初诊。

患者平素喜食油腻食物，嗜酒，形体肥硕。近 1 个月来，感觉阴囊潮湿刺痒。就诊时检查，双侧阴囊皮肤略有红肿，部分抓破有轻微渗出或者结有血痂。其痒感以夜间为甚，伴有轻微腰酸、膝软等症。脉象细数，舌质红，苔薄黄。证属肝脾湿热下注所致。诊断：阴囊湿疹。治宜清肝泻火，化湿止痒。方选知柏地黄汤加减。

药用盐水炒黄柏、知母、蛇床子各 6g，茯苓、泽泻、枣皮、丹皮各 10g，萆薢、木瓜、槟榔、沉香（后下）各 4.5g，炒杜仲、山药各 12g。外用路路通方（路路通、苍术各 60g，百部、艾叶、枯矾各 15g）水煎取汁湿敷。一日 2~3 次。

二诊：5 天后局部肿胀、渗出和痒感均有减轻。步上方去蛇床子、木瓜、槟榔，加菟丝子、钩藤（后下）各 12g。外用蛋黄油涂搽，一日 3~5 次。

按上方坚持治疗 10 天后，痒感和皮损均已康复。并嘱其内服六味地黄丸，每日 2 次，1 次 6g。盐开水送下，以巩固疗效。

［方药分析］本案以知柏地黄汤为基础方，取其滋阴降火，以除湿热；蛇床子、杜仲、沉香等温阳之味，既补肾阳，又防苦寒伤肾之过；萆薢、槟榔、木瓜化

湿在脾,助后天之本。湿除、热清,则痒感自除。

原按:男性阴囊湿疹和女性外阴湿疹治疗的重点在于肝肾。初期肝经湿热居多,立选龙胆泻肝汤加减;后期肾经亏虚为主,其选方当分阴阳,偏阴虚者方选麦味地黄汤,偏阳虚者方选右归饮加减。不论阴虚、阳虚均可加入息风止痒之品,效果更好。在治疗期间,除了禁忌辛辣酒味之外,还应当节制房室,临证中,部分患者不明此事,往往病情将愈又导致加重或复发。还应尽可能寻找患者发病或诱发加重的原因,如生活习惯、工作环境、思想情绪及有关病史。尽量避免外界的不良刺激,如热水烫洗,剧烈搔抓,化纤、皮毛内衣以及易致敏和刺激性的食物。

(《徐宜厚皮肤病用药心得十讲》)

述评:病变部位在下焦足厥阴肝经。湿盛为脾不化湿,腰膝酸软为肾气虚弱。三阴经同治,使阴囊湿疹得愈。其中治疗机理,此病案原按中已经论述得很清楚。兹不赘述。

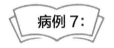

病例7:

从下焦肝经火毒治疗龟头部位银屑病

洪某,男,48岁,2005年6月25日初诊。

主诉:龟头部指甲大红斑半月余。半月前,无意中发现龟头处指甲大的红斑,无自觉症状。自认为得了性病,今来我科诊治。检查:龟头红色斑片,边缘清楚,无鳞屑,稍微高于皮面,约小指甲大。仔细询问病史,患寻常性银屑病已20年余,至今上肢肘外侧及头皮仍有少量白色鳞屑斑。舌质红,舌边尖红甚。脉弦数。诊断:龟头部银屑病。证属肝经火毒,瘀结龟头而发为银屑病。治宜清肝经湿热、活血解毒。方用龙胆泻肝汤加减。

龙胆草10g,栀子15g,黄芩10g,柴胡15g,生地30g,车前子15g,泽泻15g,黄连10g,甘草10g,当归15g,土茯苓30g,虎杖15g,川芎10g,赤芍15g,丹皮15g。

二诊:皮损无明显变化,舌脉同前。前方又7剂。

三诊:龟头红斑颜色淡红,表面皱缩,舌边红减轻,脉弦数减,无其他不适。前方又7剂。

诊疗思路:《灵枢》曰:足厥阴之脉,循经上睾,结于茎。龟头属于下焦足厥阴肝经。结合临床上病人有多年银屑病病史,龟头斑片色红,位置固定,稍高出皮肤黏膜,排除扁平苔藓和性病。舌边尖红,脉弦数,结合发病部位和脉象,故认为此证为肝经火毒瘀结,用龙胆泻肝汤合凉血活血药治疗,取得了令人满意的疗效。

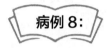

病例8:

从下焦肝经血虚血热治疗龟头红斑肿痒

邹某,男,28岁,2017年6月10日初诊。

主诉:龟头红肿痛痒1月余。1个月前,龟头灼热红肿,伴有稍痛瘙痒。到西医皮肤科化验真菌阴性。诊断为包皮龟头炎,经外涂、内服药治疗好转,但反复发作。要求用中医治疗。检查:龟头冠状沟红肿,左右两侧各一块红斑,如小指甲大,与黏膜相平,无浸淫。平时多思善虑,心情抑郁烦躁,两目干涩,失眠多梦,舌质红,苔少,脉弦细数。大便干涩,小便黄量少。证属足厥阴肝经阴血不足,阴虚火旺。治宜滋补阴血、滋阴降火。方用加味逍遥散加减:

当归15g,白芍15g,生地20g,玄参20g,柴胡10g,黑栀10g,牡丹皮15g,苍术15g,茯苓15g,丹参15g,杜仲15g,肉苁蓉15g。7剂,水煎取300ml,早晚分两次服。

二诊:服药7剂后,龟头红斑色淡,大便通畅,失眠多梦好转,舌脉同前。一诊方减去茯苓,加茯神15g,栀子改为6g,再服7剂。

三诊:龟头红斑基本趋于正常,心情多思善虑,两目干涩。嘱其早上口服加味逍遥丸,晚上服杞菊地黄丸。注意调整情绪,节制性生活。

诊疗思路:龟头部位辨证属于下焦足厥阴肝经。此例龟头红斑反复不愈,多数因为性情急躁,多忧善虑,耗伤阴血,阴虚火旺,灼伤肝之宗筋所致。肝血不足则两目干涩;阴虚阳不潜则失眠多梦;大便干涩、小便黄少亦为虚火所扰;舌质红,苔少,脉细数,为阴虚火旺之征。用加味逍遥散养肝经之血,清肝经之热,加生地、玄参、丹参滋阴降火、凉血活血;龟头亦为肾所主,故加杜仲、肉苁蓉补肾养肝;生地、玄参、肉苁蓉还能润燥通便;茯神补心安神,又补肾,叶天士补肾方中多用之。诸药配合,是治疗阴虚火旺引起的龟头红斑的好方剂。龟头部位的银屑病红斑、固定性药疹、包皮龟头炎等病,也可以用此方加减治疗。

四四、骶

骶包括骶尾部位。各有四骨空，名上髎、次髎、中髎、下髎，左右各八穴，故曰八髎骨。包括长强穴的部位。

骶部位经络归属：

属足太阳膀胱经、督脉之会。《灵枢·经脉》曰："膀胱足太阳之脉……挟脊抵腰中，入循膂，络肾属膀胱；其支者，从腰中下挟脊贯臀，入腘中。"又曰："督脉之别，名曰长强，挟膂上项，散头上。"

又属足少阴肾经。长强穴，在会阴区，尾骨下方，尾骨端与肛门连线的中点处。是督脉别络，足少阴所结也。

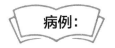
病例：

从下焦督脉血虚肝热治疗尾骶硬溃疽

方右。宁波路，九月朔，尾骶之下，魄门之后，曾臃肿外溃，血脓甚夥，据云已经完口，惟小有坚硬，然坚硬如块再溃，亦意中事；经行失常，将行之际两胁掣痛，少腹作酸难过，脉弦涩。治以养血滋肝，兼调奇经。

石决明煅（先煎）四钱，当归身（蒸）二钱，白芍（炒）二钱，丹参二钱，白蒺藜三钱，茺蔚子（炒）二钱，粉丹皮（炒）钱半，忍冬藤三钱，茯神三钱，新绛一钱二分，月季花三钱。

二诊：九月十四日。魄门之后，尾骨之下，臃肿外溃，业已完口，惟尚有硬块，日来亦觉小瘥；此番经行两胁掣痛，少腹作酸较愈，经后常有白淫滑出，脉弦涩。血虚肝热，脉海失固之过。

龟板（炙酥，先煎）五钱，石决明（煅，先煎）四钱，当归身（蒸）二钱，白蒺藜三钱，川杜仲三钱，续断炒二钱，杭白芍（炒）二钱，合欢皮四钱，茯神三钱，月季花三朵，白鸡冠花一钱，左牡蛎（煅，先煎）四钱。

（《王仲奇医案》）

述评：病位在尾骶之下，魄门之后属于督脉所属，纵横定位属下焦督脉。病人又有兼证"经行失常，将行之际两胁掣痛，少腹作酸难过"，两胁与少腹均为足厥阴肝经之所属。故用药督脉与肝经兼治，以调养奇经、养血滋肝。方中药物如龟板、杜仲、续断、石决明、合欢皮、月季花、茯神、左牡蛎等,既入肝经,又入奇经八脉。治疗顺序,初诊先治肝经瘀滞毒热,祛邪为主。二诊兼调奇经,攻补兼施。

附病例1：

从下焦督脉阳虚治疗尾闾尻骨痛

尾闾尻骨先痛,继以溲溺淋闭,兼有瘀血。夫督脉部位,隶于太阳脉络,气坠频溺,点滴不爽,分利清热愈痛。古贤每以软剂温药,升任督之气,按《经》旨以治病,谅无误矣。

鹿茸,当归头,淡苁蓉,巴戟,枸杞,沙蒺藜。

（《明清医案选·叶天士医案》）

述评:尾闾尻骨相当于骶尾部。此处先痛,伴有小便涩滞不通,兼有瘀血。常规的治法是用清热通利的方法治疗,但是分利清热愈痛。为什么会这样呢？因为骶尾部位是督脉的部位,又隶属于足太阳膀胱经。清利药使清阳不升,经络不通,水液不化,则"气坠频溺,点滴不爽"。对于这样的病证,古代的名医多用温通督脉的药物,以升任督之气。按经旨治病,一定不会错的。所用的药物都是入督脉,温经补肾的药物。

骶尾部位的单纯疱疹、带状疱疹、局限性硬皮病、局限性的银屑病,都可以参考此案治疗。

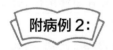

附病例2：

从足太阳膀胱经治疗尻臀痈

通父家翟梗,于尻臀上足太阳经生痈,坚硬肿痛大作,左右尺脉俱紧,按之无力。羌活、黄柏各二钱,防风、藁本、连翘各一钱,肉桂七分,甘草、苍术、陈皮各五分,当归一钱,黄芪一钱五分,酒二大盏,水一大盏,煎至一盏,去渣,热服空心,以夹被盖覆其痈,使药行罢去之,一服愈。

（《续名医类案》）

述评:尻臀部位属于下焦,为足太阳膀胱经所属。其治疗方药由三部分组成:一为治疗足太阳膀胱经的药:羌活、防风、藁本;二为清热祛湿解毒药:黄柏、苍术、连翘;三为扶正补益药:黄芪、当归、甘草、肉桂、陈皮。三组药针对病位、病性,攻补兼施,取得了一服愈的好效果。

四五、臀

臀,骶骨两侧的臀大肌部分。

臀部位经络归属:

属足太阳膀胱经、督脉之会。《灵枢·经脉》曰:"膀胱足太阳之脉……其支者,从腰中下挟脊贯臀,入腘中。"《灵枢·经筋》曰:"足太阳之筋……上腘中内廉,与腘中并上结于臀,上挟脊上项。"《素问·骨空论》曰:"督脉者,起于少腹以下骨中央……绕篡后,别绕臀,至少阴与巨阳中络者,合少阴上股内后廉,贯脊属肾。"

兼属足太阴脾经。《素问·缪刺论》曰:"邪客于足太阴之络,令人腰痛,引少腹控䏚,不可以仰息,刺腰尻之解。"

又属足少阴肾经、少阳胆经。《灵枢·本脏》曰:"肾下则腰尻痛,不可以俯仰,为狐疝……肾偏倾则苦腰尻痛也。"《灵枢·经筋》曰:"足少阳之筋……前者结于伏兔之上,后者结于尻。"

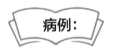

病例:

从下焦脾经湿热治疗坐板疮

洪某,女,43岁,2009年7月23日初诊。

主诉:臀部生疮疼痛半月余。半月前,臀部开始瘙痒,继而出现红丘疹,逐渐增多增大,疼痛。到当地医院诊断为多发性疖肿,内服消炎药和清热解毒中成药不见好转。今来我院,要求中医治疗。查:腰以下大腿以上部位可见十多个红肿包块。大者如黄豆大,小者如米粒大,根浅高突,中央有白色脓头,焮硬疼痛。破溃者流黄色脓水。

证属脾经湿热,日久化毒成疮。治宜:健脾利湿,清热解毒。方用五苓散、四妙散、五味消毒饮加减:

白术20g,赤茯苓15g,泽泻10g,黄柏10g,牛膝15g,苍术15g,薏苡仁

15g,金银花 15g,连翘 10g,地丁 10g,蒲公英 15g。7 剂,每日 1 剂,水煎早晚分两次服。

二诊:有两个大的疖肿破溃流脓后变平,其余小疖颜色由鲜红变为淡红,体缩小而平坦,不触压已不疼痛。未见新疮出现。原方又服 7 剂而愈。

诊疗思路:发生于臀部的多发性疖肿,称为坐板疮。《外科启玄·坐板疮》曰:"此疮仍脾经湿热,湿毒郁久,以致生于臀部。"《洞天奥旨·坐板疮》曰:"坐板疮生于两臀之上,臀乃脾经之所属也。脾属至阴,而臀又至阴之地,脾经血少,血少则易生热矣。血少而热,又加湿气侵之,则湿热两停,郁久不宣,臀仍生疮矣。"本病多由脾失健运,湿热内生,郁久发于臀部所致。多见于夏季和久坐少动之人。其特点是:臀部多发疖肿,少则几个,多则数十个,溃破流脓水,彼愈此发,缠绵不休。因其发病部位在下焦脾经,因此用五苓散健脾以生气,使气旺则血生,气血渐生,则湿自从膀胱而解。四妙散清利下焦湿热;牛膝兼能引药下行而消疮;五味消毒饮清热解毒而消疮。诸药合用,使脾气健,气血生,下焦湿气除,湿热毒气解而病愈。

四六、篡间

篡间,前阴、后阴之间,会阴穴处。

篡部位经络归属:

属任脉别络,挟督脉、冲脉之会。《素问·骨空论》曰:"督脉者,起于少腹以下骨中央……绕篡后,别绕臀,至少阴与巨阳中络者,合少阴上股内后廉,贯脊属肾。"

《灵枢·五音五味》曰:"冲脉、任脉皆起于胞中,上循背里,为经络之海。"

附病例 1:

从下焦肝脾二经治疗悬痈

余忆十余年前,余姨岳母素有便血,本属早寡多郁,后起悬痈,生于谷道之前溺道之后,先起块作痛。即至孟河诊之,皆云湿热,服苦参、黄柏、薏仁、萆薢等苦寒渗利。数剂后日见甚。再复诊,服数剂卧床不起,症势日剧。着余妇代看之,云:皮色泛红,光亮如梨,按之甚热。有田螺水磨番木鳖,调冰片搽之稍安,干则更痛,再搽。后邀疡科诊之,曰:悬痈溃后为海底漏,死症也。合家惊惶。正在岁终有事,无可如何。余曰:素有便血,本属脾虚,虽有肝气兼湿热,肝络系于二阴,补中益气汤最宜。此方之升麻、柴胡,即是疏肝之品,当归是养肝之品,东垣先生曰:治脾不若治肝。木气条达,土气自舒。参、草甘温助脾,白术、陈皮调胃祛湿。余将补中益气本方加茯苓泄其已阻之湿,大剂三服,痛减。

(《余听鸿医案》)

述评:补中益气汤多用于治疗肛门脱垂、子宫脱垂、胃下垂等证。今用于治疗悬痈,因悬痈生于任脉别络,督脉、冲脉之会。冲任属肝,补中益气汤既能健脾,亦能疏肝,又能升举阳气。对于日久气虚肝经湿热引起的悬痈,三剂痛减。案中对补中益气汤的方解,与众不同,很有深意。

位于会阴部的湿疹、疮痈、神经性皮炎、局部多汗症等,凡是由于肝郁脾虚,清阳不升引起者,都可以参考治疗。

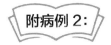
附病例2:

从下焦肝经湿热治疗悬痈

黄吏部谷道前患毒,焮痛寒热,此肝经湿热所致,名曰悬痈,属阴虚症。先以制甘草,二服顿退;再以四物加车前子、青皮、甘草节、酒制黄柏,数服而消。

一男子岁逾五十,患悬痈,脓清,肝肾脉弱。此不慎酒色,湿热壅滞也。然脓清脉弱,年老值此,何以收敛,况谷道前为任脉发源之地,肝经宗筋之所,辞不治后果死。当治此痈惟涧水制甘草有效,已破者兼十全大补汤为要法。

(《续名医类案》)

述评:悬痈位于肛门前、前阴后,是为会阴之地,是督脉、任脉、冲脉三脉之发源地。此两案悬痈,均从足厥阴肝经辨治,是因为肝脉与任脉关系最为密切,为女子先天,"肝经宗筋之所",肝肾虚弱,或肝经湿热,均会病发悬痈。涧水制甘草治疗悬痈,是薛氏的经验用药,两例悬痈均用之,应当有效。因甘草缓急止痛,虚实皆宜。

四七、肛门

肛门,又称魄门。

肛门的经络归属:

属手太阴肺经。肺与大肠相表里,肛门是大肠下端,故肺实则大肠热,热则秘结；肺虚则大肠寒，寒则泄泻脱肛。

又属手阳明大肠经。《素问·灵兰秘典论》曰："大肠者，传道之官，变化出焉。"

又属足太阳膀胱经。《灵枢·经别》曰："足太阳之正，别入于腘中，其一道下尻五寸，别入于肛。"

兼属足少阴肾经。《素问·金匮真言论》曰："北方黑色，入通于肾，开窍于二阴。"

又属足太阴脾经、阳明胃经。《素问·脉要精微论》曰："仓廪不藏者，门户不要也。"门户，这里指下极的魄门，也就是肛门。

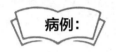
病例：

从下焦足太阴经湿热治疗肛周湿疹

王某，男性，8 岁，2006 年 4 月 8 日初诊。

患母亲代述，肛门痒约有月余，叨吵不安。

检查：肛门四周的皮肤黏膜可见轻微浸渍腐白，抓痕明显，且有少量渗出。患儿面色苍白少华，形体瘦削，目呆少神，烦躁焦虑。询问饮食不振，大便稀溏，脉细弱，舌质淡红，苔少。证属脾虚肠弱。诊断：肛周湿疹。治宜益气健脾、扶正止痒。

方用四君子汤加味：党参、白术、山药各 12g，防风、蝉衣、连翘、黄连、陈皮、莲子心、砂仁各 6g，茯苓、神曲、谷芽、甘草各 10g。

外用：苦楝子、萹蓄各 15g。浓煎取汁，外洗肛周，一日 2 次。

二诊：5 天后复诊，肛周瘙痒明显减轻，患儿夜能入睡，四肢、肛周浸渍也在康复之中，嘱其再服 10 剂，外洗方同上。

2 周后来门诊视查，肛周皮肤恢复正常，痒感消除而愈。

[方药分析] 方用参、苓、术、山药益气扶脾，陈皮、砂仁、茯苓理气化湿，黄连、莲子心、连翘清心泻火解毒；神曲、谷芽消食导滞；防风、蝉衣疏风祛邪止痒。脾胃健运，大肠湿热可除。

原按：肛周湿疹，诱发因素众多，通常有原患痔疮、蛲虫等，也有因热水烫洗或外搽药物不当而发生。因此，临床辨证既要重视皮肤损害的形态，又要注意波及的范围，辨证时要分清湿、热、虚、实的孰轻孰重。本案患儿面色苍白少华、食欲欠佳等症突出,病位定在脾与大肠,湿热之邪为害,故而方选四君子汤加味而愈。

(《徐宜厚皮肤病用药心得十讲》)

述评:肛门又称谷道,属脾经所主。患者一派脾虚症状,肛门四周的皮肤黏膜可见轻微浸渍腐白,也是脾湿下注的表现。部位与症状一致,故用四君子汤加味益气健脾,扶正止痒而愈。

四八、髀

髀指大腿外侧。

髀部位经络归属:

属足少阳胆经。《灵枢·经脉》曰:"胆足少阳之脉……下合髀厌中,以下循髀阳,出膝外廉,下外辅骨之前。"《灵枢·经筋》曰:"足少阳之筋……其支者,别起外辅骨,上走髀。"

前廉:属足阳明胃经。《灵枢·经筋》曰:"足阳明之筋……其直者,上循伏兔,上结于髀,聚于阴器。"

后廉:属足太阳膀胱经。《灵枢·经脉》曰:"膀胱足太阳之脉……别下贯胛,挟脊内,过髀枢,循髀外后廉下合腘中。"

兼属足太阴脾经。《灵枢·经筋》曰:"足太阴之筋……上循阴股,结于髀,聚于阴器,上腹,结于脐……其病……阴股引髀而痛。"《灵枢·邪客》曰:"脾有邪,其气留于两髀。"

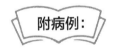

附病例:

从下焦足太阳膀胱经治疗坐骨神经痛

曹某,女,34岁,1990年1月13日初诊。

右腿疼痛2年余,加重2个月,疼痛自右臀部起,沿右腿外侧及后侧向下放射,症状常年不断,时重时轻,冬季为甚。近2个月来疼痛较明显,西医诊断为原发性坐骨神经痛。曾用中西医多种方法治疗,病情未见改善。

诊得舌质淡、舌苔白、脉虚,证属寒凝血脉,足太阳经痹阻,予通经行痹汤加味治疗。

桂枝 10g,白芍 30g,炙甘草 8g,生姜 7g,大枣 15g,威灵仙 10g,独活 8g,徐长卿 20g,牛膝 10g,苏木 15g,制乌头 10g(先煎),全蝎 7g。

上方连服 15 剂,右腿疼痛明显减轻。去乌头再进 10 剂,症状基本缓解,后用独活寄生汤化裁,调理近 1 个月。随访 1 年,未见复发。

(《名医名方录》)

述评:臀及大腿属下焦,大腿后侧属于足太阳膀胱经。本病定位为下焦足太阳膀胱经。根据临床冬季病重,舌质淡,舌苔白、脉虚等症状。诊断为寒凝血脉,足太阳经痹阻。用桂枝汤原方直入足太阳膀胱经,温经散寒,以通太阳经脉;下焦寒多、湿多,故加威灵仙、独活、徐长卿、制乌头、全蝎祛风祛湿辛热散寒。牛膝、苏木通脉,兼引药下行。经治症状缓解,邪少虚多,故用独活寄生汤益肝肾、补气血、祛风湿、止痹痛。

四九、股

股为大腿内侧,胯至膝盖的部分。

股部位经络归属:

中间:髀之内也。属足厥阴肝经。《灵枢·经脉》曰:"肝足厥阴之脉……上腘内廉,循股阴入毛中,过阴器,抵小腹。"

前廉:属足太阴脾经。《灵枢·经脉》曰:"脾足太阴之脉……循胫骨后,交出厥阴之前,上膝股内前廉。"《灵枢·经筋》曰:"足太阴之筋……其直者,络于膝内辅骨,上循阴股,结于髀,聚于阴器。"

后廉:属足少阴肾经。《灵枢·经脉》曰:"肾足少阴之脉……出腘内廉,上股内后廉,贯脊属肾络膀胱。"

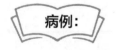

病例:

从下焦肝经湿热治疗大腿内侧湿疹

麦某,男,57 岁。

病史:于 3 月前,胸部先出现散发性丘疹,状似粟米,瘙痒无度,而两腋下、腹背、上肢遍发,并杂有脓疱,逐渐延及脐下髂腰、阴囊、臀部、大腿足踝,搔抓出滋,有的糜烂结有脓痂。全身伴有寒热往来,胃纳不佳,大便干结,3 日未行,尿黄且短,口干不欲饮。患者曾在某医院诊治,未效。

查:胸背及上肢有散发性丘疹,夹有脱屑,脐下到两足踝之上遍发丘疹,夹有抓痕,血痂与白色脱屑,尤以两大腿内侧为甚。

湿热逗留脏腑,内不得疏泄,为病之本;蕴伏肌肤,外不得透达,为病之标。苔薄黄,脉弦细。故治当清热利湿,佐以通府利尿,以冀湿热之邪从二便下达。

苍术皮三钱,川柏皮三钱,茯苓皮三钱,苦参片四钱,小川连一钱,银花三钱,连翘三钱,生军三钱(后下),炒车前四钱,地肤子三钱,生山栀三钱,生草一钱。

外用:1%薄荷三黄洗剂,搽丘疹处;黄连素油,搽糜烂处。

上药连服17剂,全身湿疹均减,仅留瘙痒脱屑。阴囊大腿两内侧,尚有渗液瘙痒。按皮肤部位结合症状,乃肝经湿热,故改拟龙胆泻肝汤之意,以泻肝火、利湿热。

龙胆草二钱,川柏皮三钱,茯苓皮三钱,苦参片四钱,地肤子四钱,银花三钱,生军三钱(后下),木通一钱,炒车前四钱,泽泻三钱,川连一钱,碧玉散三钱(包煎)。

上药服5剂后,症情又减,乃改拟为下方。

龙胆草一钱,川柏皮三钱,炒车前三钱,泽泻三钱,生地四钱,苦参片三钱,地肤子四钱,银花三钱,川连一钱,生军二钱(后下)。

又服4剂,痊愈出院。

原按:本病例发病缠绵3月,在某医院治疗无效,既往又有湿疹发作史,按辨证施治原则认为是湿热蕴蒸肌肤,结合发病部位给予清利湿热、通脐利尿、泻肝经实火等方法治疗,不到1个月时间而愈。

(《外科经验选》)

述评:患者湿疹大面积发作,但以腰以下为重,也就是说以下焦为主。下焦以湿邪为主,皮损糜烂结痂,滋水流溢,也是湿邪的表现。故治当清热利湿,佐以通府利尿,以冀湿热之邪从二便下达。用二妙散加通府利尿、清热解毒药后,取得明显效果:全身湿疹均减。但是阴囊大腿两内侧,尚有渗液瘙痒。按皮肤部位结合症状,乃肝经湿热(足厥阴肝之脉……上腘内廉,循股阴,入毛中,环阴器,抵小腹),故改拟龙胆泻肝汤之意,以泻肝火、利湿热。由于用药针对病因、部位,有的放矢。不到1个月就治愈了缠绵3个月的重症湿疹。

此病例还告诉我们:在治病过程中,应根据病情变化,不断地调整治疗部位。初诊时治在下焦,经治疗后,皮损集中在两大腿内侧及阴囊部位。"按皮肤部位结合症状,乃肝经湿热,故改拟龙胆泻肝汤之意,以泻肝火、利湿热。"药力集中,不拖泥带水,使残留在肝经的湿热之邪迅速得到清除而使痼疾痊愈。

五〇、膝

膝为膝关节周围部位。

膝部位经络归属：

属足太阴脾经、阳明胃经，《灵枢·经脉》曰："脾足太阴之脉……上膝股内前廉，入腹。"《灵枢·经筋》曰："足阳明之筋，起于中三指，结于跗上，邪外上加于辅骨，上结于膝外廉。"

又属足少阳胆经。《灵枢·经筋》曰："足少阳之筋，起于小指次指，上结外踝，上循胫外廉，结于膝外廉。"

附病例：

从下焦足阳明胃经足少阳胆经风湿治疗膝痛

大河施谦山，痹痛起于长夏，愈而复作，今又月余。初起手足关节等痛而且肿，此固痹也。湿甚于风，则兼肿。前贤谓风、寒、湿三气合而为痹，又有行痛著三痹之别可知，痹症中必当细辨也。今诸处皆愈，惟左膝犹肿挛而难伸，腘外侧之筋时或掣痛，闻木声亦痛，此痹在阳明，而兼少阳也。舌黄不渴，胃钝少纳易汗，脉濡涩，湿盛于风显然矣。宜专治阳明，以通络化湿，兼治少阳，以养络息风，冀其速效，不致纠缠成疾。

潞党参，川牛膝，威灵仙，酒炒归须，生冬术，木防己，秦艽，川黄柏，苡米，豨莶草，木瓜，丹皮，忍冬藤，桑寄生。

光按：此等证近世多谓之风，杂用白花蛇、蜈蚣等毒药，益以烧针致阴津劫尽，反成痼疾者，比比皆是。

（《千里医案》）

述评：痹痛起于长夏，经治"今诸处皆愈，惟左膝犹肿挛而难伸，腘外侧之筋时或掣痛，闻木声亦痛。"膝属于下焦，外前廉属于足阳明胃经，腘外侧之筋属于足少阳胆经。木为少阳，"闻木声亦痛"，医者认为也是病在少阳之佐证。故定位于下焦足阳明胃经为主，足少阳胆经为次。"宜专治阳明，以通络化湿，兼治少阳，以养络息风，冀其速效，不致纠缠成疾。"药用四妙散（苍术、黄柏、牛膝、当归）加味。威灵仙、秦艽、豨莶草、桑寄生、木瓜都是治风湿痹痛的常用药；牛膝引药下行,党参健脾以燥湿。从关节肿胀,舌黄不渴,胃钝少纳易汗,脉濡涩,断定显然是湿盛于风。方中大多选用清热利湿药和通经活络药,很少用祛风药。

五一、胫

胫:从膝盖至脚跟的部分。

胫部位经络归属:

内廉:属太阴脾经。《灵枢·经脉》曰:"脾足太阴之脉……上内踝前廉,上腨内,循胫骨后,交出厥阴之前。"

外廉:属足阳明胃经。《灵枢·经脉》曰:"胃足阳明之脉……下入膝膑中,下循胫外廉,下足跗,入中指内间。"

又属足少阳胆经。《灵枢·经脉》曰:"胆足少阳之脉……以下循髀阳,出膝外廉,下外辅骨之前,直下抵绝骨之端,下出外踝之前。"

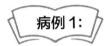

病例1:

从下焦足阳明胃经虚弱治疗足三里穴湿疹(参见彩图23)

杨某,女,12岁,2012年6月16日初诊。

主诉:右腿前皮肤破溃、出水、瘙痒、结痂反复不愈1年。患者小时候有湿疹病史,经治疗近2年未发病。1年前,右小腿前皮肤瘙痒,出现小丘疹、小水疱,搔抓后破溃出水。自擦湿疹药膏,服止痒药片反复不愈。查:右小腿前三里穴处有一块约3cm×3cm大皮损,边缘清楚,覆盖干燥痂皮,痂皮下有少量渗液。素体虚弱,食欲不振,便溏,舌苔薄白,脉弱。证属脾胃虚弱,从阳明胃经外泄发为湿疹。治宜补益脾胃、化湿止痒。方用六君子汤加减:

人参6g,炒白术6g,茯苓10g,炙甘草3g,砂仁3g,陈皮3g,半夏3g,桑枝6g,牛膝6g,地肤子6g,苍术6g。7剂,日1剂,水煎取200ml,早晚分服。

二诊:服药7剂后,局部皮损渗液减少,边缘皱缩、起皮,瘙痒消失。食欲增加,大便每日一次,便溏减轻。舌脉同初诊。前方人参改为党参6g,再服7剂。半年后其母来看病述,服完药后皮肤湿疹完全消失,未再复发。

诊治思路:小腿属下焦,多湿多寒。皮损发生在足阳明经的三里穴,为下焦胃经病变。结合病人素体虚弱,食欲不振,便溏,病灶处破溃流水,为脾气虚弱,不能消食化湿。脾与胃相表里,脾湿不化,随足阳明胃经外泄。足三里为四大主穴之一,主人体强壮。今体质虚弱,也会从此穴位显现虚弱之象。故采用补益脾胃,兼化湿止痒的治疗原则。方中四君子汤健脾益气、和胃化湿,以治脾胃虚弱之本;半夏、陈皮、砂仁、苍术燥湿化浊,芳香化湿,以治湿浊之标。地肤子渗湿止痒,桑枝、牛膝活血通络,引药直达病所,为方中之佐使。

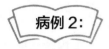
病例2:

从下焦足少阳胆经足阳明胃经湿热血燥治疗湿疹(参见彩图24)

陈某,女,58岁,2010年6月23日初诊。

主诉:左小腿溃烂渗出2年余。2年前,外脚踝上方瘙痒,搔抓破后流水,食鱼虾后加重。曾用药膏、服止痒药片,中药马齿苋外敷,时好时坏,反复至今。查:左足踝外上方约3cm×3cm糜烂面,流黄水或血水,结痂有黑、有白、有红。搔痕、皲裂,干燥起皮,连及以右外踝为中心外小腿、左足背外侧。外下肢轻微肿胀。平素性情急躁易怒,胸胁胀满,嗳气,便秘。有胆囊炎病史。证属足少阳胆经湿热,合并足阳明胃经血燥。治宜清泻少阳湿热,滋润阳明血燥。方用加味逍遥散、二陈汤加减。

栀子15g,丹皮15g,当归10g,赤芍15g,茵陈15g,茯苓15g,炒白术15g,苍术15g,陈皮10g,半夏15g,黄芩10g,柴胡6g,火麻仁15g,黑芝麻15g。7剂,日1剂,水煎取250ml,早晚分服。

二诊:服药后,小腿水肿消失,瘙痒、嗳气、便秘减轻,渗液减少,细小皲裂口消失,皮屑增多。上方减黄芩、火麻仁,加石斛、瓜蒌仁各15g。7剂。

三诊:不适感均消失,心情急躁易怒减轻。皮肤干燥结痂,皱缩。上方改为朝服加味逍遥丸,晚服八珍益母丸。服至2个月后,皮肤基本恢复正常。

诊疗思路:病发于小腿的外侧,属足少阳胆经循行部位。下焦多湿,湿郁化热。辨证为足少阳胆经湿热下注引起的小腿湿疹。细察皮损周围皮肤肿胀、皲裂、多鳞屑,延续到足背外侧。足阳明之脉"其支者,下廉三寸而别,下入中指外间;其支者,别跗上,入大指间,出其端。"说明本病不但有少阳湿热,还伴有阳明血燥。结合病人临床平素性情急躁易怒,胸胁胀满,嗳气,便秘,有胆囊炎病史表现。因此治用清泻少阳湿热,滋润阳明血燥,加味逍遥散、二陈汤加减。三诊时病情已基本稳定,继续用加味逍遥丸舒肝健脾养血,八珍益母丸助其气血生化之源。其中益母草还有活血化瘀止痒的作用,特别适合老年人的一些血瘀伴有瘙痒的皮肤病。

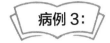 **病例3：**

从下焦少阳胆经湿热治疗小腿及耳部湿疹

薛某，女，17岁，2016年6月12日初诊。

主诉：左小腿外侧、耳周围皮肤红斑、丘疹、瘙痒半年。半年来，小腿外侧皮肤开始起小红疹子，瘙痒，搔破出血，面积越来越大，沿小腿外侧向上下蔓延。到皮肤科医院诊断为湿疹，口服西替利嗪胶囊、外用莫米松软膏治疗，时好时坏。近1周双耳周围皮肤瘙痒，出现红斑丘疹。检查：左小腿外踝上方约6cm处鳞屑状斑，呈条状向上下分布。斑片干燥，高出皮肤表面，附有血痂、搔痕、白色鳞屑。左耳周围红斑、丘疱疹、渗出黄水、轻微糜烂，耳垂有小裂缝，伴有口中有异味、烦躁易怒，月经量少，经前乳房胀痛，腰腹坠胀。舌红，苔薄黄，脉弦细数。证属肝胆湿热，郁久化火，伤及肝血。治宜清肝胆湿热、养血凉血。方用六味地黄汤合四物汤加减：

生地20g，当归10g，白芍15g，赤芍15g，丹皮10g，泽泻10g，山药15g，茯苓15g，柴胡6g，山栀子10g，钩藤10g。7剂，水煎取300ml，早晚分两次服。

二诊：皮肤瘙痒消失，耳周渗出糜烂减轻。此次月经较前稍多，乳腹胀痛减轻。小腿外侧皮肤干燥起皮。前方减钩藤，加苍术10g。再服7剂。

三诊：小腿皮肤趋于正常，左耳除耳垂小裂缝外，其他皮损都正常。嘱其早上口服加味逍遥丸；晚上服六味地黄丸。

诊疗思路：病位在小腿外侧及左耳部，这两个部位均为足少阳胆经所属。胆为肝之腑，肝胆为表里之脏，胆经湿热日久，必伤及肝血。故用四物汤补肝血；六味地黄丸补肝阴；加山栀子、丹皮、钩藤、柴胡清泻肝胆之火；泽泻、茯苓、苍术清利肝胆之湿热。此女月经刚至，天癸未盛，药不易过于寒凉，滋阴即能泻火。

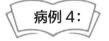 **病例4：**

从下焦足少阳胆经毒热治疗小腿外侧银屑病（参见彩图25）

杨某，男，35岁，2009年10月12日初诊。

主诉:皮肤红斑增厚脱白皮瘙痒 10 年。

现病史:1 年前住工地潮湿,偶发感冒咽痛。感冒治愈后,皮肤出现红色小丘疹,瘙痒,逐渐连成大片,增厚,剥之掉银白色皮屑。10 年来经中西医治疗,时有好转,但反复发作,冬春加重。1 个月前在大连某皮肤病医院慢性病专科确诊为:寻常性银屑病。近 1 周来皮损增厚鳞屑增多,瘙痒加重,口苦、便秘、溲黄,今来要求用中药治疗。

查:躯干、四肢起红色皮疹,表面覆有银白色鳞屑,皮屑易于剥离,剥离后有筛状出血点,舌质红,苔薄黄,脉数。

中医诊断:白疕。证属血热蕴结,郁久化火成毒,血热火毒积聚肌肤而成。治宜清热解毒、凉血止痒。方用犀角地黄汤合黄连解毒汤加减:

水牛角 20g,生地黄 30g,赤芍 15g,丹皮 15g,玄参 20g,黄芩 10g,黄柏 10g,土茯苓 30g,地肤子 15g,苦参 10g,大黄 10g,甘草 10g,黄连 10g。水煎服,每日一剂。

服上方 7 剂后,大便通畅,略有稀便。口苦、溲黄稍减,皮损无明显变化,瘙痒依旧,影响睡眠,又增心烦易怒。舌质红,舌苔根黄腻,脉缓。细察皮损分布:红斑鳞屑以双下肢为重,且又分布在双大小腿的外侧面,腰以上除两胁下及少腹有少量的皮损外,其他部位只有少量散在鳞屑斑。应用纵横部位辨证:腰以下属下焦,下焦多湿;双胁下及下肢的外侧面为足少阳胆经的循行部位;红斑肥厚,瘙痒剧烈,为热为火;烦躁易怒,口苦、溲赤,舌质红,苔黄腻,脉缓,均为少阳肝胆湿热壅阻之证。证属肝胆经湿热下注,郁久化火成毒,搏结于肌肤。治宜清肝胆实火、泻下焦湿热。方用龙胆泻肝汤合二妙丸加减。

龙胆草 10g,栀子 15g,黄芩 10g,黄连 10g,柴胡 10g,生地 30g,车前子 15g,泽泻 15g,当归 10g,甘草 10g,牛膝 15g,黄柏 10g,土茯苓 30g,苍术 15g。日一剂,水煎服。

服上方 1 周后,瘙痒消失,红斑变薄,鳞屑减少,口苦心烦、舌苔黄腻减轻。原方再服 20 剂,皮疹消失,遗有色素减退斑点。

诊疗思路:本案银屑病主要部位在两小腿外侧。小腿位于下焦,下焦属湿,小腿外侧属于少阳胆经,辨证为下焦足少阳胆经湿热。用龙胆泻肝汤清泻少阳湿热,二妙散清下焦湿热,二方合用力大势沉,使银屑病临床治愈。

病例 5:

从下焦足少阳胆经湿热治疗带状疱疹(参见彩图 26、彩图 27)

赵某,女,81 岁,2012 年 11 月 20 日初诊。

主诉:右小腿水疱,疼痛 3 天。1 周前,右腿疼痛,4 天后右小腿外侧出现水疱,疼痛加重,致夜间痛醒。检查:右小腿外侧小水疱,疱壁饱满,触之较硬,如绿豆大,互不融合,基部红肿。平素身体健康,近来大便秘结,舌质红,脉弦数。证属足少阳胆经湿热瘀阻,治宜清热利湿,活血解毒。方用龙胆泻肝汤加减:

龙胆草 10g,栀子 10g,黄芩 10g,柴胡 10g,生地 20g,车前子 15g,泽泻 15g,黄连 6g,当归 10g,延胡索 15g,生杜仲 15g,川断 15g,瓜蒌 30g,红花 10g,甘草 10g,牛膝 15g。

二诊:服药 7 天后,疼痛减轻,水疱干瘪,基底红肿减退,疮面结少量痂皮。大便一天一次,夜间时有痛醒。舌质红,脉数。上方 7 剂续服。

诊疗思路:小腿外侧,也是外踝的上方,属足少阳胆经。在下部者,俱属湿火湿热,水性下趋故也。用龙胆泻肝汤泻肝胆实火,清三焦湿热。瓜蒌、红花、甘草,是明朝名医王肯堂治疗蛇串疮的经验方。病人为耄耋老妪,又长期便秘,为防止龙胆泻肝汤攻伐燥烈,加用此方,既能缓中止痛,又能防止苦寒药物伤阴。延胡索止痛,特别对于肝胆经疼痛效果更好,因其入肝胆经也。肝胆湿热,服苦寒燥湿药,没有不伤阴者,生杜仲、川断、牛膝补肝血,护肝阴,通经络而止痛。诸药合用,短时间治愈了老年带状疱疹。

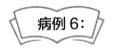

病例 6:

从下焦足太阴脾经湿热治疗臁疮

蒋仲芳治胡明甫,年五十余,患臁疮三载,瘙痒微肿,色紫黑,用膏药盖之,则流水鞋袜尽湿,去膏药即又燥烈,痒痛难忍。此湿热下流也,人但知燥湿清热解毒,而不知湿热之原,从脾家下陷耳。遂用补中益气汤升举其气,更加黄柏清热,苍术燥湿,茯苓、泽泻利水,盖治湿不利小便,非其治也。外用陈石灰调侧柏汁,以燥湿散瘀清热,稍加火酒为从治,敷之明日疮干,数日而愈。

(《续名医类案》)

述评:臁疮一般发于小腿,类似下肢溃疡一类疾病。小腿属于下焦,下焦多湿,小腿前臁为足太阴脾经所属,故辨证为下焦脾经湿热。"此湿热下流也,人但知燥湿清热解毒,而不知湿热之原,从脾家下陷耳。遂用补中益气汤升举其气,更加黄柏清热,苍术燥湿,茯苓、泽泻利水。"结合外治法,数日而愈。

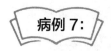

从下焦足太阴脾经湿热治疗小腿内侧湿疹（参见彩图28）

曲某,女,45岁,2014年5月初诊。

主诉:右小腿内侧肿胀、流水、瘙痒2月。2个月前,右小腿内侧红丘疹,小水疱,瘙痒。自涂派瑞松软膏,开始好转,再涂加重。到某医院皮肤科诊断为"小腿湿疹"。经西药口服外用治疗,反反复复至今。近1周病情加重,范围逐渐扩大,流水增多。今来我院,要求中药治疗。查:右小腿内侧位于三阴交穴附近红色糜烂斑片,肿胀,渗出,流黄水,结黄白痂,瘙痒。平素身体健康,近2月腰痛,月经量少,白带量多,大便溏,日1~2次。舌苔白,舌边齿龈,脉双尺沉。证属下焦三阴经失调,肝强脾肾弱。治宜温补脾肾,疏肝祛湿。二妙散合六味地黄丸,药用:

苍术15g,杜仲炭15g,牛膝15g,白术15g,车前子15g,泽泻15g,黄柏10g,茯苓15g,菟丝子15g,山药20g,生地黄25g,生熟薏苡仁各15g,地肤子15g。7剂,水煎服。

诊疗思路:病位在下焦三阴交,为足三阴所经属之地。下焦主湿,湿性趋下,脾虚不化湿则大便溏,白带多,斑块糜烂,肿胀流黄水;肝肾虚弱则腰痛,月经量少。药用二妙散加味清热利湿,健脾燥湿;用六味地黄丸加减滋补肝肾之虚。补虚祛邪,使湿疹速愈。

五二、腨（小腿肚）

腨,腓肠也,俗呼为小腿肚。

腨部位经络归属:

内廉:属足少阴肾经。《灵枢·经脉》曰:"肾足少阴之脉……循内踝之后,别入跟中,以上端内,出腘内廉,上股内后廉。"

外廉:属足太阳膀胱经。《灵枢·经脉》:"膀胱足太阳之脉······循髀外后廉下合腘中,以下贯踹内,出外踝之后,循京骨,至小指外侧。"

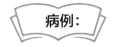

病例:

从下焦足太阳膀胱经风寒湿治疗小腿肚药疹

章某,男,22 岁,2012 年 4 月 23 日初诊。

主诉:右侧小腿肚起小疹子,瘙痒,搔破出血水 1 周。1 周前感冒,口服中西感冒药多种。3 天前右侧小腿肚开始起红斑、瘙痒、搔破出血水,中间稍凹陷色暗。西医皮肤科诊断为固定性药疹。自擦药膏不愈。伴有全身疼痛、咳嗽、无汗恶寒,舌苔薄白,脉浮紧。证属风寒药毒郁于足太阳膀胱经。治宜发散太阳经风寒,通经解毒。方用羌活胜湿汤合皮炎汤加减:

羌活 15g,荆芥 10g,独活 10g,防风 10g,藁本 10g,金银花 15g,生地 20g,赤芍 10g,川牛膝 15g,牡丹皮 10g,蝉蜕 6g,连翘 10g。3 剂,水煎取 200ml,早晚分两次口服。服后盖衣被发汗,汗透为佳。

二诊:服药 2 剂后出大汗,全身疼痛减。红斑肿消,已不痒,遗有色素沉着。

诊疗思路:发病部位在下焦膀胱经,为风寒湿邪侵袭膀胱经所致,用羌活胜湿汤加减治疗即可。但因药疹是由于药物毒引起,属于外有表寒,内有热毒之证,故与皮炎汤配合治疗,2 剂取汗即愈。凡有表证的皮肤病,一定要先解表,因皮肤位于体表,感冒时正邪交争于体表,表解则皮肤病得愈,可谓事半功倍。皮炎汤为朱仁康老中医所创,由生地黄 30g、牡丹皮 9g、赤芍 9g、知母 9g、生石膏 30g、金银花 9g、连翘 9g、竹叶 9g、生甘草 6g 组成。用于治疗药物性皮炎效果很好。如果结合部位辨证加减应用,效果会更好。

五三、腘(腘窝)

腘,膝之后曲处,委中穴处。

腘部位经络归属:

属足太阳膀胱经。《灵枢·经脉》曰:"膀胱足太阳之脉······循髀外后廉下合腘中,以下贯踹内,出外踝之后,循京骨,至小指外侧。"

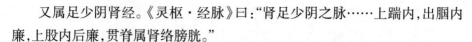

又属足少阴肾经。《灵枢·经脉》曰:"肾足少阴之脉……上踹内,出腘内廉,上股内后廉,贯脊属肾络膀胱。"

兼属冲脉。《灵枢·动输》曰:"冲脉者,十二经之海也,与少阴之大络,起于肾下,出于气街,循阴股内廉,邪入腘中。"

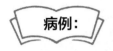

病例:

从下焦足太阳膀胱经湿毒治疗委中毒

陈某,左膝后腘中结块赤肿,焮热疼痛,寒热交作。口渴烦躁,腿膝屈伸不利,步履艰难。苔黄腻,脉滑数。症由足跟破损,湿毒循足太阳膀胱经入侵,湿毒日久,已郁成脓。冀毒溃脓泄,拟和营利湿托毒。

当归五钱,赤芍三钱,丹参三钱,防己四钱,萆薢三钱,生薏苡仁四钱,川牛膝四钱,忍冬藤四钱,皂角刺三钱,炒车前子三钱(包煎),炙穿山甲三钱。

二诊:委中毒,脓已成熟,切开排脓,脓出频多。肿胀疼痛,步履艰难,苔黄腻,脉滑数。湿热余毒未清,筋脉失养。症非轻易,再拟和营解毒,利湿通络为法。

原方去穿山甲、皂角刺,加伸筋草、苍术、白术、丝瓜络。

外用:金黄膏、九黄丹纸捻线。

原按:本案委中毒是指生于委中穴的痈毒。由于足跟破损,湿热毒邪循经入侵,气血为毒邪壅塞不通,结于委中而发病。初诊,委中肿块红肿热痛伴见寒热,口渴,舌苔黄腻,脉滑数。此为痈肿欲脓之势,内消之机已经失去。故顾氏拟和营利湿托毒之法,以促其毒溃脓泄,用当归、赤芍、丹参养血活血;配防己、萆薢、薏苡仁、车前子清利湿热;选穿山甲、皂刺溃疮排脓,通络止痛;牛膝引热下行。二诊,脓已成熟,即切开排脓,并继服和营解毒,利湿通络之汤药。因脓液已排,故去上方中炙穿山甲、皂角刺,加丝瓜络、苍术、白术和伸筋草以加强利湿通络之力,善后收功。

(《近代中医流派经验选集》)

述评:委中位于下焦,下焦多寒、多湿。委中毒发于足太阳膀胱经委中穴,故辨证为下焦足太阳膀胱经湿热。该部位属于阳中之阴,用药不要过于寒凝。方中防己入足太阳膀胱经,牛膝引诸药下行。病已逆入肉里,膀胱经的解表药禁用。

五四、内踝

内踝位于三阴交穴的下方,胫骨下端向内的骨突起。

内踝部位经络归属:

属足太阴脾经。《灵枢·经脉》曰:"脾足太阴之脉,起于大指之端,循指内侧白肉际,过核骨后,上内踝前廉。"

又属足少阴肾经。《灵枢·经脉》曰:"肾足少阴之脉,起于小指之下,邪走足心,出于然骨之下,循内踝之后,别入跟中。"

又属足厥阴肝经。《灵枢·经脉》曰:"肝足厥阴之脉,起于大指丛毛之际,上循足跗上廉,去内踝一寸,上踝八寸,交出太阴之后。"

一般情况下,内踝部位皮肤病变,如果伴有渗出流水,以足太阴脾经为主,因脾主运化水湿也;皮损如果向下延伸到足心部位,或伴有腰膝酸软,头晕耳鸣,以足少阴肾经为主,因腰为肾之府,肾虚则头晕耳鸣;皮损干燥,烦躁易怒,以足厥阴肝经为主。肝主藏血,肝血虚不能润泽皮肤,则皮肤干燥也。

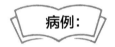

病例:

从下焦足少阴肾经阴虚血燥治疗内踝皲裂性湿疹(参见彩图29)

盛某,男,65岁,2010年10月6日初诊。

主诉:左脚踝内侧皮肤瘙痒、干燥、裂口2年余。2年前,小腿内侧皮肤瘙痒,逐渐加重,搔抓后皮肤逐渐增厚、干燥,冬季加重。外用药膏只能缓解皮肤干燥,近来加重。伴有腰膝酸软,头晕耳鸣,脱发严重。舌淡,苔白,脉沉弱。证属肾虚真阳不足,脾虚湿热不化。治宜滋补肾水、通络润燥。方用六味地黄丸加味。

熟地黄30g,生地黄30g,山萸肉20g,山药20g,泽泻10g,丹皮15g,茯神15g,白鲜皮15g,牛膝15g,枸杞子15g,桂圆肉10g,胡麻仁15g。7剂,水煎服,早晚分服。

二诊:服药7剂后,腰酸腿软缓解,瘙痒减轻,大便通畅,睡眠改善。局部皮损变薄。效不更方,原方再服10剂而愈。

诊治思路:内踝属于下焦,此案皮损位于内踝的太溪处,逐渐向脚心延伸,为足少阴肾经所属。局部皮肤干燥、裂口,属于肾水不能滋养皮肤。治宜补肾

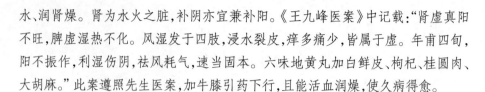

水、润肾燥。肾为水火之脏,补阴亦宜兼补阳。《王九峰医案》中记载:"肾虚真阳不旺,脾虚湿热不化。风湿发于四肢,浸水裂皮,痒多痛少,皆属于虚。年甫四旬,阳不振作,利湿伤阴,祛风耗气,速当固本。六味地黄丸加白鲜皮、枸杞、桂圆肉、大胡麻。"此案遵照先生医案,加牛膝引药下行,且能活血润燥,使久病得愈。

五五、外踝

外踝部位经络归属:

属足少阳胆经。《灵枢·经脉》曰:"胆足少阳之脉……直下抵绝骨之端,下出外踝之前,循足跗上,入小指次指之间。"

又属阳跷脉。《难经·二十八难》曰:"阳跷脉者,起于跟中,循外踝上行,入风池。"

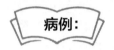

从下焦足少阳胆经风燥治疗外踝部位神经性皮炎(参见彩图30)

夏某,男,65岁,2008年10月25日初诊。

主诉:小腿外侧瘙痒干裂5年。右小腿骨头高起部位皮肤瘙痒剧烈,干燥,肥厚,搔破出血水。查:双侧外踝至腓骨远端呈片状皮肤肥厚,干裂,皮纹粗糙加深,呈苔藓样变。周边不清,伴有搔痕、血痂。

西医诊断:神经性皮炎。中医诊断:牛皮癣。证属风湿外袭足少阳胆经,血虚生燥。治宜疏风养血,祛湿润燥。方用当归饮子加减:

当归15g,白芍15g,何首乌20g,熟地25g,生地20g,白蒺藜10g,防风10g,荆芥10g,牛膝15g,黄芪15g,苍术15g,枸杞子15g,生薏苡仁20g,萆薢10g。

诊疗思路:足外踝属于下焦足少阳胆经。下焦属湿,少阳属风;风盛则痒,湿郁生燥。少阳胆经多气少血,当养血润燥,祛风止痒,用当归饮子补血祛风,加苍术、薏苡仁、萆薢渗湿,牛膝引血下行。气血润通,风湿消散而病自去。

五六、跗

跗,足面也,也称脚背。

跗部位经络归属:

中间:属足阳明胃经。《灵枢·经脉》曰:"胃足阳明之脉……下循胫外廉,下足跗,入中指内间。"

内廉:属足厥阴肝经。《灵枢·经脉》曰:"肝足厥阴之脉,起于大指丛毛之际,上循足跗上廉,去内踝一寸,上踝八寸,交出太阴之后。"

外廉:属足少阳胆经。《灵枢·经脉》曰:"胆足少阳之脉……下出外踝之前,循足跗上,入小指次指之间;其支者,别跗上,入大指之间。"

又属冲脉。《灵枢·动输》曰:"冲脉者……其别者,邪入踝,出属跗上,入大指之间,注诸络,以温足胫,此脉之常动者也。"

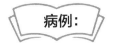

从下焦足阳明胃经湿热治疗足背湿疹(参见彩图 31)

李某,男,53 岁,2008 年 7 月 26 日初诊。

病史:双脚背瘙痒流水 3 年余。世代以打鱼养殖海产品为生,为工作方便,经常穿湿拖鞋。3 年前,发现双脚背红斑,起米粒大小水疱。自以为是感染脚气,购买脚气水涂擦。不但不愈,导致红肿流水更重。到大连某皮肤科诊治,诊断为湿疹,经治疗后缓解,但反复发作,每年夏天阴雨季节更易复发。此次发病已 1 月余,经内外多种药物治疗,不见好转。今来我院,要求用中药治疗。查:双足背红斑、结痂,少量渗出,皮损边界不规则,抓痕、鳞屑。平素右膝关节痛,常年大便稀溏。证属湿化热,热化风,湿热风三邪合而杂至,蕴积于下焦。治宜清解下焦湿热,佐以疏散风邪。方用四妙散加味:

苍术 15g,黄柏 10g,牛膝 15g,生薏苡 20g,防风 10g,荆芥 10g,泽泻 15g,滑石 20g,地肤子 15g,白鲜皮 15g,白蔻仁 10g,生牡蛎 30g。

7 剂,水煎取 300ml,早晚分服。嘱咐其不要穿湿鞋,尽量远离潮湿之地。

二诊:服药 7 剂后,足背红色减轻,渗出减少,膝关节疼痛减轻。大便稀溏。上方加白术 15g,再服 7 剂。

三诊:上方加减服药 1 月后,右膝关节已不疼痛,结痂、鳞屑全部消失,仅见炎症后的色素沉着,临床痊愈。

诊治思路:足位于下焦,多见于湿邪为病,湿性下趋故也。其湿疹色红,属热属毒也。足面又称为"跗",属足阳明胃经。《灵枢》曰:足阳明之脉,循胫外廉,下足跗,入中指内间。又曰:两跗之上,脉坚陷者,足阳明病,此胃脉也。可见此症为湿热风郁滞于足阳明经足跗所致。薛生白曰:"湿滞阳明,易用辛开""湿滞下焦……以分利为治",故选用治疗湿热下注的二妙散加味治疗。然湿热之邪,虽盛于下,其始未曾不从中焦脾胃而起,故治病者必求其本。清流者,必洁其源。故用苍术、白蔻仁,辛苦而温,芳香而燥,直达中焦而燥湿健脾。但病既已传入下焦,又非只治中焦能愈。故以黄柏苦寒下降之品,以清下焦湿热;生薏苡仁甘淡,渗利湿热,以疏导下焦;防风、荆芥祛风,泽泻、滑石利湿;地肤子、白鲜皮清热祛湿止痒;牛膝引药下行,与白鲜皮治疗配伍治疗膝关节湿热痹。曹伯仁说:"牡蛎其性最妙,收湿不伤阴,敛阴不碍湿。"故加用之。

五七、足心

足心部位经络归属:

属足少阴肾经。《灵枢·经脉》曰:"肾足少阴之脉,起于小指之下,邪走足心,出于然骨之下……所生病者,足下热而痛。"《灵枢·本输》曰:"肾出于涌泉,涌泉者足心也。"

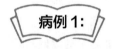

病例1:

从下焦足少阴肾经阴虚火旺治疗足心痒

郭炳堂如君,二十余岁,体素强。忽然脚心痒不可忍,心里烦躁不堪,自欲投海悬梁。诊其脉,惟左手尺寸略见洪数,此外又不见别病,遍查方书,不识病名。惟忆《经》云,诸痛痒疮皆属于火。知其为火无疑。脚心为涌泉穴,属少阴,想必系肾火下泄为痒,上浮而为烦躁也。欲用知柏八味,则不宜于心;欲用犀角地黄,则恐其引热入荣而为斑疹。遂单用玄参一味,取其直入少阴,用至一两五钱……其痒止,烦躁已退。越日身有微热,再用参、知母、黄连、黄芩,一服而安。后某以为神奇,殊不知症本变幻无穷,意不离于六经,分经治症,万无一失。因忆及孟英案中治阴虚火炎,面赤如饮酒,用一味玄参汤亦即此意耳。

（《雪雅堂医案》）

述评:病人忽然脚心痒不可忍,脚心为涌泉穴,属少阴经所属,部位辨证为下焦足少阴肾经。肾火下泄为痒,上浮而为烦躁也。如果用知柏地黄丸治疗,其苦寒滋腻,会损伤心阳;如果用犀角地黄汤清热凉血,则引热入营血而发生斑疹。联想到王孟英用一味玄参治疗阴虚火旺,脸红的像饮酒一样的医案。

于是,单用玄参一两五钱。取其直入少阴肾经。元参又称玄参,色黑味咸,能入肾经;质润沉降,滋阴降火,善治阴虚火旺。虽然只用一味,单刀直入,量大力沉,取得了意想不到的效果。我学习此经验后,经常用一味玄参代茶饮,治疗下焦如脚心、内踝、小腿内侧部位属肾经阴虚火旺诸证,特别是经过中药治疗一段时后,恢复期的患者更适用。

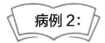

病例2:

从下焦足少阴肾经阴虚血燥治疗脚心皲裂性湿疹(参见彩图32)

黄某,男,68岁,2013年10月16日初诊。

主诉:右脚心时干燥,时流水,时裂口,时瘙痒2年。2年以前,右足心有一圆形斑片干燥严重,有时瘙痒难耐,有时起小水疱。水疱消失后皲裂起皮。查:右脚心正中一块约3cm×3cm大圆形斑片。无浸淫,边不规则,表面干燥,附有白色角化鳞屑,厚不见底。问知:患者平素身体健康,曾患腰椎间盘突出症。证属肾之精血不足,血燥失养。治宜补肾滋阴,清热养血润燥。知柏地黄丸加减:

熟地黄30g,生地黄30g,山萸肉15g,山药20g,泽泻10g,牡丹皮15g,黄柏10g,知母10g,肉苁蓉15g,牛膝15g,玄参30g。7剂,日1剂,水煎取250ml,早晚分服。

二诊:服药后,足心未再起水疱、皲裂。热痒感觉消失。原方再服15剂。

三诊:诸症均有所好转,无不适感,上方继续服15剂。

四诊:足底斑片已经缩小至指甲大,表面消薄。腹部早晨大便时隐隐作痛,大便稍稀,腰膝较以前有力。前方减黄柏、知母,加茯苓15g。再服15剂。

五诊:足心皮肤基本正常,有时瘙痒。嘱其用玄参50g,煮水代茶,服至痊愈。

诊疗思路:足底出水,古称肾漏,因足底为肾经循行之所。病人年已六十有八,肾气早已衰竭,不能滋养肌肤,故患处皮肤干燥起皮,甚至皲裂。肾为封藏之本,肾虚封藏失固,足底经常渗水;肾阳虚日久肾阴也虚,阴虚生内热,则足心发热或瘙痒。治以知柏地黄汤补肾滋阴清热。加生地、玄参以助之,牛膝活血补肾引药下行,肉苁蓉温润肾阳,反佐黄柏之苦寒伤胃,利于补肾药物长期服用。玄参色黑味咸入肾,沉降质润,善治阴虚火旺。用以治疗足心湿疹恢复期甚好。

五八、足跟

足跟又称踵。

足跟部位经络归属:

属足少阴肾经。《灵枢·经脉》曰:"肾足少阴之脉,起于小指之下,邪走足心,出于然骨之下,循内踝之后,别入跟中。"

又属足太阳膀胱经。《灵枢·经筋》曰:"足太阳之筋,起于足小指上,结于踝,邪上结于膝,其下循足外侧,结于踵,上循跟,结于腘。"

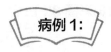

从下焦膀胱经湿热治疗足跟疔

某。对口生疽,足跟发疔,此二处皆属太阳膀胱之络。湿热内聚,风热外侵,勿得轻视。

羌活,防风,连翘,归尾,萆薢,乳香,没药,土贝母,银花,甘草梢,桑枝。

（《王旭高临证医案》）

述评:对口疽生于脑后,与口相对,故名对口疽,与足跟疔皆属于足太阳膀胱经。为内有湿热,外感风热之邪,内外合邪,逆于肉理,乃生痈肿。治疗应内外双解。方中羌活、防风、连翘、金银花散风清热以从外而解毒;归尾、乳香、没药、土贝母活血化瘀软坚散结,从内以消疮;萆薢、桑枝渗湿通络,甘草调和诸药兼解毒。羌活还有引药入足太阳膀胱经的作用。全方总体为清热驱风祛湿解毒,偏于寒凉。

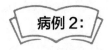

从下焦足少阴肾经阴虚血燥治疗足跟肿痒痛

大尹陈汝邻,两足跟肿,或赤或白,或痛或痒,后破而或如无皮,或如皲裂,日晡至夜,胀痛焮热。用补中益气汤加减八味地黄丸而愈。

（《名医类案》）

述评：足跟为肾经所属。肾无实证，肾阴虚则不能滋养肌肤，足跟或如皲裂，或痛或痒，破后而或如无皮，阴虚生内热，则日晡至夜，胀痛焮热。治疗应滋阴补肾。八味地黄丸为补肾祖方，兼补肾中阴阳。此症也可以用六味地黄丸滋阴补肾，如果伴有气血虚弱者，也可以用补中益气汤或十全大补汤合八味肾气治疗。

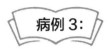

病例3：

从下焦足少阴肾经虚火治疗足底生疡兼鼻衄

王，右足底生疡，溃后不敛，在鼻衄止后起，于今年余。肾脏亏极，故水中之火游行无制。盖鼻衄之来由于冲脉，冲脉根于太冲，名中异而其源则一，故不见于此，即见于彼，医若不清《灵》《素》，何足以知之。

大熟地四两，紫河车一具，黄明胶二两，杞子二两，黄芪二两，料豆皮二两，龟板二两炙，陈阿胶二两，杜仲二两，猪右蹄灰二两，猪脊髓二两米炒，穿山甲三钱，真象皮五钱炙，山药二两，牛膝一两。蜜丸清晨开水送四钱。

（《缪芳彦医案》）

述评：此症鼻衄属上焦病，足底生疮属于下焦病。细分病因，盖鼻衄之来由于冲脉，冲脉根于太冲。是由于"肾脏亏极，故水中之火游行无制"所致。足底属肾经所属，其生疮也是由于肾虚所致。方中用大量补肾，补冲任之药，加少量止血药。滋补肾水，就能同时治疗上、下二焦之病。在多变复杂的病证中，思路清晰，抓住根本，是谓上工。

五九、趾

趾部位经络归属：

足大趾内廉：属足太阴脾经。《灵枢·经脉》曰："脾足太阴脾之脉，起于大指之端，循指内侧白肉际，过核骨后，上内踝前廉。"

足大趾外廉：属足厥阴肝经。《灵枢·经脉》曰："肝足厥阴之脉，起于大指丛毛之际，上循足跗上廉，去内踝一寸，上踝八寸。"

又属足阳明胃经、少阳胆经。《灵枢·经脉》曰："胃足阳明之脉……其支者，别跗上，入大指间，出其端。"又曰："胆足少阳之脉……其支者，别跗上，入大指之间,循大指歧骨内出其端,还贯爪甲,出三毛。"

第二趾:亦称大指之次指。属足阳明胃经。《灵枢·本输》曰:"胃出于厉兑。厉兑者,足大指内次指之端也,为井金。"

中趾:属足阳明胃经。《灵枢·经脉》曰:"胃足阳明之脉……下循胫外廉,下足跗,入中指内间;其支者,下廉三寸而别,下入中指外间。"《灵枢·经筋》曰:"足阳明之筋,起于中三指,结于跗上。"

第四趾:亦称小指之次指。属足少阳胆经。《灵枢·经脉》曰:"胆足少阳之脉……循足跗上,入小指次指之间。"《灵枢·经筋》曰:"足少阳之筋,起于小指次指。"

小趾:属足少阴肾经。《灵枢·经脉》曰:"肾足少阴之脉,起于小指之下,邪走足心。"《灵枢·经筋》曰:"足少阴之筋,起于小指之下,并足太阴之筋,邪走内踝之下,结于踵。"

又属足太阳膀胱经。《灵枢·经脉》曰:"膀胱足太阳之脉……出外踝之后,循京骨,至小指外侧。"《灵枢·经筋》曰:"足太阳之筋,起于足小指上,结于踝,邪上结于膝。"

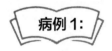

病例1:

从下焦肝经血枯脾经湿热治疗足大趾皲裂性湿疹

吴,足大指属厥阴肝经,太阴脾经由此起。今足大指干烂,乃肝经血枯,脾经湿热也。延及数月,防成脱疽。兼上唇麻木,亦脾虚风动。殊非易治。

萆薢,当归,牛膝,枸杞子,苡仁,丹参,川断,茯苓,桑枝。

(《王旭高医案》)

述评:足太阴脾经从足大趾内侧端起始,足厥阴肝经从足大趾背上丛毛边际起始,因此,足大趾的病变多从肝脾两经辨证施治。足大趾干烂,皲裂性湿疹多见此症。干燥是因肝血虚,不能滋养肌肤。湿烂是因脾虚不能化湿,湿热下注所致也。治宜滋养肝血、健脾利湿。方用当归、枸杞子、牛膝、川断、丹参养肝血,润肤燥;用萆薢、苡仁、茯苓健脾利湿,桑枝、牛膝引药下达足大趾。证属虚实夹杂,用药攻补兼施。此案辨证精确,选药精当,病当速愈。

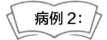

病例2:

从下焦肝脾经湿毒治疗甲沟炎(参见彩图33)

夏某,女,38岁,1998年2月16日初诊。

左脚大趾甲根红肿疼痛5天。左大趾半年前因鞋小挤压,红肿疼痛,经治疗缓解。5天前因碰撞红肿复发,口服消炎药现好转,到医院外科治疗,予以手术拔甲。因恐惧手术,要求中医治疗。检查:左脚大趾甲根皮肉红肿高起,趾甲与肉间脓性分泌物填充,少量脓性渗液。甲板正常无畸形。平素患有胃肠炎,便溏,日2次以上。烦躁易怒,口苦,白带量多色黄。舌淡红,苔薄白,脉数。证属肝经瘀毒,脾经湿热。治宜清肝解毒、健脾祛湿。方用四妙丸加味治疗:

黄柏15g,苍术15g,白术15g,牛膝15g,龙胆草6g,炒栀子15g,当归15g,炒薏苡仁20g,车前子15g,泽泻15g,蒲公英20,黄芪15g,升麻5g,柴胡5g,炙甘草10g。7剂,水煎服,日1剂,早晚分服。

二诊:趾甲根部红肿减轻,脓汁皱缩结黄痂,白带量减少。舌诊脉象无变化。效不更方,再服一诊方10剂,水煎服,日1剂,早晚分服。

诊疗思路:足趾为下焦。下部者,俱属湿火湿热,水性下趋故也。故治宜清热利湿解毒。足大趾甲根部有两个穴位:一个是外侧的大敦穴,是足厥阴肝经的起始穴;一个是内侧的隐白穴,是足太阴脾经的起始穴。这说明足大趾与肝脾经的关系密切。结合临床症状,便溏,白带量多,是脾虚不能运化水湿的表现;烦躁易怒,口苦是肝火旺盛的表现。因此用苍白术、炒薏苡仁、黄芪、炙甘草健脾化湿,用龙胆草、栀子、黄柏、蒲公英清肝火解毒;牛膝、当归养肝活血;车前子、泽泻渗湿。隐白、大敦是脾肝二经的起始穴,足三阴是从足走腹,上行为顺,黄芪、升麻、柴胡、炙甘草有升举阳气的作用。

值得注意的是:治疗甲沟炎,如果趾甲因外伤、甲癣等原因已经畸形,还是要采用手术拔甲治疗。如为防止复发,则服中药以清肝健脾为好。

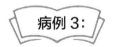

病例3:

从下焦足太阴脾经湿热治疗足趾部湿疹(参见彩图34)

桥某,女,46岁,2013年8月6日初诊。

病史：右脚皮肤瘙痒、干燥、起皮皲裂、出水1年。1年前，右脚内侧皮肤瘙痒，出现米粒大小水疱，搔抓破溃后流黄水，然后结痂干燥起皮。反复发作。平素身体健康，只是经常腹泻，服寒凉食物则发作。查：右脚大趾及内侧缘红色鳞屑斑，从趾甲根隐白穴沿脾经向上蔓延。皮损边缘不清，真菌化验（－）。西医诊断：湿疹。证属脾胃虚弱，湿热下注。治宜补脾健胃，清热利湿。方用六君子汤合四妙丸加减：

党参15g，白术15g，茯苓15g，甘草10g，姜半夏10g，陈皮10g，苍术15g，黄柏6g，牛膝15g，生薏苡仁15g，地肤子15g，黄精15g，泽泻10g。7剂，每日1剂，常规水煎早晚分服。

二诊：前方服7剂后，皮肤瘙痒减轻，红斑色淡，干燥起皮。腹泻又发作，昨日2次。脾虚未复，遇寒则甚。上方减姜半夏、黄柏，加山药15g，再服7剂。

三诊：皮肤已完全不痒，红斑消退，表面基本趋于正常。大便一天一次。二诊方减去地肤子、生薏苡仁、泽泻。又服7剂而愈。

诊疗思路：本案病位在足大趾及足内侧赤白肉际处。足属于下焦，下焦多湿。足太阴脾经，起于足大趾内侧端（隐白穴），沿内侧赤白肉际，上行过内踝的前缘。纵横部位辨证为下焦脾经湿热。治疗宜清热利湿，用三妙散（苍术、黄柏、牛膝）合五苓散（白术、猪苓、茯苓、泽泻、桂枝）治疗即可。但该患平素脾胃虚寒，经常腹泻，必须补益脾胃以运化水湿。用六君子汤以补内虚，四妙散以治邪实，攻补兼施。二诊时大便稀溏，为黄柏之苦寒、半夏之滑利所致，除减去两味药外，又加山药增加健脾固肠之力。三诊时皮肤已经基本恢复正常，减去清热利湿药，用健脾化湿药以巩固疗效。

第三篇　皮肤病部位辨治药物用药

　　用三焦经络纵横定位方法治疗疾病,不但要掌握每味药物的主治功能,还要掌握每味药物的三焦归属和归经。中药的"升降浮沉"理论能表达药物在人体中的上、中、下的纵向趋势,药物的归经理论则确定每味药物在机体前、后、左、右的横向归属。用这两种理论把每一味药物纵横定位,使病变部位与药物相对应。在具有相同主治功能的药物中,尽量选用能直达病所的药物,充分发挥每味药物对于病变部位的治疗作用,减少药物对正常组织器官的不良反应,这就是部位辨证对每味中药的新要求。

　　升降浮沉是指药物作用于人体后的不同趋向性能。升与降、浮与沉都是相对立的作用趋向。一般来说,升浮药性趋向于上行向外,具有升阳举陷、发散表邪、宣毒透疹、涌吐开窍等作用;而沉降药性则趋向于下行向内,具有清热泻下、潜阳息风、降逆止呕、利水渗湿、重镇安神、降气平喘等作用。升浮药物大多数都归属于上焦,沉降的药物大多数都归属于下焦。一般药物都具有升浮或沉降的趋向。但部分药物这种趋向功能不明显,如川芎既能上行治疗头痛目眩,又能下行血海治疗月经不调;龙胆草既能治疗上焦之目赤肿痛,又能治疗下焦之外阴瘙痒、小腿湿疹,说明这类药物具有多趋向性。因此,在治疗上焦病时,多选用花草类轻清升散的药物,这些药物大多数归手足三阳经,体现了"治上焦如羽,非轻不举"的原则;在治中焦疾病时,不仅要注意药物的质地,还要重视药物的升降、补泻、散收、通涩的功能,体现了"治中焦如衡,非平不安"的原则,这些药物多数归属于脾、胃、肝、胆经;治下焦疾病时,多选择矿物类和质地厚重的药物,体现了"治下焦如权,非重不沉"的原则,这些药物多归属于手足三阴经。

　　药物的升降浮沉功能与药物的性味有很大关系,升浮的药物大多数为辛甘淡味和温热性,沉降的药物大多数为酸苦咸涩味和寒凉性。所以,李时珍曾指出:"酸咸无升,辛甘无降,寒无浮,热无沉。"此外,药物的升降浮沉功能还受加工炮制的影响,如果炮制加工改变了药物的性味,其治疗部位也会发生改变。如酒制的能升,姜汁制的能散,醋制的能收敛,盐水制的则能下行。从药物的质地上看,凡药根之在土中者,半身以上则上升,半身以下则下降。药之为枝者达四肢,为皮者达皮肤,为心、为干者内行脏腑。质之轻者上入心肺,重者下入肝肾。中空者发表,内实者攻里。枯燥者入气分,润泽者入血分。此上下内外,各以其类相从也。体现了中医"取象比类"的朴素唯物主义思想。《本草求真》中指出:"三焦……主气之升降出入,游行上下,总领五脏六腑营卫经络,内外上下左右之气,号中清之府。上主纳,中主化,下主出。观此气虽分三,而实连为一气,通领上下,不可令有厚薄偏倚轻重之分矣。玩书所论三焦泻热,大约汗则宜于麻黄、柴胡、葛根、荆芥、升麻、薄荷、羌活、防风。吐则宜于瓜蒂、莱菔子、藜芦、食盐、栀、豉。下则宜于大黄、芒硝,此泻热之味也。所论泻火,大约上则宜于连翘、栀子、黄芩、黄连、生地黄、知母;中则宜于龙胆、青黛、白芍、石斛、石膏;下则宜于黄柏、知母、丹皮、青蒿草。此泻火之味也。至于所论补虚,大约上则宜于参、芪、桂心、当归、龙眼;中则宜于白术、炙草、怀山药、首乌、山茱萸;下则宜于附、桂、硫黄、沉香、补骨脂、地黄、枸杞、菟丝子。此补虚之味也。"通过例举汗、吐、下、清热泻火、补虚等方面的用药经验,总结出了三焦用药的基本规律。

药物归经是指药物对机体的某些经络脏腑有选择性的治疗作用,即主要对某些经络脏腑发生明显的治疗作用,而对其他经络脏腑的治疗作用较小,甚或无作用。

药物归经也受该药物的性味、颜色、属性的影响:凡药色青、味酸、气臊,性属木者,皆入足厥阴肝、足少阳胆经;色赤、味苦、气焦,性属火者,皆入手少阴心、手太阳小肠经;色黄、味甘、气香,性属土者,皆入足太阴脾、足阳明胃经;色白、味辛、气腥,性属金者,皆入手太阴肺、手阳明大肠经;色黑、味咸、气腐,性属水者,皆入足少阴肾经、足太阳膀胱经。

十二经中,惟手厥阴心包、手少阳三焦经无所主,其经通于足厥阴肝经、足少阳胆经。因为厥阴主血,诸药入肝经血分者,并入心包;少阳主气,诸药入胆经气分者,并入三焦。

药物归经理论是前人对药物治疗疾病部位效果长期观察总结出来的,是中药学的宝贵财富。结合三焦纵横定位应用,使其具有新的内涵,进一步符合靶向治疗的需求。

将药物输送到发病部位,只是第一步。药物的主要任务是治疗该部位疾病,但疾病千变万化,从何处着手呢?《医学心悟》中提出了杂症主治四字论:

"杂病主治四字者,气、血、痰、郁也……务在平时,将此气、血、痰、郁四字,反复讨论,曲尽其情,辨明虚实寒热,轻重缓急,一毫不爽,则临证灼然,而于治疗杂症之法,思过半矣。"把疾病分成气、血、痰、郁四证,将每病分成寒、热、虚、实四性,把药物分成寒、热、虚、实四纲,不论对临床治疗还是药物分类,都有提纲挈领的意义。四大主药就是在这种思想指导下提出的:大寒药——石膏;大热药——附子;大补药——人参;大泻药——大黄。顺着这一思路,把到达相同部位的药物分成寒、热、补、泻四类。对于病变部位出现的寒、热、虚、实变化,用能到达该部位的药物予以治疗,寒者热之,热者寒之,虚者补之,实者泻之。用三焦把药物上中下定位,用经络把药物左右定位,使药物与发病部位相结合,是本书论述药物的特点。

第一章　手太阴肺经补泻寒热升降药

手太阴肺经报使引经药：白芷、升麻、葱白、桔梗。

第一节　补　肺

1. 人参

性味：甘、微苦，平。

三焦归属：上、中焦。

经验体会：人参性温味甘，气味俱薄，浮而升，大补元气。凡元气不足的病人，人参是首选之药。气能生血，气血互根，在补血的方剂中，加入补气药，能增强补血的功能。所以在治疗血虚病时，也常常使用人参。治疗不同部位的疾病，用不同的引经药引导人参直达病所，效果会更好。若补下焦元气，泻肾中之火邪，茯苓为之使。若补上焦之气，加升麻为使。

在治疗病毒性疾病的方剂中加入少量人参，能提高治疗效果。如人参败毒散、小柴胡汤中都用人参。为什么不是虚证也用人参？《寓意草》中说出了其中的道理："人受外感之邪，必先汗以驱之。惟元气大旺者，外邪始乘药势而出。若元气素弱之人，药虽外行，气从中馁，轻者半出不出，流连为困，重者随元气缩入，发热无休……所以虚弱之体，必用人参三、五、七分，入表药中少助元气，以为驱邪之主，使邪气得药，一涌而出，全非补养虚弱之意也。"根据这一用药经验，在治疗病毒性皮肤病，如单纯疱疹、带状疱疹、玫瑰糠疹和其他兼有风、寒、湿病毒外袭引起的皮肤病时，常常加入人参，祛邪兼以扶正，使机体提高产生抗体的能力。这与现代医学中病毒性疾病需要机体产生一定的抗体才能痊愈的道理是一致的。但是在治疗细菌性皮肤病时，如毛囊炎、多发性疖肿、蜂窝织炎、脓疱疮等，就不要用人参，以免补而壅滞，闭门留寇。疮痈后期，已溃或气血虚弱，久不收口者才能应用人参等补益药。

2. 黄芪

性味：甘，温。

三焦归属：上、中焦。

经验体会： 黄芪气温味甘，气薄味厚，可升可降，主要治疗部位在上焦肺、中焦脾二经。

黄芪补诸虚不足，配伍人参、白术、当归、炙甘草、茯神、远志、酸枣仁、木香、龙眼肉、生姜、大枣治疗脾虚不能统血导致的血小板减少性紫癜。上方加防风、柴胡、炒栀子治疗因脾虚不能运化固摄水湿，溢于肌肤导致的人工荨麻疹（也叫人工划痕症），常获奇效。

黄芪是疮家圣药，能生血生肌，排脓内托。配伍皂刺、牛蒡子、当归、川芎治疗痈疽诸毒，内脓已成，不穿破者。若疮痈后期，气血虚弱，脓稀不止，久不收口。黄芪配伍人参、白术、当归、白芍、熟地、川芎、茯苓、甘草，使气血充足，生肌长肉。

黄芪能补益脾胃，行水化湿。配伍党参、白术、苍术、茯苓、地肤子、车前子、砂仁、紫苏、泽泻治疗脾虚不能运化水湿导致的急慢性湿疹、婴儿湿疹、过敏性皮炎。

黄芪能固表止汗，配伍煅龙骨、煅牡蛎、浮小浮、五味子、酸枣仁、桑叶治疗表虚不固的多汗症。

3. 天冬

性味： 甘、苦、寒。

三焦归属： 上、下焦。

经验体会： 天冬甘苦而寒，味厚于气，阴降也。入肺经气分，益肺而下通入肾。润燥滋阴，消痰止血，杀虫。

肺主皮毛，肺阴虚则皮毛失去滋养而皮肤干燥，毛发不泽。天冬配伍麦冬、黄精、玉竹、沙参、生地、玄参治疗肺阴虚不能滋养皮肤导致的慢性湿疹、寻常性鱼鳞病、皲裂、老年性皮肤瘙痒症、单纯糠疹、神经性皮炎。再加入丹皮、阿胶、当归、白芍、何首乌治疗血燥型银屑病。

4. 阿胶

性味： 甘、平。

三焦归属： 上焦、中焦。

经验体会： 阿胶甘平，主要用于治疗上焦心肺和中焦肝脾血虚引起的心悸、失眠、健忘。治疗因肺虚引起的虚劳喘咳或阴虚燥咳。

阿胶以皮治皮，补血养皮。配伍杏仁、甘草、牛蒡子、天冬、麦冬、枇杷叶、当归、沙参治疗肺阴虚心血不足导致的毛发不泽，容易折断；月经量少，面容憔悴。

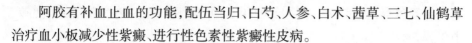

阿胶有补血止血的功能,配伍当归、白芍、人参、白术、茜草、三七、仙鹤草治疗血小板减少性紫癜、进行性色素性紫癜性皮病。

5. 五味子

性味: 性温,五味俱全。酸咸为多。

三焦归属: 上、下焦。

经验体会: 五味子性味酸温,酸能生津,子能沉降,治疗咳逆上气。治疗部位在上焦心肺经和下焦肾经。

五味子酸而收涩,配伍黄芪、人参、麦冬、龙骨、牡蛎治疗热伤元气,气短懒言、汗出不止的多汗症。

五味子可以降火益心肺。李东垣"清暑益气汤"中即有,用此方加减可治疗暑湿季节因心肺虚弱而导致的湿疹、夏季皮炎、荨麻疹。

6. 瓜蒌

性味: 甘、微苦,寒。

三焦归属: 上焦。

经验体会: 瓜蒌性味甘寒,具有润降之功能。治疗部位在上焦肺经和足阳明胃经。其甘寒不犯胃气,能降上焦之火,润肺化痰、散结滑肠,使痰气下降也。凡上焦郁热,痰核、结节、痰火咳嗽等证皆可用之。

瓜蒌内部形状和乳房小叶很相似,用瓜蒌配伍连翘、金银花、蒲公英、柴胡、黄芩、丝瓜络等治疗乳腺炎红肿热痛效果很好。

瓜蒌有清散上焦肺火的功能,配伍金银花、连翘、竹叶、牛蒡子、淡豆豉、薄荷、甘草、桔梗、芦根、黄芩治疗风热型荨麻疹。

瓜蒌有清上焦郁热而解毒的功能,配伍蒲公英、板蓝根、延胡索、川楝子、马齿苋、柴胡、黄芩治疗胸胁部位带状疱疹、头面部位丹毒。

瓜蒌能清除肺脏痰火垢腻,疏通经络。配伍红花、甘草治疗胸背部位带状疱疹后遗神经痛。

瓜蒌性味、主治与天花粉相同,可相互替代,也可以一起配成对药。

瓜蒌滑肠,脾虚无火、大便不实者慎用。

7. 麦冬

性味: 甘、微苦,微寒。

三焦归属: 上、中焦。

经验体会: 麦冬性味甘寒,治疗部位在中上焦肺胃二经。加五味子、人参治元气不足、肺中伏火,脉气欲绝。能使人健壮而丰满,面色美丽。但多用、久用会伤胃滑肠。

麦冬配伍生地、熟地、沙参、天冬、黄芩、瓜蒌仁、天花粉治疗血燥型银屑病。

有一经验方治疗手足皲裂性湿疹。用麦冬、天冬、玉竹、黄精、沙参、防风、荆芥、马齿苋、紫花地丁、蒲公英、白鲜皮、地肤子、蛇床子、百部、白及、黄柏各20~30g为一剂,一剂可以洗两天。每天两次,每次二十分钟,效果较好。

麦冬与天冬都是滋阴药,常常一起配对用,但麦冬偏于治疗上焦心肺,天冬偏于治疗下焦肾。

8. 北沙参

性味: 甘、苦,微寒。

三焦归属: 上焦。

经验体会: 北沙参甘苦而淡,性寒体轻,其治疗部位在上焦肺经,专补肺阴。亦能清火,但只能清虚火而不能清实火。因其滋阴兼能补气,多用于治疗气虚而津液不足引起的皮肤干燥、皲裂、寻常性银屑病、鱼鳞病、甲营养不良、老年性皮肤瘙痒症、神经性皮炎、角化不良等病。肺主皮毛,补肺阴润肺燥,就能滋养皮毛。清燥救肺汤、桑杏汤二方中都用沙参补肺润燥,可用此二方加减,治疗干燥性疥癣及身痒。

9. 黄精

性味: 甘,平。

三焦归属: 上、中焦。

经验体会: 治疗部位在上焦肺经、中焦脾胃经。其性平和,补而不腻,药食同源。每剂药量可在30g左右。黄精能补脾胃中气,质多汁而能润燥,兼有杀虫功能,善于治疗气阴不足,阴虚血燥,风燥生虫引起的手足皲裂、皲裂性湿疹、血燥型银屑病、神经性皮炎、皮肤瘙痒症、面部单纯糠疹、玫瑰糠疹。

黄精具有祛斑的功能,配伍白术、白蔹、白僵蚕、白芷、当归、白芍、白茯苓、菟丝子、白芥子、玉竹治疗黄褐斑。

黄精配伍苍术、天冬、山药、沙参、炒麦芽治疗食欲不振,皮肤干燥性婴儿湿疹。

10. 玉竹

性味: 甘,平。

三焦归属: 上、中焦。

经验体会: 玉竹的性味功能与黄精相似,常常一起配成药对使用。治疗部位在上焦肺经、中焦脾胃经。补阴润燥,干燥的皮肤病多用之。

玉竹配伍黄精、天冬、麦冬、生地、百部、沙参、防风、荆芥治疗皲裂性湿疹、神经性皮炎、线状苔藓、单纯糠疹、玫瑰糠疹、颜面再发性皮炎等。补阴药大多偏于滋腻,而玉竹虽补而不碍邪,方中剂量偏大。

11. 百合

性味:甘,平。

三焦归属:上焦。

经验体会:百合性味甘平微苦,滑润之品。治疗部位在上焦心肺二经,益气而兼利气,养正而亦能祛邪,是《伤寒论》中治疗百合病的主药。百合病类似于神精衰弱、抑郁症一类疾病,因此多用百合治疗神经系统疾病。用百合地黄汤、百合滑石汤加味治疗老年性皮肤瘙痒症、神经性皮炎。可代替沙参和生地黄用,不寒不燥可治疗血燥型银屑病、脂溢性皮炎、口腔溃疡、口舌生疮、女阴溃疡、单纯糠疹、玫瑰糠疹、天疱疮、小儿湿疹。

12. 百部

性味:甘、苦,微温。

三焦归属:上焦。

经验体会:百部治在上焦而偏于降泄。入上焦手太阴肺经而治疗咳嗽、气喘。特点是质地温润又能杀虫。质润能治干燥,杀虫能止痒。可治疗皲裂性湿疹、手足癣、寻常性银屑病、鱼鳞病、老年性皮肤瘙痒症、神经性皮炎等。为治疗阴虱的专用药、特效药。内服、外洗都可以选用。百部50g,放入100ml 75%酒精中,泡24小时即可外用治疗阴虱。刮去阴毛,效果更好。

13. 白豆蔻

性味:气热,味大辛。

三焦归属:上、中焦。

经验体会:白豆蔻气味俱薄,轻清而升,是升散肺及胸中滞气的首选药物。治疗部位在上焦肺经和中焦脾胃经。白豆蔻配伍益智仁、白术、苍术、人参、黄芪、白芷、升麻、葛根、黄芩、黄连治疗脾胃损伤、阳气下陷、阴火乘之而引起的激素性皮炎、痤疮、单纯糠疹、脂溢性皮炎等,面寒明显者减黄连加附子、干姜。也可以加入归脾汤中治疗脾不统血导致的血小板减少性紫癜、气血不足而引起的甲营养不良、毛发枯燥、斑秃、全秃。

14. 大枣　见补脾。

15. 诃子　见补大肠。

第二节　泻　肺

1. 牵牛子

性味：辛、苦、寒。

三焦归属：上、下焦。

经验体会：牵牛子味辛苦寒而沉降，辛能入肺泻肺利水，逐痰饮。苦寒入肾及命门，泻下焦之水湿。具有泻下、去肠垢积聚、杀虫的功能。肺与大肠相表里，肺主皮毛，大肠通畅，就不容易患皮肤疾病。用于治疗水肿、痤疮、寻常性银屑病、神经性皮炎、扁平苔藓、疮疖疔疽等因肠胃湿热积滞，大便秘结引起的皮肤外科病。因其有毒，多服损人元气。

2. 葶苈子

性味：辛、苦，大寒。

三焦归属：上焦。

经验体会：葶苈子辛苦而大寒，性沉降。能下行逐水，泻下功能不减于大黄、芒硝。引领肺气下走大肠。其治疗部位在上焦肺经，除肺中水气、通经、利便。肺癌胸水引起的皮肤瘙痒症，葶苈子是首选药。配伍其他药物治疗寻常性银屑病、湿疹、荨麻疹、小腿水肿、黄水疮、头癣、足癣感染等皮肤病。脾胃虚弱之人应当慎用。

3. 莱菔子

性味：辛，温。

三焦归属：上、中焦。

经验体会：莱菔子辛温，辛能入肺，生用则升，炒熟则降。升则散风寒，宽胸膈，发疮疹，降则能治咳嗽痰喘。配苏子、白芥子有较强的治痰喘功能。其治疗部位在上焦肺经和中焦脾胃经。能解酒毒，用于治疗酒渣鼻、痤疮；能治满口烂疮，多用于治疗口腔溃疡；辛而入肺能发疮疹，用于治疗神经性皮炎、荨麻疹、老年皮肤瘙痒症。还可用于治疗脾胃积滞，聚生痰核导致的多发性脂囊瘤、皮脂腺囊肿、结节性红斑、囊肿性痤疮等。

4. 枳实

性味：苦、酸，微寒。

三焦归属：上、中焦。

经验体会：枳实性味苦寒，其主要治疗部位在上焦肺、中焦胃经。破气行痰，消痞止喘，利胸膈，宽肠胃。用于治疗肺与大肠经不宣畅、不通利所致的皮肤病。如急性荨麻疹、湿疹、银屑病、囊肿性痤疮、皮脂腺囊肿、结节性红斑、妇人阴肿、风疹作痒。

枳实与竹茹合用有降气化痰、宁心安神的作用，治疗不寐。再加半夏、茯苓、陈皮、酸枣仁、茯神、甘草、党参、黄连可治疗因睡眠不佳导致的神经性皮炎、皮肤瘙痒症、结节性痒疹。

5. 枳壳

性味：苦，寒。

三焦归属：上焦。

经验体会：枳壳性味苦寒，气厚味薄，浮而升，微降。其治疗部位在上焦肺经、胸膈。性味功用与枳实同，枳实力猛而治下焦病，其治痰有冲墙倒壁之功；枳壳则力缓而治上焦病，所以善于治疗胸膈皮毛之病。是为二者之区别。

枳壳能止胁肋间刺痛，配伍延胡索、川楝子、桃仁、郁金、当归、瓜蒌、红花、甘草治疗带状疱疹后遗神经痛。

6. 桑白皮

性味：辛、甘、寒。

三焦归属：上焦。

经验体会：桑白皮辛甘而寒，其治疗部位在上焦肺经。气有余便是火，以其能降气，故能清上焦肺火，下气行水，止嗽清痰。肺火上炎则易生痤疮。桑白皮配合地骨皮、甘草、粳米为"泻白散"，可以治疗因肺火引起的各种皮肤病。特别是用泻白散加黄芩、黄连、枇杷叶、石膏、连翘、升麻、葛根治疗肺火上炎引起的痤疮、酒渣鼻、颜面再发性皮炎、面部单纯疱疹、头面部带状疱疹等效果好。

桑白皮能通水之上源以泻肺行水，与陈皮、茯苓皮、大腹皮、生姜皮组成"五皮饮"，专治皮肤水肿。皮肤病兼有水肿者都可以用"五皮饮"加味治疗。急性荨麻疹主要表现为风团，风团肿起成块，忽起忽消，水肿消则风团亦消。用"五皮饮"加减治疗急性荨麻疹，往往会收到很好的效果。成人外阴水肿、小儿包皮水肿等，也可以用桑白皮治疗。

7. 地骨皮

性味：甘，淡，寒。

三焦归属：上、下焦。

经验体会：地骨皮性味甘寒,味薄而气厚,能升能降,能散能清。凡风寒散而未尽者,用之最宜。其治疗部位在上焦肺经和下焦肾经。甘淡体轻入肺散表皮之热,祛除胸胁中邪气。常与桑白皮配成药对一起使用。治疗因肺热肺火引起的皮肤病。如:粉刺、酒渣鼻、过敏性皮炎、头面部位丹毒、水肿。

现在临床医师常用黄柏、知母滋阴清下焦肾经虚火、伏火,但经过时间体会,笔者认为地骨皮、丹皮更胜一筹,且无苦寒伤阴之弊端。皮肌炎、系统性红斑狼疮发病期间会有阴虚发热的表现,用地骨皮加丹皮、夏枯草、金银花炭、生地炭、青蒿、鳖甲、知母、羚羊角丝组方治疗,能起病于无形之中。

运用地骨皮善除内热的功能,治疗脓疱性银屑病、掌跖脓疱病、结节性红斑等。

8. 泽泻　见泻肾。

9. 南星　见泻肝。

10. 皂角　见泻大肠。

11. 青皮　见泻肝。

12. 大腹皮　见泻脾。

第三节　清　肺

1. 金银花

性味:甘,寒。

三焦归属:上焦。

经验体会:金银花性味甘寒,寒能解毒,味甘而不伤正气。其治疗部位在上焦肺经。凡花皆散,有宣通气血发散之功。与连翘、薄荷、竹叶、牛蒡子、荆芥、黄芩、栀子组方治疗上焦风热感冒。银翘散是代表方剂。很多中医专家都有用银翘散加减治疗风热型荨麻疹的经验。

金银花为疮家圣药,与连翘、紫花地丁、蒲公英、栀子、黄芩等组方治疗各种疮、疖、疔、毒、掌跖脓疱病、脓疱型银屑病、毛囊炎、痤疮、系统性红斑狼疮、皮肌炎、水痘、天疱疮,剂量大而无毒副作用。甚至有人认为疮痈虚弱的病人用大量金银花治疗,有补益的作用。

金银花本是气分药,用来治疗血分病,是赵炳南老中医的宝贵经验。金银花炭与生地炭配伍应用,有很好的清热凉血的功能,对于因血热引起的

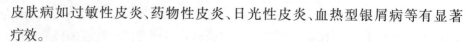

皮肤病如过敏性皮炎、药物性皮炎、日光性皮炎、血热型银屑病等有显著疗效。

2. 川贝母

性味: 苦、甘,微寒。

三焦归属: 上焦。

经验体会: 川贝母性味苦寒,其治疗部位在上焦心肺二经。有三方面功能。第一,能导热下行,降胸膈逆气,气下则毒去,气散则毒解。治疗虚劳咳嗽,烦渴发热,肺痿肺痈,咽痛喉痹。第二个特点能化痰散结。常配合半夏、陈皮、茯苓、白芥子、昆布、海藻等治疗瘿瘤、多发性脂囊瘤、结节病、硬红斑、囊肿性痤疮、甲状腺结节、扁桃体肥大等病。第三是润心肺,泻心火,散郁气。与桂枝、白芍、炙甘草、半夏、陈皮、郁金、合欢花、柏子仁、金针菜组方为解忧汤。治疗胸闷心烦、心悸失眠、胡思乱想、悲观厌世的抑郁症。

3. 竹沥

性味: 甘、苦,寒、滑。

三焦归属: 上、中焦。

经验体会: 竹沥,是竹子加热后流出的液汁。甘苦寒滑利,入肺胃,达大肠,功专清热豁痰。故凡经络四肢及皮里膜外痰热壅滞者,非此不达不行。多用于治疗中风不语、小儿惊痫。皮肤科运用竹沥的清热豁痰功能,治疗痰涎郁结经络导致的皮肤病。如:多发性脂囊瘤、结节性红斑、硬红斑、结节性痒疹、硬皮病等。治疗痰郁上肢者,加桂枝、桑枝;在下肢者,加牛膝、鸡血藤,以引药通四肢;病在头面者加升麻、白芷以引药至头面;虚者与人参同用,气足有助于通经。"均宜配入姜汁用之,不特热以制寒,且姜汁亦有开痰宣散之功,一开一降,相辅而行也。"(《本草便读》)

4. 射干

性味: 苦,寒。

三焦归属: 上焦。

经验体会: 射干性味苦寒,治疗部位在上焦肺经、咽喉。清热解毒,消痰利咽。主治热毒痰火郁结,咽喉肿痛,痰涎壅盛,咳嗽气喘。现代医学认为,银屑病发病与咽喉部链球菌感染有关。射干配伍山豆根、黄芩、生地、紫草、丹皮、赤芍、白花蛇舌草、土茯苓、蝉蜕等治疗银屑病初起伴有咽喉肿痛者效果比较好。还可以治疗囊肿性痤疮、头面部位丹毒、带状疱疹、单纯疱疹、甲状腺结节、甲状腺囊肿等。

5. **青黛**　见泻肝。

6. **羚羊角**　见清肝。

7. **黄芩**　见清心。

8. **栀子**　见清心。

9. **石膏**　见清胃。

10. **枇杷叶**　见降肺。

11. **玄参**　见清肾。

第四节　温　肺

1. 桂枝

性味：辛，温。

三焦归属：上焦。

经验体会：其治疗部位在上焦肺经、太阳膀胱经。张锡纯云："《神农本草经》载，桂枝主上气咳逆、结气、喉痹、吐吸，其能降逆气可知，其性温而条达，能降逆气，又能升大气可知。遂单用桂枝尖三钱，煎汤饮下，须臾气息调和如常。夫以桂枝一物之微，而升陷降逆，两擅其功，以挽回人命于顷刻，诚天之生斯使独。然非亲自经验者，以孰信其神妙如是哉。"说明桂枝有升阳气，降逆气之双重功效。

桂枝与白芍、甘草、生姜、大枣配伍，组成名方桂枝汤，具有调和营卫的作用，常用于治疗风邪外袭、营卫不和的多汗症，或但半身汗出症。记得曾治疗一例只半身汗出，另半身无汗的男性病人，用桂枝汤原方原剂量，服后啜热粥取汗，只三剂就病愈如初。

朱仁康老中医，为了加强固摄卫气的作用，将桂枝汤与玉屏风散合用，取名"固卫御风汤"用于治疗寒冷性荨麻疹，对于气虚兼寒者颇有疗效。

桂枝与当归、细辛、生姜等配伍，为当归四逆汤，进一步加强了温通补虚的功能。可用此方加减变化治疗寒冷所致的多形性红斑、雷诺综合征、硬皮病、关节病性银屑病。

"病痰饮者，当以温药和之。"这是仲景治疗痰饮病的原则。在皮肤病中，痰饮聚积引起的皮肤病很多，最常见的为各种结节病。如结节性红斑、结节性痒疹等。在化痰散结的基础上加上桂枝，可使方中温通灵动，有利于痰核的消散。

桂枝又是四肢特别是上肢的引经药,在四肢疾病时,只要不是热证,都可以加入桂枝,能引诸药直达四肢。

2. 白芥子

性味: 辛,温。

三焦归属: 上、中焦。

经验体会: 白芥子味极辛,气温。治疗部位在上焦手太阴肺经。能搜剔内外痰结,胸膈寒痰及冷涩壅塞,皆能解而散之。痰在皮里膜外,非此不达,在四肢两胁,非此不通。若治疗痰涎邪热固结胸中及咽喉失音,应配伍清热化痰药,与苏子、枳实、瓜蒌、杏仁、黄芩、黄连配伍为解热下痰汤,是治疗痰阻胸膈、气滞不利之良药。

朱良春老中医认为:"白芥子含有脂肪油、白芥子苷、杏仁酶等成分,除作为祛痰平喘咳之剂外,对机体组织中不正常的渗出物之吸收,尤有殊功。"不但能下行豁痰、利痰;还能横行胁肋、四肢散寒化痰。多用白芥子与生半夏、炙僵蚕、海藻、昆布、生牡蛎、浙贝母等治疗痰核结节病。夹瘀者加炮山甲、当归、土鳖虫、蜂房、赤芍;兼气滞者加青皮、陈皮、姜黄;阴虚者加麦冬、天冬、功劳叶;肾阳虚者加鹿角、仙灵脾、补骨脂。结节病位于皮里肉外,在真皮下层,被组织包裹,邪无出路,消退得比较慢,要坚持服药。痰核非一天形成,消痰核更需花费时日,刚服药时控制增长,进而痰核变软,表面可变红,或本不疼痛用药后反而出现疼痛,最后结核逐渐消失。

3. 葱白

性味: 辛,温。

三焦归属: 上、中焦。

经验体会: 葱白性味辛温,为肺经的引经药。张聿青用旋覆花汤加入青葱叶治疗胸胁痛。夏少农用青葱叶与活血药治疗头部血肿。葱叶加入发汗通窍药治疗项背部因风寒湿郁闭汗孔引起的胆碱能性荨麻疹,药用羌活、独活、防风、荆芥、麻黄、苍术、藁本、白芷、蔓荆子。有热者加滑石、石膏、黄芩、浮萍;血瘀者加王不留行、川芎、当归、黄酒;气虚者加黄芪、人参、白术。以毛孔通利、汗透痒止为度。往往能使久病不治之症,得到痊愈。

4. 陈皮

性味: 辛,苦,温。

三焦归属: 上、中焦。

经验体会：陈皮辛苦而温,气薄味厚,与升药配伍则升,与降药配伍则降。治疗部位在上焦肺经、中焦脾胃经。入脾肺气分,能散能和,能燥能泻,利气调中,消痰快膈,宣通五脏。与半夏、茯苓、甘草为"二陈汤"。其方加减可治疗带状疱疹后遗神经痛、囊肿性痤疮、结节性红斑、多发性脂囊瘤、脂溢性皮炎、脂溢性脱发。加味逍遥散再加陈皮、川芎可用于治疗月经前加重痤疮、扁平疣、甲营养不良;与青皮、荔枝核、柴胡、川芎、当归、白芍、枳壳、香附配伍治疗乳房湿疹、乳腺增生、乳腺结节。陈皮泻多于补,有甘草则补肺,无甘草则泻肺。

5. 川椒

性味：辛,大热。

三焦归属：上、下焦。

经验体会：川椒性味辛而大热,主要治疗部位在下焦。入肺、脾、命门,发汗散寒,暖胃燥湿,消食除胀,通血脉,行肢节,补命门火,能下行导火归原,安蛔。可用于生毛发。治疗肾囊风痒、肛门瘙痒、手足皲裂、洗脚癣、头癣。

川椒既能温脾肾,又能杀虫,配伍乌梅、细辛、干姜、黄连、黄柏、附子、人参等治疗上热下寒,腹痛腹泻,肠微生态紊乱导致的慢性荨麻疹。

皮肤瘙痒症用川椒 30g、防风 30g、艾叶 30g,水煎洗患处。有祛风杀虫、止痒功能,效果很好。其性燥烈,阴虚者忌服。

6. 肉桂　见温肝。

第五节　升　　肺

1. 桔梗

性味：辛,苦。

三焦归属：上焦。

经验体会：桔梗性味苦辛而平,色白入肺,兼入手少阴心经、足阳明胃经。治疗部位在上焦肺经、咽喉。其性轻浮上升,能引药上行,直达病所,故上焦病证每多用之。上焦属肺,"肺主皮毛"。因此在皮肤病的治疗中,桔梗应用很广。此药有消痈排脓的功效,能消除干酪样坏死,经常用于治疗头部疮疖、破溃的皮脂腺囊肿、囊肿性痤疮。王好古加味甘桔汤,加减用药之法,对后学频有启示,诸药书多有转载,今且录之:"失音加诃子,声不出加半夏,上气加陈

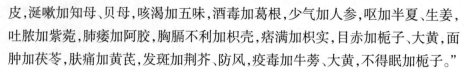

皮,涎嗽加知母、贝母,咳渴加五味,酒毒加葛根,少气加人参,呕加半夏、生姜,吐脓加紫菀,肺痿加阿胶,胸膈不利加枳壳,痞满加枳实,目赤加栀子、大黄,面肿加茯苓,肤痛加黄芪,发斑加荆芥、防风,疫毒加牛蒡、大黄,不得眠加栀子。"

2. 香薷

性味:辛,温。

三焦归属:上焦。

经验体会:香薷辛温,药质清扬,治疗部位在上焦肺经。夏月解表之药,清暑利湿,散皮肤蒸热,解心腹凝结。可去热风,治口中臭气。与滑石、茯苓、甘草、紫草、白豆蔻、陈皮、木瓜、白术配伍治疗夏季皮炎、日光性皮炎、虫咬皮炎、湿疹。香薷能通三焦膀胱,利小便,以治在里的水气。与大腹皮、茯苓皮、桑白皮、生薏苡仁、滑石、通草治疗夏暑感冒风寒,体有水湿引起的水肿、急性过敏性皮炎、急慢性荨麻疹。

3. 薄荷

性味:辛,凉。

三焦归属:归属上焦。

经验体会:薄荷味辛能散,性凉而清,其治疗部位在上焦肺经、头目、咽喉。升浮能发汗。为风热外感,温病初起常用药物。多用于治疗上焦的皮肤病。如急性过敏性皮炎、风热型荨麻疹、药物过敏性皮炎、虫咬皮炎等。《景岳全书》中薄荷与蝉蜕配伍,名二味消风散。蝉蜕辛甘而寒,清轻升散,能散风止痒,解表透疹,明目退翳,二味相须为用,加强了疏散风热、透疹止痒的功能。主治因风热袭表引起的荨麻疹、皮炎、头面眼周部位湿疹、神经性皮炎等皮肤病。

薄荷与其他疏风解表药不同点是其还能解肝郁。"薄荷,不特善解风邪,尤善解忧郁。用香附以解郁,不若用薄荷解郁更神。薄荷入肝之经,善解半表半里之邪,较柴胡更为轻清。"(《本草新编》)据此,多用薄荷治疗中焦两胁及肝胆两经循行部位的皮肤病,如带状疱疹、神经性皮炎、湿疹等。可加菊花、茵陈治疗眼部、耳部湿疹及其他内因肝胆郁结化热引起的皮肤病。

薄荷气香而利毛窍,性辛凉而能散壅热,同川芎合用直达巅顶,与防风、荆芥、羌活、白芷、茵陈、侧柏叶、藁本、甘草治疗斑秃、脂溢性脱发、脂溢性皮炎。

薄荷有疏散壅滞之热的功能,与桑叶、菊花、杏仁等配伍,是《温病条辨》中的名方桑菊饮。薄荷是方中的主药。赵炳南老中医用桑菊饮加大青叶治疗风热袭表引起的荨麻疹,效果颇佳。

薄荷发散能力强,开泄太过,会耗伤中气。邪散即止,不能久用。

4. 紫苏

性味:辛、香而温。

三焦归属:上、中焦。

经验体会:紫苏性味辛温,芳香气烈,茎干中空,治疗部位在上焦肺经和中焦脾胃经。入气分,兼入血分,既能解表散寒,又可行气和中,为内外双解之药。与荆芥、防风、羌活、麻黄、白芷、苍术等配伍治疗寒冷型荨麻疹、胆碱能性荨麻疹。服药后要多喝开水或米粥,令其汗出,毛窍通畅则荨麻疹自愈。鱼蟹中的毒素可以刺激胃肠黏膜引起腹痛腹泻,导致急性胃肠炎,也可以成为过敏原,引起胃肠型荨麻疹。紫苏不仅有解鱼蟹毒的功能,还有醒脾胃、解郁结而利气滞的功能。配伍砂仁、苍术、藿香、大腹皮、陈皮、茯苓、厚朴、草果、防风、荆芥等治疗食鱼蟹引起的过敏性荨麻疹,效果频佳。也可以用新鲜紫苏90g单味煎水服,效果也令人满意。

紫苏的药用部分较多,苏叶长于解表散寒、温中止呕;苏梗疏肝理气,安胎消胀;苏子降气平喘,润肠通便。

5. 麻黄

性味:辛、微苦,温。

三焦归属:上焦。

经验体会:麻黄性味辛温微苦,体轻清而升浮,治疗部位在上焦肺经。具有发散风寒,去皮肤中风寒湿邪的功能。

荨麻疹主要病机为风邪侵袭和水肿,麻黄一药既发汗解表,又利水消肿,配伍防风、荆芥、羌活、独活、白芷、苍术、紫苏治疗荨麻疹。特别是寒冷型荨麻疹,麻黄是首选之药。

通利毛窍,恢复皮肤的生理功能,是治疗银屑病的重要手段。麻黄通过发汗,具有通利毛窍的功能。夏少农老中医用麻黄10g、桂枝10g、当归12g、白芍12g、生地黄12g、沙参10g,治疗冬季发作的银屑病。谓麻黄"不但辛温宣肺,而且能温通血脉。《内经》谓肺主皮毛而司开合,故能带领养血滋阴之药,从阴引阳,开腠理,透毛窍,润肌肤而得效。"剂量虽大,但未见大汗出,而腠理必开,银屑病症状常能很快消退。

在大队的治疗阴性疔疽的药物中,加入麻黄一味,取其发越人体阳气之功。如阳和汤中虽然用量很少,但是麻黄既能升阳散邪,又能使熟地补而不腻,一举两得。

6. 牛蒡子

性味: 辛、苦,微寒。

三焦归属: 上焦。

经验体会: 牛蒡子性味辛苦而微寒,治疗部位在上焦肺经。有诸子均降唯牛蒡子独升之说。其性善通行十二经而解毒散风,配伍山豆根、金银花、连翘、蝉蜕、薄荷、桔梗、甘草治疗咽喉肿痛,配伍金银花、连翘、蝉蜕、薄荷、紫草、生地、丹皮、黄芩、石膏等治疗风热外侵郁于手太阴肺经引起的急性荨麻疹、过敏性皮炎、玫瑰糠疹、口腔溃疡、湿疹、毛囊炎。牛蒡子有解毒散结的功能,与僵蚕、浙贝母、夏枯草、连翘、青皮、半夏、枳壳、香附等配伍,治疗结节性痒疹、甲状腺结节、瘰疬、疮痈、结节性红斑、囊肿性痤疮。在治疗疮痈的药中加入少量牛蒡子,疮痈容易破头托出。大肠与皮毛关系密切,兼有便秘者,牛蒡子首选。

7. 浮萍

性味: 辛、寒。

三焦归属: 上焦。

经验体会: 浮萍性味辛寒,生长在水上,体轻气浮。治疗部位在上焦肺经。古人说的"发汗盛于麻黄,下水捷于通草"一语,概括了浮萍功能。因其能发汗利毛窍,与防风、羌活、荆芥、葛根、地肤子、苍术、滑石、白术、半夏、陈皮、茯苓、甘草、当归、白芍配伍,治疗因毛窍郁阻、汗液排泄不通畅引起的胆碱能性麻疹、急慢性荨麻疹。《本经》载浮萍有长须发的功能,是因为其能使毛窍通利,血脉滋养毛囊,气血充盈而毛发易生矣。配伍何首乌、黑芝麻、桑椹子、茯苓、苍术、茵陈、防风、藁本治疗脂溢性脱发、斑秃。

浮萍入肺,发汗祛风,行水消肿。配伍通草、桑白皮、大腹皮、白茅根、车前草、甘草可治疗急性过敏性皮炎、染发引起的头面水肿,小儿包皮水肿。

尤在泾在《金匮翼》中介绍用浮萍洗风瘙痒的方剂:紫背浮萍半碗,豨莶草一握,蛇床子五钱,苍耳子一两,防风五钱,煎汤熏洗数次。用之洗荨麻疹,效果较好。特别是对不能服中药的婴幼儿荨麻疹,特别适用。

8. 苍耳子　见升督脉。

9. 防风　见泻膀胱。

10. 前胡　见降肺。

11. 升麻　见升脾。

12. 白芷　见升胃。

第六节　降　肺

1. 杏仁

性味：甘、苦，温。

三焦归属：上焦。

经验体会：杏仁性味甘、苦，温。气薄味厚，属性沉降。治疗部位在上焦肺经、胸膈。杏仁长于宣降肺气，且能润肠通便。用于治疗痰气腻阻于胸膈，肺气不降，大便不通畅引起的痤疮、酒渣鼻、脂溢性皮炎。杏仁不但能降肺气，还能润肺燥，杏仁与桑叶、炙枇杷叶、淡豆豉、沙参、麦冬、天冬、川贝母、黄精、玉竹、地肤子、黑芝麻等配伍，治疗皮肤干燥综合征、单纯糠疹、玫瑰糠疹、老年性皮肤瘙痒症、神经性皮炎等因肺燥引起的皮肤病。

肺主皮毛，肺气不宣，毛孔闭塞，导致皮肤病发作。杏仁配伍麻黄、防风、羌活、紫苏、荆芥、甘草、苍术、白芷治疗寒冷性荨麻疹。

2. 前胡

性味：苦、辛，微寒。

三焦归属：上焦。

经验体会：前胡味辛苦，气微寒。入手足太阴肺经、足阳明胃经。其功长于下气，气下则火降痰亦降矣，为痰气要药。苦能降气，辛能化痰，微寒清热。因此有散风清热、降气化痰之功能。善于治疗外感风热、痰热喘嗽、痞膈呕逆诸疾。配伍桑白皮、杏仁、贝母、陈皮、半夏、茯苓、枳实、桔梗、甘草治疗肺胃不降、痰火上逆导致的脂溢性皮炎、脂溢性脱发、痤疮。

3. 枇杷叶

性味：苦，微寒。

三焦归属：上、中焦。

经验体会：枇杷叶性味苦而微寒，气薄味厚，阳中之阴。治疗部位在上焦肺、中焦胃经。治肺胃之病，大都取其具有下气之功。主治呕吐不止，肺热咳嗽，喘息气急，消渴口干。

痤疮大多为肺胃气火上逆引起的，枇杷叶有降肺胃之气的功能，气下则火降痰顺。配伍黄芩、黄连、桑白皮、地骨皮、升麻、葛根、当归、生地、丹皮、石膏治疗毛细血管扩张期的酒渣鼻、寻常痤疮。

4. 槟榔

性味： 辛、苦、温。

三焦归属： 上焦。

经验体会： 槟榔性味辛温而苦，气薄味厚。苦能破滞，辛能散邪，治疗部位在上焦肺胸。其性沉降如铁，能坠诸药至于下。破滞气，泄胸中至高之气。善于治疗各种逆气、里急后重诸证。

槟榔辛散苦泄温通，有消食导滞、破气除胀的功能。配伍木香、青皮、陈皮、使君子、白术、苍术、党参、白豆蔻、茯苓、苏梗、炙甘草治疗脾虚食积之婴儿湿疹、特异性皮炎。

槟榔有下气、行水、杀虫的功能。配伍苍术、白术、茯苓、桑白皮、泽泻、车前子、陈皮、生姜皮治疗急性过敏性皮炎、急性湿疹以水肿为主症者。

笔者经验，与牛膝引药下行相类，槟榔也能引药下行；牛膝在血脉经络中下行，槟榔在肺、胃肠中下行，一个在血分，一个在气分。

5. 旋覆花

性味： 辛、苦、咸，微温。

三焦归属： 上焦、中焦。

经验体会： 凡草本植物药中，属咸者很少，惟此味咸。诸花皆升，惟旋覆花独降。究其理，是其味咸所致。治疗部位在上焦肺经和中焦胃经，为中上二焦之药。

咸能软坚，故凡上中二焦凝滞坚结之疾，皆能除之。配伍姜半夏、茯苓、陈皮、甘草、枳实、郁金、当归、赤芍、川芎、金银花、连翘、皂刺、浙贝母治疗囊肿性痤疮、慢性毛囊炎、结节性痒疹。

旋覆花软坚消痰痞，通血脉，治疗中、上焦结闭之疾。配伍茜草、葱、当归、郁金、桃仁、红花、延胡索、全瓜蒌、生甘草治疗带状疱疹、带状疱疹后遗神经痛。

6. 苏子

性味： 辛、温。

三焦归属： 上焦。

经验体会： 苏子性味辛温，子主降，味辛气香主散，故专利郁痰，下气定喘。治疗部位在上焦肺经。

苏子具有豁痰散结的功能，配伍陈皮、半夏、茯苓、甘草、枳实、白芥子、浙贝母、三棱、莪术治疗囊肿性痤疮、增生期酒渣鼻。

诸香皆燥,惟苏子独润,配伍桃仁、柏子仁、杏仁、火麻仁治疗神经性皮炎、老年性皮肤瘙痒症、结节性痒疹、皲裂性湿疹、血燥型银屑病。

具有止咳平喘、润肠通便的功能,伴有大便干燥的皮肤病可用苏子治疗。

7. 紫菀

性味:辛、苦,温。

三焦归属:上焦。

经验体会:紫菀性味苦辛温,苦能下气,辛温润肺,治疗部位在上焦肺经。既能上达上焦,亦善于下趋,使气化惠济及下焦,使小便自利,大便自通。《临证指南医案》中用紫菀配伍杏仁、瓜蒌皮、郁金、枳壳汁、山栀、香豉治疗肠痹。并解释:"丹溪谓肠痹,宜开肺气以宣通,以气通则湿热自走。"为下病治上、表里相应治法。

紫菀既能宣通肺气,又能宣通大小便,善于治疗皮肤干燥、咳嗽气喘、大小便不利的皮肤病。配伍苏子、杏仁、火麻仁、羌活、防风、当归、桃仁、夜交藤、益母草、地肤子治疗老年性皮肤痛痒症、神经性皮炎、结节性痒疹。

8. 乌药

性味:辛,温。

三焦归属:上、中、下焦。

经验体会:乌药味辛气温无毒。气厚于味。性温香窜而走泄,上入脾肺,下通膀胱肾,能疏胸腹邪逆之气。其性善于下走,治疗诸冷气攻冲。凡病之属气者,皆可治。顺气则风散,理气则血调。多与茯苓、陈皮、泽泻、苍术、白术、枳实、地肤子、白鲜皮配伍,用于治疗腹部湿疹、外阴部湿疹、耳部湿疹、神经性皮炎、皮肤瘙痒症;与黄芩、柴胡、延胡索、青皮、陈皮、当归、赤芍、泽泻治疗肝郁化火导致的两胁部带状疱疹、玫瑰糠疹。亦可以治疗因痛经引起的痤疮、月经疹。

9. 厚朴 见降胃。

10. 木香 见降三焦。

第二章　手阳明大肠经补泻寒热升降药

手阳明大肠经引经报使药：葛根、升麻、白芷行上，石膏行下。

第一节　补 大 肠

1. 诃子

性味：味苦、酸、涩，性平。

三焦归属：上、下焦。

经验体会：诃子味苦酸涩，治疗部位在上焦肺下焦大肠。具有涩肠，敛肺，下气，利咽的功能。

配伍人参、白术、茯苓、莲子、怀山药治疗因慢性肠炎腹泻引起的肛门湿疹、单纯糠疹、玫瑰糠疹、老年性皮肤瘙痒症。同蛇床子、五味子、山茱萸、续断、杜仲，治虚寒带下引起的外阴湿疹、外阴部神经性皮炎、外阴瘙痒。

2. 五倍子

性味：酸、涩、咸，寒。

三焦归属：上、下焦。

经验体会：五倍子酸、涩、咸寒。气薄味厚，是一味阴降的药物。治疗部位在肺经和大肠经。酸寒能敛肺降火，生津化痰；酸涩能止血敛汗，治泄痢下血。其敛汗之功胜于龙骨、牡蛎。

配伍生地榆、木香、槐花、黄芩等治疗痔疮、肛门湿疹、阴囊湿疮、女阴溃疡。与竹叶、黄连、金银花治疗口腔溃疡、口舌生疮。配伍桑叶、煅龙骨、煅牡蛎、五味子、浮小麦治疗多汗症、汗疱疹。

3. 龙骨　见降心。

4. 牡蛎　见清肝。

5. 莲子　见补心。

6. 肉豆蔻　见温脾。

第二节 泻 大 肠

1. 皂角

性味：辛、咸，温。

三焦归属：上、中、下焦。

经验体会：皂角性味辛咸温，气浮而散，能通上下诸窍。常用其细粉吹鼻取喷嚏以治疗昏迷。治疗部位在上焦肺经、下焦大肠经。性极猛利，通窍搜风，破坚宣滞，散肿消毒。能通肺与大肠之气，涤清胃肠湿滞，消风止痒散毒，与白蒺藜、苦参、地肤子、白鲜皮、青葙子治疗阴囊湿疹、外阴瘙痒、结节性痒疹、神经性皮炎。与浙贝母、僵蚕、枇杷叶、天花粉、三棱、莪术治疗囊肿性痤疮、酒渣鼻、斑块状银屑病、瘢痕疙瘩。能祛大肠污垢，也能祛皮肤污垢，配伍黄精、茯苓、半夏、陈皮、苍术、侧柏叶、泽泻等治疗脂溢性皮炎、脂溢性脱发、垢着病。

用本品外洗也具有较强的祛湿滞污垢的功能。用皂角60g，煎水洗头部脂溢性皮炎、皮肤瘙痒症。既能祛油脂，又能止痒。

2. 芒硝

性味：辛、咸、苦，大寒。

三焦归属：下焦。

经验体会：芒硝辛咸苦而大寒。治疗部位在下焦大肠。气薄味厚，沉而降。润燥软坚，下泄除热，能荡涤三焦肠胃实热，有推陈致新之功。肺与大肠相表里，通过荡涤大肠治疗肺与大肠经的皮肤病。罗谦甫治头面赤热，胸以前皆热的病人，先用调胃承气汤疏利二三行，彻其本热。凡是久治不愈的皮肤病，属于足阳明经热盛的病人，都可以用芒硝配大黄、甘草煎服，使大便通利，邪有出路，而病则易解。

随证配伍治疗囊肿性痤疮、乳腺炎、大汗腺炎、痈疽、毛囊炎、脓疱疮、痔疮等。体虚寒盛之人禁服，误用伐下焦真阴。

用芒硝120g、大黄40g研细面水调外用，治疗乳腺炎、预防剖宫产后感染，效果良好。

3. 巴豆

性味：辛，热。

三焦归属:中、下焦。

经验体会:巴豆辛而大热,可升可降。治疗部位在下焦大肠、中焦胃经。其治疗皮肤病机制一是能祛寒解毒,二是能通利大肠以治疗皮肤疾患。

因其性烈有毒,多外用。大黄、巴豆同为峻下之剂,但大黄性寒,腑病多热者宜之;巴豆性热,脏病多寒者宜之。

4. 麻子仁

性味:甘,平。

三焦归属:下焦。

经验体会:麻子仁性味甘平,能润足太阴脾之燥以通肠也,治疗部位在下焦大肠。具有润肠通便的功能。治疗便秘多与桃仁、杏仁、柏子仁、大黄、郁李仁等配伍。肠燥则皮肤燥,肠润则皮肤润。与何首乌、当归、白芍、桑椹子、黑芝麻、桃仁、杏仁、地肤子治疗因气血亏虚、皮肤失润干燥导致的神经性皮炎、老年皮肤瘙痒症、慢性湿疹、皲裂性湿疹、斑秃、眉毛脱落等。

5. 续随子

性味:辛,温。

三焦归属:下焦。归大肠经、肾经。

经验体会:续随子辛温,有小毒。治疗部位在下焦大肠、肾经。具有逐水消肿,活血化瘀,破癥消积的功能。多用于治疗寻常疣、扁平疣、鸡眼、丝状疣、睑黄疣、银屑病、结节性痒疹、多发性脂囊瘤等。如小便不通利的实证,是首选之药。

6. 地榆

性味:苦、酸、涩,微寒。

三焦归属:下焦。

经验体会:地榆苦酸涩微寒,其体沉而降,专主下焦血分病。主要治疗部位在下焦大肠、外阴。具有凉血止血,清热解毒的功能。配伍槐米、皂角、大黄、黄柏治疗痔疮;与当归、灶心土、阿胶、炒黄芩、仙鹤草治疗肠风便血、过敏性紫癜等。与白茅根、花蕊石、炒栀子治疗衄血、吐血。与蛇床子、苦参、地肤子、白鲜皮、土茯苓治疗外阴湿疹、寻常性银屑病。

7. 枳壳 见泻肺。

8. 枳实 见泻肺。

9. 桃仁 见泻肝。

10. 牵牛子 见泻肺。

第三节　清　大　肠

1. 槐花

性味: 苦,微寒。

三焦归属: 下焦。

经验体会: 槐花性味苦微寒,苦能直下,寒能清热。且味厚能沉,主清肠红下血,痔疮肿痛,脏毒淋沥,此凉血之功独在大肠也,大肠与肺相表里,能疏皮肤风热。主要治疗部位在下焦大肠。

　　配伍生地榆、苦参、蛇床子、地肤子、白鲜皮、川椒、防风、艾叶煎药熏洗肛门湿疹、外阴瘙痒症;配伍土茯苓、白花蛇舌草、生地、丹皮、赤芍、山豆根、金银花、连翘、玄参治疗红皮病型银屑病。

2. 胡黄连

性味: 苦,寒。

三焦归属: 下焦。

经验体会: 胡黄连苦寒,质重色黑,沉降之性尤速,故清泻下焦湿热,治疗部位在下焦大肠经。能引诸药直达病所。与生地榆、槐米、炒槐花治疗痔疮、血痢血淋;与土茯苓治疗梅毒下疳;与蛇床子、地肤子、苦参、白鲜皮、艾叶外洗治疗阴囊湿疹、肛门瘙痒、外阴瘙痒等。

　　3. 黄连　　见清心。

　　4. 大黄　　见清胃。

　　5. 栀子　　见清心。

　　6. 连翘　　见泻心。

　　7. 苦参　　见清肝。

　　8. 生地黄　　见补肾。

　　9. 黄芩　　见清心。

第四节　温　大　肠

1. 丁香

性味: 辛,温。

三焦归属: 上、中、下焦。

经验体会: 丁香性味辛温纯阳,力直下达。故能温大肠、泄肺、温胃、暖肾,具有温肠止泻、温中健胃、降逆止呕的功能。可用于香身剂。配伍藿香、苍术、檀香作成香包佩戴。也有治疗或减轻狐臭的作用。

2. **干姜**　见温胃。

3. **肉桂**　见温肝。

4. **吴茱萸**　见温肝。

5. **生姜**　见温胃。

6. **川椒**　见温肺。

第五节　升　大　肠

1. **葛根**　见升胃。

2. **升麻**　见升脾。

3. **白芷**　见升胃。

第六节　降　大　肠

1. **石膏**　见清胃。

2. **槟榔**　见降肺。

3. **木香**　见降三焦。

4. **旋覆花**　见降肺。

5. **厚朴**　见降胃。

6. **大黄**　见清胃。

7. **芒硝**　见泻大肠。

第三章　足阳明胃经补泻寒热升降药

足阳明胃经引经报使药：升麻、葛根、白芷行上、石膏行下。

第一节　补　胃

1. 山楂

性味：酸、甘，微温。

三焦归属：中焦。

经验体会：山楂性味酸甘温，治疗部位在中焦胃经。言其能补胃，是因为胃是仓廪之官，以消为补。山楂能消积滞，有助于脾胃的消化功能，所以能补胃。足阳明胃经以通降为补，胃肠中没有积滞，则皮肤也无油腻阻滞附着。山楂与茯苓、清半夏、陈皮、苍术、白术、泽泻、神曲等药配伍治疗痤疮、酒渣鼻、脂溢性皮炎、脂溢性脱发、垢着症。山楂有化饮食、健脾胃、消瘀血的功能，故小儿产妇宜多食之。与当归、川芎、桃仁、红花、炮姜、地肤子、蛇床子等配伍治疗产后腹痛、腹部湿疹、外阴湿疹瘙痒。

2. 麦芽

性味：甘，平。

三焦归属：中焦。

经验体会：麦芽性味甘平，治疗部位在中焦肝、胃经。具有行气消食，健脾开胃，回乳消胀的功能。

麦芽用于补胃，也是因为胃以消为补，胃为六腑之首，以通降为顺，食消则胃不阻滞。消食药则能补胃也。《医学启源》"腹中狭窄，用苍术、麦芽。"用于食积不消，脘腹胀痛，脾虚食少，乳汁郁积，乳房胀痛，妇女断乳，肝郁胁痛，肝胃气痛。与苍术、白术、神曲、山楂、党参、山药、黄芪配伍，临床用于治疗婴儿湿疹。湿热重者加炒栀子、黄连。

3. 神曲

性味：甘、辛，温。

三焦归属：中焦。

经验体会: 神曲性味甘而辛温,治疗部位在中焦脾胃经。具有消食和胃的功能,主治饮食积滞,脘腹胀满,食少纳呆引起的湿疹、婴儿湿疹、外阴湿疹、荨麻疹、过敏性皮炎、过敏性紫癜、神经性皮炎等。常配伍白术、苍术、麦芽、山楂、防风、苏梗、地肤子、白鲜皮等。

4. **扁豆**　见补脾。

5. **龙眼肉**　见补脾。

6. **大枣**　见补脾。

7. **白术**　见补脾。

8. **人参**　见补肺。

9. **黄芪**　见补肺。

10. **莲子**　见补心。

11. **炙甘草**　见补脾。

12. **芡实**　见补任脉。

13. **山药**　见补肾。

第二节　泻　　胃

1. **三七**

性味: 甘、微苦,温。

三焦归属: 中、下焦。

经验体会: 三七气温,味甘微苦,是足阳明胃经、厥阴肝经血分药,故能治一切血病。治疗部位在中焦阳明胃经和厥阴肝经。

三七入足阳明胃经,与升麻、葛根、黄连、黄芩、当归、生地、丹皮配伍治疗增生期酒渣鼻、囊肿性痤疮。配伍郁金、红花、旋覆花、茜草、延胡索、川楝子、甘草、瓜蒌治疗肝经瘀血引起的带状疱疹、带状疱疹后遗神经痛;与苍术、牛膝、鸡血藤、仙鹤草、白茅根、茜草配伍有散瘀止血、消肿定痛的作用,治疗过敏性紫癜、结节性红斑,血栓闭塞性脉管炎。

外用具有较强的活血、止血功能。可治疗杖伤、跌打损伤、外伤出血、胸腹刺痛等。

2. **芒硝**　见泻大肠。

3. **牵牛子**　见泻肺。

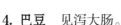

4. **巴豆**　见泻大肠。

5. **枳实**　见泻肺。

6. **枳壳**　见泻肺。

7. **三棱**　见泻肝。

8. **莪术**　见泻肝。

第三节　清　胃

1. 大黄

性味：苦,寒。

三焦归属：中、下焦。酒制可以通上焦。

经验体会：大黄性味苦寒,入手足阳明以酒引之,上至高巅。凡香者,无不燥而上升。大黄极滋润达下,故能入肠胃之中,攻涤其凝结之邪,而使之下降,乃驱逐停滞之良药也。《灵枢》曰:"大肠者,皮其应。"说明大肠与皮肤在生理和病理上有着密切的关系。大黄专入胃腑大肠,因此在皮肤科有着广泛的应用。陈可冀院士在《清宫医案》中指出:"以大黄等通腑药物治疗皮肤感染性疾病之经验则更多,对神经性皮炎、脂溢性皮炎、精神性皮炎、药物性皮炎等均有良好之止痒作用,故通腑治法实在值得吾人深入探讨研究,观清代宫中之广泛应用,当更深信其中有至理存焉。"

赵炳南老中医认为:"如瘙痒甚烈,皮损肥厚,明显色素沉着或伴有大便干燥者,可加川军三钱至五钱。按川军一般都惧其通下太过,岂不知川军能活血破瘀,少用则泻下,多用反而厚肠胃,与诸药相配合不但止痒功效增强,而且可以促进肥厚皮损的消退。"

在皮外科疾病中,凡是毒热炽盛、六腑不通、痰血瘀滞等病症,当给邪以出路,都可以用大黄治疗。如丹毒、聚合性痤疮、酒渣鼻、各种皮炎、下疳、便毒、慢性荨麻疹、过敏性紫癜、扁平苔藓。另外,中药保留灌肠中,大黄最为常用,用于治疗婴儿湿疹、尿毒症之肾脏衰竭。

2. 石膏

性味：甘、辛,大寒。

三焦归属：上、中焦。

经验体会：石膏甘辛大寒,主要治疗部位在上焦阳明胃经。石膏泻胃火,是泻足阳明经之火,包括其循行部位的头面、胸腹前及下肢前方、足背部位,而不是泻足阳明经腑之火。生用清热泻火,除烦止渴,除臭固齿;煅用生肌敛疮。与升麻、黄连、当归、生地、牡丹皮配伍,即"清胃散",治疗胃火上炎头面引致的前头痛、牙痛、痤疮、过敏性皮炎、毛囊炎、丹毒、带状疱疹等。

石膏配伍金银花、连翘、生地、丹皮、赤芍、知母、竹叶、黄连、甘草等治疗急性过敏性皮炎、急性药物性皮炎。

石膏配伍麻黄、杏仁、炙甘草、防风、苏叶等治疗表有风寒,内有胃火之荨麻疹。

一般矿物药质地沉降,而无辛散。然石膏体重质松,降而能散,既能清热泻火,又能散邪透表,使热从表里双解。但石膏终归是泻火之药,脾胃虚寒者慎用。

3. 芦根

性味:甘,寒。

三焦归属:上、中焦。

经验体会:芦根甘寒,芦中空虚,故能入肺胃,治上焦虚实诸热。生于水中,其体中空,其性能引水下行,也能引血下行。能泻足阳明胃经实火,降火而能止呕。降中有散,善发痘疹。与牛蒡子、金银花、连翘、桑叶、菊花、桔梗、甘草、杏仁、荆芥等配伍治疗风热型荨麻疹、过敏性皮炎、过敏性紫癜、固定性红斑、药物中毒、痤疮、毛囊炎、黄水疮等。

芦根与桑白皮、大腹皮、通草、竹叶、茯苓皮、滑石配伍,治疗各种以水肿为主要表现的皮肤病。

4. 石斛

性味:甘,微寒。

三焦归属:中、下焦。

经验体会:石斛甘而微寒,阴中之阳,为滋降药也。善于治疗胃中虚热。治疗部位在中焦胃经、下焦肾经。有益胃生津,滋阴清热的功能。与生地、白芍、当归、川芎、苏叶、杏仁配伍,治疗皮肤病皮疹消退后,因阴血耗伤出现的皮肤干燥鳞屑、虚热瘙痒。与生地、金银花、地骨皮、丹皮、白薇、青蒿、鳖甲、龟板、知母配伍,治疗系统性红斑狼疮、皮肌炎、脓疱型银屑病出现的阴虚发热。

5. 竹茹

性味:甘,微寒。

三焦归属:上、中焦。

经验体会:竹茹甘而微寒,性寒能去热;体轻可以去实,功能降下,专治热痰,为宁神开郁佳品。治疗部位在上焦心肺、中焦胃经。

竹茹与枳实、半夏、茯苓、陈皮、甘草组成温胆汤,治疗胆胃热痰上扰心神,引起惊悸怔忡,心烦躁乱,睡卧不宁等症。临床用温胆汤加味治疗神经系统导致的皮肤病,如神经性皮炎、阴囊瘙痒、外阴瘙痒、老年性皮肤瘙痒症、结节性痒疹等。

竹茹配伍枳实、升麻、葛根、赤芍、甘草、连翘、金银花、牛蒡子、夏枯草、浙贝母治疗因心胃痰火上逆引起的痤疮、面部湿疹、皮炎、唇炎、口腔溃疡、口腔扁平苔藓、皮脂腺囊肿、多发性脂囊瘤等。

6. 玄明粉 见清心包。

7. 栀子 见清心。

8. 黄连 见清心。

9. 生地黄 见补肾。

10. 知母 见清膀胱。

11. 黄芩 见清心。

12. 连翘 见泻心。

13. 滑石 见泻膀胱。

第四节 温 胃

1. 干姜

性味:辛,热。

三焦归属:中焦。

经验体会:干姜性热味辛,气味俱厚,可升可降,阳中阴也。治疗部位在中焦脾胃经。二姜丸中干姜配高良姜,治疗脾胃虚寒冷痛。干姜配伍白术,既能祛寒又能健脾,治疗脾胃阳虚证。干姜配伍细辛,治疗表寒内饮证。

干姜与人参、白术、炙甘草、苍术、白扁豆、白豆蔻、草果等配伍,治疗因脾胃虚寒导致的各种湿疹、慢性荨麻疹、玫瑰糠疹、单纯糠疹。

干姜与血分药合用也能入血分。如配伍当归、肉桂、鸡血藤、红花、桃仁、赤木、川芎治疗因血寒血瘀导致的结节性红斑、血栓闭塞性脉管炎、硬皮病、硬肿病。

生姜、干姜、炮姜本为一物,由于鲜干和炮炙方法的不同,其主治功能稍有差异。生姜发散力强,多用于治疗风寒感冒,且有温中止呕的功能;干姜干燥后发散风寒的功能减弱,偏于走里,长于温中回阳,温肺化饮;炮姜经炮炙后,其发散之性进一步减弱,且具有一定的收敛特性,能够温经止血,温中止泻。

2. 炮姜

性味: 辛、苦,大热。

三焦归属: 中焦。

经验体会: 炮姜炮之则苦,守而不移,炒黑则能引补血药入阴分,血得补则阴生热退,故血不妄行也。治疗部位在中焦足阳明胃经。

炮姜与茜草、旋覆花、甘草、牛膝、鸡血藤、杜仲炭、仙鹤草配伍治疗过敏性紫癜、进行性色素性紫癜性皮病;与附子、肉苁蓉、淫羊藿、杜仲、续断、小茴香、鹿角霜治疗冲任虚寒导致的系统性红斑狼疮、硬肿病、硬皮病、口腔扁平苔藓。

3. 生姜

性味: 辛,温。

三焦归属: 上、中焦。

经验体会: 生姜辛温,具有解表散寒、温胃止呕、温肺止咳、解毒的功效,其主要治疗部位在中焦胃及上焦肺经。常用于风寒感冒,脾胃寒证,胃寒呕吐,肺寒咳嗽,解鱼蟹毒。

生姜与防风、羌活、荆芥、麻黄、苍术、白芷、川芎、葱白配伍,治疗无汗症、寒冷性荨麻疹、胆碱能性荨麻疹、多形性红斑。与白芍、当归、桂枝、细辛、吴茱萸配伍治疗结节性红斑、雷诺综合征、硬皮病。

4. 白附子

性味: 辛、甘,性温燥。

三焦归属: 上、中焦。

经验体会: 白附子大热纯阳,引药势上行,为阳明经药,其主要治疗部位在上焦胃经及面部。阳明之脉萦于面,白附子能去头面游风。凡面部属于寒邪引起的皮肤病,如面部激素性皮炎、单纯糠疹、湿疹、玫瑰糠疹、囊肿性痤疮等,白附子都可以治疗。

白附子有比较明显的祛斑功能,与白芷、白僵蚕、半夏、白术、白蔹等配伍,治疗黄褐斑、黑变病等色素沉着性皮肤病。

5. 香附

性味: 辛,甘,苦,平。

三焦归属: 上、中、下三焦。

经验体会：香附其味多辛能散，甘而能和，微苦能降，香而能窜，是通降胃、肠、肝、胆、三焦经气分药，兼通十二经气分。上行胸膈，外达皮肤；下走肝肾。理气宽中，疏肝解郁，用于脾胃气滞，脘腹痞闷，胀满疼痛；肝郁气滞，胸胁胀痛，经闭痛经。可长须眉，治瘾疹瘙痒，蜈蚣咬伤。

香附配伍川芎、苍术、栀子、神曲为六郁汤。有理气宽中、疏泻胃肠诸郁的功能。六郁汤加瓜蒌、木香、升麻、苏梗治疗乳房湿疹；加延胡索、柴胡、川楝子、桃仁、郁金治疗带状疱疹；加紫苏、防风、荆芥、羌活、白蒺藜、陈皮治疗荨麻疹、湿疹；加酸枣仁、茯神、柏子仁、远志、半夏、陈皮、枳实治疗神经性皮炎、皮肤瘙痒症；加生杜仲、蛇床子、龙胆草治疗阴囊湿疹、外阴瘙痒。

香附也入血分，配伍当归、白芍、川芎、生地、柴胡、陈皮、甘草、枳壳治疗月经期痤疮、月经疹。

6. **木香**　见降三焦。

7. **藿香**　见温脾。

8. **砂仁**　见温脾。

9. **益智仁**　见补脾。

10. **丁香**　见温大肠。

11. **川芎**　见泻胆。

12. **川椒**　见温肺。

13. **肉豆蔻**　见温脾。

14. **白豆蔻**　见补肺。

15. **草豆蔻**　见补脾。

16. **吴茱萸**　见温肝。

17. **香薷**　见升肺。

18. **附子**　见温脾。

19. **肉桂**　见温肝。

第五节　升　胃

1. **葛根**

性味：甘，寒。

三焦归属：上、中焦。

经验体会：葛根性味甘寒，气味俱薄，体轻上行，浮而微降，阳中有阴也。治疗部位在上焦阳明胃经。与升麻、白芍、甘草配伍，治麻疹未发，或发而不透者。边天羽用升麻葛根汤加防风、荆芥、浮萍等治疗荨麻疹。葛根气味俱薄，升发脾胃清阳之气，能散阳明经之郁火，解肌退热，透发斑疹；柴胡轻清升散，能和解少阳，疏肝解郁，泄热透表。二药相须为用，治疗阳明、少阳经循行部位的皮炎、湿疹、丹毒、带状疱疹等皮肤病。

葛根行走项背部位，因此发于项背部位的湿疹、神经性皮炎、毛囊炎、疮疖等皮肤病，都可以根据辨证加用葛根。葛根又能升胃气解酒毒，对于嗜酒病人的项背部位皮肤病，更是首选。

面部诸疾，取之阳明。葛根具有升阳明之清气，鼓胃气上行之功能。故治疗面部皮肤病时经常用葛根。如《万病回春》中治疗面唇紫黑，阳明经不足的升麻白芷汤：用葛根配伍防风、芍药、黄芪、人参、甘草、苍术等。治疗面热的升麻黄连汤：用葛根配伍白芷、川芎、薄荷、荆芥、苍术、酒芩、犀角（用代用品）、甘草。治疗面寒的升麻附子汤：用葛根配伍黄芪、白芷、黑附子、人参、益智仁、炙甘草、葱白等。

葛根外用与白矾、防风、黄芪配伍，治疗局部多汗症，特别是足部多汗症，效果特别好。

《本经逢原》中指出："斑疹已见点不可用葛根、升麻，恐表虚反增斑烂也。"在治疗皮肤病中，如果表虚而丘疹、红斑明显者，要慎用升麻、葛根进一步表散，那样会加重病情。应该用甘寒清热药如化斑汤等清热化斑。临床上如果见到一些陈旧性皮损，如结节性痒疹、皮肤淀粉样变、神经性皮炎等，可以用升麻、葛根以升散，激活机体对皮损的反应能力，救死皮为活皮，有利于陈旧性皮损的吸收。

2. 白芷

性味：辛，温。

三焦归属：上、中焦。

经验体会：白芷性味辛温，色白而味香窜，入手足阳明经、手太阴肺三经，善于治疗头面部的皮肤病。配伍白附子、白蔹、白术、白僵蚕可以作为面脂，治疗黄褐斑。配伍防风、荆芥、羌活、麻黄、苍术、川芎治疗荨麻疹。配伍升麻、葛根、黄芩、黄连、黄芪、人参、苍术、白术治疗面部皮炎、湿疹。

白芷有排脓除湿热的功能，治疗妇人赤白带下。配伍蛇床子、车前子、地肤子、白鲜皮治疗白带过多引起的外阴湿疹瘙痒、神经性皮炎。

3. 辛夷

性味：辛,温。

三焦归属：上、中焦。

经验体会：辛夷性味辛温,其主要治疗部位在上焦头面、目鼻九窍。入肺胃气分,能助胃中清阳上行,胃脉行于面,肺气通于鼻,故主头风鼻塞,开窍解表。与薄荷、白芷、牛蒡子、防风、荆芥、羌活、桑叶、菊花配伍可治疗多腔性湿疹、过敏性鼻炎、皮肤瘙痒症等。

4. 檀香

性味：辛,温。

三焦归属：上、中焦。

经验体会：檀香味辛而温,气香色白,入上焦肺胃气分,治疗部位在上焦心肺胸膈,中焦胃脾。利气,疏散滞气,调脾肺,利胸膈,引胃气上升。增强食欲。与苍术、丁香、木香、藿香治疗口臭、腋臭、外阴异味。

外用可治疗面部黄褐斑、里尔黑变病。也是美容的香料。

5. 升麻　见升脾。

6. 苍术　见升脾。

第六节　降　　胃

1. 半夏

性味：辛、苦,温。

三焦归属：中焦。

经验体会：半夏性味辛苦而温,入足阳明经能止呕;入足太阴脾经能除痰。治疗部位在中焦脾胃经。胃胆之痰火上扰心脑则烦躁不寐,气降火消则痰自失。

半夏配伍竹茹、枳实、黄连、酸枣仁、茯神、陈皮、甘草、人参有安神治疗失眠的作用,再加地肤子、白鲜皮治疗神经系统的皮肤病,如老年皮肤瘙痒症、神经性皮炎、肛门瘙痒、外阴瘙痒、阴囊瘙痒等。

半夏有化痰散结的功能,入足阳明胃经,特别善于治疗小腿胫前足阳明胃经循行部位的结节,常配伍黄芩、瓜蒌、大贝母、苍术、茯苓、牛膝、生牡蛎、黄柏等清热化痰散结药,治疗结节性红斑、皮肤淀粉样变、结节性痒疹。配伍茯苓、浙贝母、陈皮、牛蒡子、白芥子、瓜蒌仁、胆南星治疗胸前、前臂屈侧的多发性脂囊瘤、小腿屈侧的硬红斑。

面部囊肿性痤疮,多属于痰浊瘀结,可用半夏配伍白芷、浙贝母、白芥子、牛蒡子、天花粉、皂角刺、连翘等治疗。《珍珠囊》曰:"热痰佐以黄芩,风痰佐以南星,寒痰佐以干姜,痰痞佐以陈皮、白术。"

2. 厚朴

性味: 辛、苦,温。

三焦归属: 中焦。

经验体会: 厚朴性味辛苦而温,气厚味厚,体重而降,治疗部位在中焦胃经。平胃调中,泻实满,去腹胀,厚肠胃,消痰化食。破宿血,散风寒,杀虫。治一切客寒犯胃,湿气侵脾之证。与陈皮、苍术、甘草、生薏苡仁、白蔻仁、滑石、半夏、通草、竹叶配伍治疗湿疹。特别适用于足阳明胃经循行部位的乳房、胸腹部、大小腿前部、脚背及脾经所主的大小腿内侧的皮肤病变。配伍防风、荆芥、羌活、茵陈、苍术、陈皮、白芷、紫苏治疗急慢性荨麻疹。

3. 石膏 见清胃。

4. 大黄 见清胃。

5. 陈皮 见温肺。

第四章　足太阴脾经补泻寒热升降药

足太阴脾经引经报使药：升麻、苍术、葛根、芍药。

第一节　补　脾

1. 党参

性味：甘，平。

三焦归属：中焦。

经验体会：党参性味甘平，补脾养胃，润肺生津，健运中气，治疗部位在中焦脾胃。其特点是健脾运而不燥，滋胃阴而不滞，润肺而不犯寒凉，养血而不偏滋腻，而无燥烈伤阴之弊。

婴幼儿脾胃虚弱，肠微生态紊乱，易发婴儿湿疹。党参配伍苍术、白术、白豆蔻、益智仁、砂仁、茯苓、地肤子、山药、炒栀子、陈皮中药保留灌肠，效果令人满意。老人脾胃虚弱，气血化源不足，皮肤失去滋养，易出现皮肤瘙痒症。用党参配伍何首乌、桑椹子、当归、白芍、生地、白术、黄精、沙参、麦冬、防风、荆芥治疗，效果亦好。

2. 白术

性味：甘、苦，温。

三焦归属：中焦。

经验体会：白术性味甘温味厚，阳中有阴，可升可降，入脾胃二经，治疗部位在中焦脾胃、腰腹。生用则和胃除湿，消痰利水，治风寒湿痹，散腰脐间血及冲脉为病。与苍术、茯苓、泽泻、陈皮、生薏苡仁、车前子、杜仲、地肤子、大腹皮、防风治疗腰腹部位湿疹；配伍当归、红花、甘草、延胡索、郁金、杜仲治疗腰腹部位的带状疱疹。

白术熟用则有和中益气、生津止渴、止汗除热、进饮食、安胎之效。炒白术与党参、茯苓、怀山药、炒薏苡仁、炒扁豆、炒枳壳配伍治疗婴儿湿疹及老人、妇女因脾胃虚弱，导致有湿疹。脾胃健运则能化湿，湿消则疹亦消矣。

与防风、黄芪、煅龙骨、煅牡蛎、桑叶治疗多汗症，外洗内服均可。

3. 草豆蔻

性味：辛,热。

三焦归属：中焦。

经验体会：草豆蔻性味辛热,和中暖胃。治疗部位在中焦脾胃二经。凡一切阴寒壅滞之病,都能治之,最善于消散中焦胸膈间的壅滞之气。与人参、黄芪、苍术、炙甘草、白术、益智仁、黄芩、黄连、升麻、葛根配伍治疗脾胃虚弱引起的颜面再发性皮炎、面部单纯糠疹。

草豆蔻与白豆蔻功能基本相同。白豆蔻不仅入脾胃经,又能入肺经,行气而又有益气之功。草豆蔻仅入脾胃二经,只有利气破滞之功。

4. 甘草

性味：味甘,性平。

三焦归属：上、中、下三焦。

经验体会：甘草气薄味厚,可升可降,阴中阳也。通行十二经,主要治疗部位在心肺脾胃。生用气平,炙用气温。补脾胃泻心火而生肺金;补三焦元气而散表寒。解百药毒,与人参、黄芪、白术同用则能补益,与麻黄、防风、葛根则能解肌,与石膏、知母则能泻热,与大黄、芒硝则能缓急,与当归、何首乌则能养血。能调和诸药,使之不争。

可解百毒,解小儿胎毒,配伍金银花、黄连、苍术、白术、茯苓、地肤子、生地黄、紫草治疗婴儿湿疹。生甘草梢,直达茎中,配伍竹叶、滑石、瞿麦、栀子、车前子、灯草等治疗尿道炎、淋病。

5. 益智仁

性味：辛,温。

三焦归属：中、下焦。

经验体会：益智仁辛温,主要入足太阴脾经药,兼入心、肾。温燥脾胃,涩精固气,摄唾涎,缩小便。小儿脾胃虚弱,肠道微生态紊乱,容易出现湿疹、过敏性皮炎等皮肤病。小儿尿床、流涎水临床也常见,益智仁既能健脾燥湿治疗湿疹,又有缩小便、摄唾涎的功能,与党参、黄芪、白豆蔻、苍术、白术、怀山药、地肤子、陈皮、茯苓配伍治疗婴幼儿湿疹。

6. 大枣

性味：甘,温。

三焦归属：中焦。

经验体会：大枣性味甘温,治疗部位在中焦脾胃经。是脾经血分药,补中益气,滋养脾土,润泽心肺,调和营卫,补益阴血,滋生津液,与生姜配成药对,调和百药。很多方剂中都用姜枣为引。

大枣与人参、黄芪、白术、当归、炙甘草、茯神、远志、酸枣仁、木香、龙眼肉、生姜配伍治疗因脾不统血引起的血小板减少性紫癜,再加防风、荆芥、炒栀子、柴胡治疗人工性荨麻疹。

多食大枣能损伤牙齿,还能使气机壅滞,中满证忌之。

7. 扁豆

性味:甘,微温。

三焦归属:中焦。

经验体会:扁豆性味甘温,治疗部位在中焦脾胃二经。具有燥湿健脾的功能。药性中和,降浊升清,长于消暑除湿而解毒。炒熟则微温,补益止泻功能增强。

扁豆与党参、苍术、白术、陈皮、砂仁、地肤子、炒栀子、金银花、连翘、蝉蜕治疗婴儿湿疹、慢性荨麻疹。

扁豆配伍茯苓、白术、苍术、人参、黄芪、炙甘草、葛根、升麻、泽泻、生姜、大枣、当归、青皮、陈皮、黄柏、五味子、麦冬治疗夏季气血虚弱、中气不足、汗多食少、心悸失眠之湿疹、夏季皮炎。

8. 龙眼肉

性味:甘,温。

三焦归属:上、中焦。

经验体会:龙眼肉性味甘而润,性温。治疗部位在上焦心、中焦脾。能益脾长智,养心保血,为心脾要药。

心脾劳伤,心脾血虚而见健忘、怔忡、惊悸、失眠等神经衰弱症状。龙眼肉与黄芪、人参等组成"归脾汤"有补心脾、安神的功能。治疗神经性皮炎、皮肤瘙痒症。

龙眼肉不仅能补心脾生血,也能治疗脾不统血的出血症。用"归脾汤"加减治疗血小板减少性紫癜、人工划痕症,效果也很好。

龙眼肉于补气之中,更存有补血之力。与当归、白芍、何首乌、熟地、大枣、桑椹子、人参治疗血虚不能滋养皮毛导致的脱发、趾指甲营养不良、单纯糠疹。

9. 茯苓

性味:甘、淡,平。

三焦归属:中、下焦。

经验体会：茯苓甘淡而平，气味俱薄，浮而升，治疗部位在中焦脾胃，下焦膀胱、腰脐。健脾燥湿，和中益气，止消渴，利小便，利腰脐间血。

茯苓有除湿热的功能，与泽泻、白术、苍术、地肤子、猪苓、黄柏、生地、车前子治疗急慢性湿疹；与陈皮、半夏、甘草、羌活、防风、荆芥、当归、白芍、麦冬治疗急慢性荨麻疹、过敏性皮炎。茯苓有利腰脐间血的功能，与桂枝、丹皮、白芍、桃仁配伍治疗腰脐间带状疱疹。茯苓皮功专行水，配伍陈皮、桑白皮、生姜皮、大腹皮治疗以水肿为主要症状的皮肤病。

10. 粳米

性味：甘，平。

三焦归属：中焦。

经验体会：粳米性味甘平，主要治疗部位在中焦脾胃经。常与石膏、知母、甘草、升麻、葛根、白芷配伍。治疗脾胃虚弱，兼有郁热导致的痤疮、酒渣鼻、面部皮炎、唇炎、口腔溃疡、口周部位湿疹。

　11. **芡实**　　见补任脉。

　12. **陈皮**　　见温肺。

　13. **白芍**　　见补肝。

　14. **柴胡**　　见清胆。

　15. **人参**　　见补肺。

　16. **黄芪**　　见补肺。

　17. **当归**　　见补肝。

　18. **黄精**　　见补肺。

　19. **山药**　　见补肾。

　20. **枸杞子**　　见补肝。

　21. **菟丝子**　　见补肾。

第二节　泻　　脾

1. 大腹皮

性味：辛，微温。

三焦归属：中、下焦。

经验体会：大腹皮性味辛微温，治疗部位在中焦脾胃。具有宽中利气，行水消肿的功能。

与陈皮、桑白皮、生姜皮、茯苓皮组成五皮饮,加防风、荆芥、羌活治疗急性荨麻疹。与党参、白术、苍术、炒麦芽、茯苓、炙甘草、半夏、陈皮治疗中气虚滞而腹胀,脾虚不能运化水湿引起的急慢性湿疹。

与半夏、陈皮、茯苓、苍术、厚朴、甘草配伍用于湿阻气滞,脘腹胀闷,大便不爽,小便不利引起的急性荨麻疹、腹部湿疹、过敏性皮炎、包皮水肿、外阴水肿等。

2. **枳壳**　见泻肺。

3. **枳实**　见泻肺。

4. **巴豆**　见泻大肠。

5. **葶苈子**　见泻肺。

6. **青皮**　见泻肝。

7. **大黄**　见清胃。

8. **山楂**　见补胃。

9. **神曲**　见补胃。

10. **麦芽**　见补胃。

11. **防风**　见泻膀胱。

12. **泽兰**　见泻任脉。

第三节　清　　脾

1. 白茅根

性味:味甘,性凉。

三焦归属:中焦。

经验体会:白茅根味甘性寒,中空有节,最善透发脏腑郁热,托肌肤之毒外出。甘能和血,寒能凉血,引火下行,消瘀利水。最善治疗血热狂行导致的面部红斑肿胀。特别是足阳明胃经循行的口周及鼻两侧的皮肤病最常用,因其能清脾胃之火而不伤正气,且能利水通淋消肿,水利则肿胀消。在治疗激素性皮炎的面部红肿热痛,肿胀不消时,可用大量白茅根,既能清热凉血消肿以治其标,又能清火补中气以治其本。此药甘不泥膈,寒不伤中。在用黄连、黄芩数剂后,火势已减,改用白茅根甘寒清热,不至于苦寒伤胃。

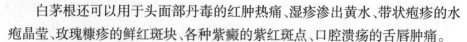

白茅根还可以用于头面部丹毒的红肿热痛、湿疹渗出黄水、带状疱疹的水疱晶莹、玫瑰糠疹的鲜红斑块、各种紫癜的紫红斑点、口腔溃疡的舌唇肿痛。

2. 石膏 见清胃。

3. 栀子 见清心。

4. 芒硝 见泻大肠。

5. 胡黄连 见清胃。

6. 黄连 见清心。

7. 连翘 见泻心。

8. 大黄 见清胃。

9. 黄芩 见清心。

第四节　温　脾

1. 附子

性味: 辛、甘,大热。

三焦归属: 上、中、下焦。

经验体会: 附子辛甘大热有毒,可治三焦寒气,走而不守,通行十二经脉。主要在下焦肾及命门。

附子有引导发散解表药至皮肤腠理的功能,以逐在表之风寒。配伍麻黄、桂枝、白芍、甘草、防风、荆芥、羌活、当归治疗多形性红斑、结节性红斑、寒冷性荨麻疹、冻疮。

与鸡血藤、牛膝、当归、肉桂、苍术、延胡索配伍治疗血栓闭塞性脉管炎、雷诺综合征、硬皮病。与鹿角、苍耳子、淫羊藿、肉苁蓉、羌活配伍治疗硬肿病。

系统性红斑狼疮、皮肌炎、天疱疮后期属于阳气衰竭之时,都可以用附子力挽狂澜。

2. 砂仁

性味: 辛、香,温、燥。

三焦归属: 中、下焦。

经验体会: 砂仁辛香而温燥,治疗部位在中焦脾胃、下焦肾经。和胃醒脾,快气调中,通行结滞,消食醒酒,又能止呕安胎。凡中焦一切寒凝气滞之证,皆可用之。

砂仁与陈皮、半夏、茯苓、苏梗、防风、荆芥、苍术、甘草、乌梅配伍治疗慢性荨麻疹、婴儿湿疹、颜面再发性皮炎。

砂仁能引气归束于下,故又入肾。与熟地、人参、天冬、蛇床子、地肤子、黄柏、苍术、泽泻配伍治疗阴囊湿疹、外阴湿疹、腹部及小腿湿疹。

3. 肉豆蔻

性味:辛,温。

三焦归属:中焦。

经验体会:肉豆蔻性味辛温,涩味较甚。治疗部位在中焦脾胃经。温中涩肠,行气消食。主治虚泻冷痢,脘腹胀痛,食少呕吐,宿食不消。

肉豆蔻能固大肠之滑脱,四神汤方中有之。与白术、苍术、防风、羌活、炮姜、神曲、麦芽、怀山药配伍治疗婴儿湿疹、慢性荨麻疹。

4. 藿香

性味:辛,微温。

三焦归属:上、中焦。

经验体会:藿香性味辛温,芳香入脾,治疗部位在上焦肺经、中焦脾胃经及口唇。

化湿醒脾,能开脾助胃,与石膏、升麻、防风、甘草、栀子、黄连配伍治疗湿阻脾胃、脘腹胀满,郁而化火引起的唇炎。

藿香有解暑发表的功能,与苏叶、菊花、金银花、甘草、桔梗、苍术、厚朴、生薏苡仁、苦杏仁、白豆蔻、通草、滑石、半夏、淡竹叶配伍治疗暑湿季节多发的夏季皮炎。

5. **肉桂**　见温肝。

6. **丁香**　见温大肠。

7. **木香**　见降三焦。

8. **干姜**　见温胃。

9. **生姜**　见温胃。

10. **川芎**　见泻胆。

11. **益智仁**　见补脾。

12. **川椒**　见温肺。

13. **吴茱萸**　见温肝。

14. **高良姜**　见温胃。

第五节　升　　脾

1. 升麻

性味: 辛、甘,微寒。

三焦归属: 上、中焦。

经验体会: 升麻性味辛甘而微寒,治疗部位在上焦足阳明胃经、足太阴脾经。为手足阳明引经药,凡手足阳明经面部皮肤病都可以用。如:痤疮、面部丹毒、脓疱疮、湿疹、固定性红斑、血管神经性水肿、口周单纯疱疹、眼额头部的带状疱疹、酒渣鼻、疮疖、多形性红斑、唇炎、口舌生疮等,都可以用升麻配伍治疗。

升麻味辛性散,具有发表透疹的作用,能透解肺胃之郁热,发散阳明肌腠之热毒,故常用于治疗麻疹不透及时气瘟毒等症。疮痈中期以托透为法,常用升麻配伍黄芪、皂刺等药托脓外出,为疮家圣药。

但在一些皮肤病中,如果丘疹已经均匀地分布在皮肤表面,这时用升麻、葛根等透疹药,可以使皮疹进一步增多,病情进一步加重,应该不用或少用。但对于一些陈旧性皮损,如结节性痒疹、皮肤淀粉样变、慢性神经性皮炎等皮肤病,为了使陈旧性皮损红活起来,改变局部的瘀滞状态,应用升麻、葛根、牛蒡子、防风、荆芥、皂刺等透疹药,驱邪外出,达到根治的目的,这是治疗疑难性皮肤病的常用手段。

2. 苍术

性味: 辛,苦,温。

三焦归属: 上、中、下三焦。

经验体会: 治疗部位在中焦脾胃。具有燥湿健脾、祛风除湿的功能。并可发汗,善治上、中、下三焦之湿。如"九味羌活汤"中,配防风、羌活、藁本、白芷治疗上焦之湿;在"除湿胃苓汤"中配伍白术、陈皮、厚朴治疗中焦之湿;在"二妙丸"中配伍黄柏,治疗下焦之湿。

湿为阴邪,易遏阳气,脾阳损伤,又影响化湿的功能。苍术既能燥湿,又能健脾,标本兼治;湿邪阻滞皮肤肌表,汗孔丧失了通透排泄功能,使湿无出路,不能祛除。苍术具有发汗功能,宣通腠理,用于治疗湿邪为患的皮肤病,最为适宜。多用于治疗湿疹、寻常性银屑病、急慢性荨麻疹、口周皮炎、口腔溃疡、唇炎、扁平苔藓、肛门皲裂、脂溢性脱发、阴囊瘙痒、外阴白斑、黄褐斑等。

3. **荷叶**

性味: 苦,平。

三焦归属: 上、中焦。

经验体会: 荷叶性味苦平,形轻上浮,入胆脾胃经。治疗部位在上焦少阳胆经和中焦脾胃经。荷叶能助少阳胆气升发,助脾胃运化。在补脾胃的药物中加入荷叶,脾胃得到少阳升发之气资助,相辅相成、效力倍增。张元素制枳术丸用荷叶煮饭为丸,就是这个道理。

与薄荷、桑叶、金银花、连翘、菊花、桔梗、甘草、芦根治疗夏季皮炎、日光性皮炎、颜面再发性皮炎。

可与柴胡同用,作为足少阳胆、手少阳三焦的引经药。

4. **葛根**　见升胃。

5. **砂仁**　见温脾。

第六节　降　　脾

1. **赤小豆**

性味: 甘酸平。

三焦归属: 中、下焦。

经验体会: 赤小豆性味甘酸而平,治疗部位在中焦足太阴脾经,清泻脾经湿热。色赤入心,性下行而通小肠,行水散血,清热解毒,能利下身之水湿,并有解毒排脓之功。配伍茯苓、通草、白鲜皮、防风、甘草、苍术、白术、枳实、枳壳治疗丘疹性荨麻疹。

2. **半夏**　见降胃。

3. **厚朴**　见降胃。

4. **陈皮**　见温肺。

5. **大黄**　见清胃。

6. **青皮**　见泻肝。

7. **玄明粉**　见清心包。

第五章　手少阴心经补泻寒热升降药

手少阴心经报使引经药：独活、黄连、细辛。

第一节　补　　心

1. 柏子仁

性味：辛、甘，平。

三焦归属：上焦。

经验体会：柏子仁性味辛甘平，治疗部位在上焦心脾二经。气香性润，透心脾，助脾药中，惟此不燥。柏子仁能益智安神，治疗惊悸、健忘。善于治疗神经衰弱及抑郁症。与龙眼肉、半夏、陈皮、茯神、酸枣仁、炙甘草、枳实、竹茹、人参等配伍治疗老年性皮肤瘙痒症、神经性皮炎。

2. 丹参

性味：苦，寒。

三焦归属：上焦。

经验体会：丹参色赤，味苦而寒，治疗部位在上焦心及心包络二经血分。气寒而降，去瘀生新，调经补血。治血虚血瘀之症。丹参一味，功同四物汤。

丹能配伍当归、白芍、生地、川芎、苍术、麻黄、杏仁、防风、羌活、荆芥、桂枝、炙甘草可治寻常性银屑病。

丹参与当归、白芍、生地、川芎、半夏、陈皮、枳实、竹茹、茯神、地肤子、何首乌、白蒺藜、防风、荆芥治疗血瘀血虚引起的结节性痒疹、神经性皮炎、皮肤淀粉样变。

3. 莲子

性味：甘、涩，平。

三焦归属：上、中、下焦。

经验体会：莲子甘涩性平，治疗部位在上焦心经和中焦脾经及下焦肾经。莲子心苦寒，清心去热。补而兼涩，厚肠胃而止泻。能交通心肾，安君相火邪，涩精气。

运用莲子能交通心肾、清泻君相之火邪的功能，与淡竹叶、生地黄、黄连、生甘草配伍治疗口舌生疮。运用其清心火、厚肠胃的功能，与苍术、白术、枳实、枳壳、赤小豆、地肤子配伍,治疗小儿丘疹性荨麻疹。

4. **益智仁**　见补脾。

5. **麦冬**　见补肺。

6. **山药**　见补肾。

7. **川芎**　见泻胆。

8. **当归**　见补肝。

9. **羚羊角**　见清肝。

10. **红花**　见泻肝。

11. **人参**　见补肺。

12. **大枣**　见补脾。

13. **黄精**　见补肺。

14. **玉竹**　见补肺。

15. **党参**　见补脾。

16. **龙眼肉**　见补脾。

17. **酸枣仁**　见补胆。

18. **生地黄**　见补肾。

第二节　泻　　心

1. 石菖蒲

性味:辛、苦,温。

三焦归属:上焦。

经验体会:石菖蒲辛温而苦,治疗部位在上焦心经诸窍。辛香而散,气味俱薄,其性自下以行上,浮而升。苦可以燥湿,辛可以散风寒,善于治疗风寒湿痹。配伍防风、羌活、秦艽、细辛、当归、川芎、白芍、茯苓、甘草、苍术治疗关节型银屑病。

石菖蒲通九窍、聪明耳目。配伍辛夷花、苍耳子、黄芩、薄荷、菊花、黄连、桔梗、甘草治疗多腔性湿疹。再加升麻、石膏治疗口周皮炎。

石菖蒲也能通利汗孔、毛窍,配伍茯苓、山楂、滑石、清半夏、陈皮、甘草、苍术、藁本、茵陈治疗头油过多、阻塞毛孔引起的脂溢性脱发。

多用独用耗散气血或致腹泻。

2. 连翘

性味: 苦,寒。

三焦归属: 上焦。

经验体会: 连翘苦寒,轻清而浮升,治疗部位在上焦心经。兼除三焦、大肠、胆经湿热,能散诸经血凝气聚,利水杀虫,清热解毒,为疮家要药。

连翘清泻心经客热。中空质轻而升浮。善于治疗上焦的毒疖疮疡。与金银花、野菊花、蒲公英、紫花地丁、牛蒡子、黄连、黄芩、栀子、甘草治疗痤疮、酒渣鼻、毛囊炎、丹毒、脓疱疮、脓疱型银屑病、掌跖脓疱病。

3. 郁金

性味: 辛、苦,寒。

三焦归属: 上、中焦。

经验体会: 郁金性味辛苦而寒,其治疗部位在上焦心经及中焦肝胃经之血分。清气化痰、散瘀血。郁金能降气,气降则火降,而痰与血亦各循其所。治疗心肺肝胃气血痰火郁遏不行者最验。

郁金配伍延胡索、当归、白芍、川芎、柴胡、红花、柏子仁、桃仁、旋覆花、茜草、甘草治疗带状疱疹后遗神经痛。

乳头属肝,乳房属胃。郁金入肝胃经之血分,配伍瓜蒌、香附、苍术、川芎、炒栀子、浙贝母、陈皮、金银花治疗乳房湿疹、乳腺增生、乳头皲裂。

4. **葶苈子**　见泻肺。

5. **苦参**　见清肝。

6. **川贝母**　见清肺。

7. **延胡索**　见泻肝。

8. **杏仁**　见降肺。

9. **黄连**　见清心。

10. **前胡**　见降肺。

第三节　清　心

1. 黄连

性味: 苦,寒。

三焦归属: 上、中焦。

经验体会：黄连气寒味苦,气味俱厚,可升可降,治疗部位在上焦心、中焦脾胃。入心泻火,清热解毒,燥湿开郁,亦能泻脾火。酒炒治上焦火;姜汁炒治中焦之火;盐水炒治下焦火。

黄连配伍黄芩、栀子、黄柏泻火解毒,清热燥湿,可治疗脓疱型银屑病、掌跖脓疱病、丹毒、痤疮、毛囊炎、脓疱疮、疮痈疔毒。

心其华在面,黄连能泻心火。配伍升麻、葛根、黄芩、当归、生地、丹皮、石膏治疗面部过敏性皮炎、湿疹、目赤痒痛。

黄连亦能泻脾火,配伍升麻、藿香、防风、石膏、栀子治疗唇炎、盘状红斑狼疮、口舌生疮。

2. 黄芩

性味：苦,寒。

三焦归属：上、中焦。

经验体会：黄芩性味苦寒,治疗部位在上焦心肺及中焦脾胃。入手少阴心经,清泻生火之本,泻中焦实火,除脾家湿热,亦治邪在少阳,往来寒热,为中、上二焦之药。

黄芩配伍柴胡、人参、半夏、炙甘草、生姜、大枣,为小柴胡汤,能治疗多种皮肤病。徐宜厚老中医对此方有详细论述。

黄芩与柴胡配伍能泻三焦火。其治疗部位在头两侧的手少阳三焦经、足少阳胆经;上肢外侧的手少阳三焦经;躯干外侧及下肢外侧的足少阳胆经。

李时珍认为黄芩能入手少阴阳明、手足太阴少阳六经。肛门的脏腑归属及经络归属比较多,黄芩入的经络多,故多用于治疗肛门部位的皮肤病。黄芩配伍生地榆、槐花、槐米、苍术、黄柏、地肤子、白鲜皮治疗肛门部位的湿疹、神经性皮炎、皮肤瘙痒症、痔疮。既能清热燥湿解毒,又能引药归经。

3. 栀子

性味：苦,寒。

三焦归属：上、中、下三焦。

经验体会：栀子性寒味苦降泻,质轻清上行,能升能降。治疗部位在三焦心肺脾胃。栀子泻三焦之火及痞块中火邪。亦入血分,最清胃脘之血。能降火从小便中泄去。

栀子在清热泻火中兼能凉血止血,治疗血热狂行引起的各种出血、衄血。配伍生地、丹皮、赤芍、白茅根、茜草、仙鹤草治疗过敏性紫癜、过敏性皮炎、药疹。

栀子既能去上焦虚热,又能除烦躁,配伍香附、川芎、苍术、神曲治疗气、血、痰、火、湿、食六郁。六郁汤加地肤子、防风、荆芥、羌活、半夏、陈皮、茯苓、甘草治疗急慢性荨麻疹、湿疹、过敏性皮炎、神经性皮炎、皮肤瘙痒症。

4. 山豆根

性味:苦,寒。

三焦归属:上焦。

经验体会:山豆根治疗部位在上焦心经及咽喉部位。山豆根大苦大寒,功专泻心火以保肺金,为解咽喉火逆之首选药。手少阴之脉上循咽喉,故凡咽喉肿痛,多因心火挟相火上逆导致。治当用山豆根降上逆之火,使火邪自上而下降,则病愈矣。且能祛大肠经风热,消肿止痛及解药毒。

感冒发热后常常引起银屑病发作或复发。有人认为是咽喉部位链球菌感染导致。山豆根清热解毒,为治疗咽喉肿痛第一要药,配伍金银花、连翘、牛蒡子、生地黄、丹皮、赤芍药、土茯苓、白花蛇舌草治疗寻常性银屑病、掌跖脓疱病效果较好。

5. 竹叶

性味:辛、淡、甘,寒。

三焦归属:上焦。

经验体会:竹叶性味辛淡而寒,可升可降,治疗部位在上焦心经。专凉心经,亦清脾气,消痰止渴,除上焦烦热。清热利尿,导小肠之赤水而清心火,解表以达里。

竹叶配伍生地、木通、甘草梢为导赤散,治疗心火炽盛之口舌生疮、淋病、包皮水肿。

6. 天竺黄

性味:甘,微寒。

三焦归属:上焦。

经验体会:天竺黄性味甘寒,治疗部位在上焦心及心包经。凉心去风热,利窍豁痰,镇肝,功同竹沥,而性和缓。治疗心经心包经循行部位的多腔性湿疹、婴儿湿疹、银屑病、过敏性皮炎、带状疱疹、多形性红斑、结节性红斑、神经性皮炎、皮肤瘙痒症、小儿多动症、皮脂腺囊肿、多发性脂囊瘤等。

7. 珍珠

性味:甘,寒,咸。

三焦归属:上焦、中焦。

经验体会：珍珠性味甘咸而寒。治疗部位在上焦心经、厥阴肝经。入心则治疗心火上炎、神不守舍引起的失眠、惊悸、眩晕。入肝则能安魂定魄，明目治聋。外用拔毒生肌。

珍珠磨粉外用美容养颜。也可以治疗下肢溃疡、口腔溃疡。配伍养心安神的药物治疗神经系统皮肤病，如皮肤瘙痒症、神经性皮炎。

8. 灯心草

性味：甘、淡，微寒。

三焦归属：上焦。

经验体会：灯心草甘淡微寒，治疗部位在上焦心肺经。体浮用升，降心火，利小肠，清肺热，通气止血，利水。

配伍竹叶、通草、生地、神曲、炒麦芽治疗婴儿湿疹、口腔溃疡、多腔性湿疹。

用灯心草单枝点燃，点灼治疗带状疱疹，有消疮止痛作用。

9. 通草

性味：甘、淡，微寒。

三焦归属：上、中焦。

经验体会：通草味淡可升，气寒能降。治疗部位在上焦心肺经。能清心肺上焦之热，淡渗下行，通利水道。其通利之性，又能下乳汁。

轻可去实，通草配伍竹叶、灯心、滑石、大腹皮、苍术、白术、茯苓、泽泻治疗婴儿湿疹、包皮水肿。

10. 芦根 见清胃。

11. 玄明粉 见清心包。

12. 知母 见清膀胱。

第四节 温 心

1. 乳香

性味：辛、苦，温。

三焦归属：上焦。

经验体会：乳香辛苦温，治疗部位在上焦心经。辛香走窜，活血化瘀。外用治疗跌打损伤，筋骨疼痛。

诸痛痒疮皆属于心,乳香香窜能入手少阴心经,故为痈疽疮疡要药。配伍没药、延胡索、川楝子、红花、瓜蒌、甘草治疗心胸部位的带状疱疹后遗神经痛。配伍当归、川芎、桃仁、红花、丹参、鸡血藤、益母草、防风、荆芥、白蒺藜治疗血瘀引起的慢性荨麻疹。

2. **藿香** 见温脾。

3. **苏子** 见降肺。

4. **木香** 见降三焦。

5. **沉香** 见温肾。

6. **炮姜** 见温胃。

7. **肉桂** 见温肝。

第五节 升　心

1. **桂枝** 见温肺。

2. **细辛** 见升肾。

第六节 降　心

1. **龙骨**

性味:甘、涩,平。

三焦归属:上焦、中焦。

经验体会:龙骨性味甘平而涩,治疗部位在上焦心经中焦肝经。能敛浮越之正气,涩肠益肾,安魂镇惊,固精止汗,定喘解毒,全是涩以止脱之功。

配伍煅牡蛎、蛇床子、地肤子、白鲜皮、鹿角霜、苍术、黄柏、黄芩、车前子、芡实治疗湿热下注导致的白带量多、外阴瘙痒症。

配伍生牡蛎、茯神、茯苓、柏子仁、竹茹、枳实、半夏、陈皮、甘草治疗神经衰弱、心烦失眠引起的神经性皮炎、皮肤瘙痒症。

2. **珍珠母**

性味:咸,寒。

三焦归属:上焦。

经验体会: 珍珠母性味咸寒,治疗部位在上焦心、肝经。质重沉降,清心镇静,平肝潜阳,定惊明目。治疗烦躁失眠,头痛眩晕,肝热目赤,肝虚目昏。

珍珠母配伍生牡蛎、代赭石、磁石、酸枣仁、枳实、竹茹、姜半夏、陈皮、茯苓、甘草治疗皮肤瘙痒症、神经性皮炎、结节性痒疹。再加延胡索、乳香、没药治疗带状疱疹后遗神经痛。

3. **钩藤** 见降肝。

4. **半夏** 见降胃。

5. **沉香** 见温肾。

6. **枳实** 见泻肺。

第六章　手太阳小肠经补泻寒热药

手太阳小肠经报使引经药:藁本、羌活行上,黄柏行下。

第一节　补　小　肠

1. **牡蛎**　见清肝。
2. **石斛**　见清胃。
3. **甘草梢**　见补脾"甘草"。

第二节　泻　小　肠

1. **海金沙**

性味:甘、咸,寒。

三焦归属:下焦。

经验体会:海金沙性味甘寒,其性下降,治疗部位在下焦小肠、膀胱经。可以入血分,故能治疗小肠膀胱湿热郁滞引起的石淋、血淋等证。

配伍苍术、泽泻、茯苓、地肤子、白鲜皮、黄柏、牛膝治疗下肢湿疹。加金银花、蒲公英、忍冬藤、贯众治疗小腿丹毒。

2. **瞿麦**

性味:苦寒。

三焦归属:中焦、下焦。

经验体会:瞿麦性味苦寒,治疗部位在下焦小肠经、膀胱经。苦寒而降,亦能破血。能通利下窍而行小便,治疗小肠热甚引起癃结小便不通者。

瞿麦配伍滑石、车前子、木通、萹蓄、大黄、通草、生甘草治疗湿疹水肿、丹毒水肿。

3. **大黄**　见清胃。
4. **续随子**　见泻大肠。

5. **葱白**　见温肺。

6. **紫苏**　见升肺。

第三节　清　小　肠

1. 木通

性味:苦,寒。

经验体会:木通性味苦寒,治疗部位在上焦心经小肠和下焦膀胱经。泻火行水,通利血脉。

配伍生地、生甘草、竹叶具有清心利尿之功,导心火从小肠而出,治疗口舌生疮。配伍龙胆草、黄芩等成龙胆泻肝汤,治疗湿疹、带状疱疹、阴毛部位皮肤瘙痒。

2. 川楝子

性味:苦,寒。

三焦归属:中、下焦。

经验体会:川楝子性味苦寒,治疗部位主要在小肠、膀胱经。导小肠膀胱之湿热,引心包相火下行,利小便。

川楝子与延胡索配伍为金铃子散,有疏肝泄热、活血止痛之功效。主治肝郁化火证。此方加川芎、柏子仁、桃仁、旋覆花、茜草、甘草治疗带状疱疹后遗神经痛。

3. **黄芩**　见清心。

4. **车前子**　见清肝。

5. **泽泻**　见泻肾。

6. **滑石**　见泻膀胱。

7. **黄柏**　见清膀胱。

8. **栀子**　见清心。

9. **白茅根**　见清脾。

10. **猪苓**　见泻肾。

11. **芒硝**　见泻大肠。

第四节　温　小　肠

1. **巴戟天**　见补肾。
2. **小茴香**　见温任脉。
3. **乌药**　见降肺。
4. **益智仁**　见补脾。

第七章　足太阳膀胱经补泻寒热药

足太阳膀胱经引经报使药:藁本、羌活行上,黄柏行下。

第一节　补　膀　胱

《笔花医镜》:"补膀胱药,即补肾之药,肾气化则小便自利也。"因肾与膀胱相表里,需要选用补膀胱药时用补肾即可。

第二节　泻　膀　胱

1. 羌活

性味:辛、苦,温。

三焦归属:上焦。

经验体会:羌活性味辛苦而温,气味俱薄,浮而升。治疗部位在上焦足太阳膀胱经。具有解表散寒,祛风胜湿止痛的功能。药性雄烈,温而且燥,素有"风药之燥剂""风药之刚剂"之称。

本品有较强的发散风寒和止痛的效果,常与防风、白芷、细辛等同用,如九味羌活汤。可以治疗外有风寒湿邪侵袭,内有邪热所致的荨麻疹、多形性红斑、寻常性银屑病等皮肤病。

羌活是膀胱经的引经药,在膀胱经上出现的皮肤病羌活为首选药。如银屑病很多发生在头顶、项背、臀等膀胱经的循行部位;头颈项、发际部位的毛囊炎;前头、头顶及后头部位出现的斑秃、脱发,在辨证用药的基础上都可以加羌活。

羌活与防风配伍,二者均为太阳经风药,同主升散,羌活胜湿偏强,防风祛风为主;羌活气味雄烈,防风其性平和,二药相合,刚柔并济,又有升举清阳之功。主治风寒湿引起的荨麻疹、银屑病、玫瑰糠疹、多形性红斑等皮肤病。

羌活与白芷同用,进一步加强了燥湿的功能。羌活为太阳经的引经药,白

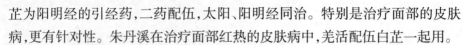

芷为阳明经的引经药,二药配伍,太阳、阳明经同治。特别是治疗面部的皮肤病,更有针对性。朱丹溪在治疗面部红热的皮肤病中,羌活配伍白芷一起用。

羌活与独活配伍,二者相须为用,羌活发散力强,行走气分,善祛上部风邪,独活味厚性缓,善走血分,长于祛风湿,偏治下部,两药相合,既增强了祛风除湿、通痹止痛作用,又能领诸药到达全身上下之部位。用于治疗风寒湿邪引起的冻疮、雷诺综合征、硬皮病、血栓闭塞性脉管炎都有较好的疗效。

特别是皮肤病而又兼有便秘的病人,因邪无出路,更增加治疗的困难。如果便秘夹有风邪者,方药中选用羌活。因为便秘由于燥,燥者血不足,用羌活能使阴血升润,而不是因其有燥湿之功。用于治疗便秘的"三化汤"中加入羌活,也是这个道理。

羌活比较燥烈,皮肤病兼有风湿者用之。如果只有风邪不兼湿邪时,不能久用。特别是气血虚弱者,多用防风、荆芥一些比较柔和的祛风药。如当归饮子中就不用羌活,恐其耗血;玉屏风散中也不用,恐其耗气。虚证的病人,还是少用羌活为宜。这是用药的细微之处。

2. 防风

性味:辛,温。

三焦归经:上焦。

经验体会:防风性味辛甘而温。治疗部位在上焦膀胱经。不论内风、外风、内外混杂之风都可以通用。皮肤位于肌表,很多皮肤病都是由于风邪引起的。风为六淫之首,因风邪引起的皮肤病很多,如荨麻疹又称"鬼风疙瘩"。很多皮肤病被称为"风疹"。风盛则痒,防风也是祛风止痒的首选药物。风常夹湿,防风兼有祛湿的功能,所以防风在皮肤科中应用很广。

防风治疗风湿引起的皮肤病时,常常与荆芥、苍术、羌活配伍,如消风散、羌活胜湿汤、九味羌活汤等。在外科疮痈病的初期,用防风配伍荆芥、白芷等透表发散的药物。以期毒邪表散,使整个方剂具有托透功能。如防风通圣丸、仙方活命饮。在治疗虚证时,要根据病情而加入补益药物。如在当归饮子中加入补血药则治血虚瘙痒;在玉屏风散中加入白术、黄芪则用于气虚汗多,李东垣在升阳益胃汤中用防风与羌活、黄芪、白术、苍术配伍,起到了升举阳气的作用。不论寒热、虚实,只要是有风邪,都可以用防风,如荨麻疹、风疹、玫瑰糠疹等皮肤病,都用防风为君,随证加减治疗。

《神农本草经》说防风"久服轻身",蒲辅周在运用玉屏风散时也主张小量久服。但张元素认为"误服泻人上焦元气"。防风终归是一味祛邪药,必须在有诸风和有风湿的情况下使用。如长期服用,一定要小量并配伍大剂量的补虚药才能不伤元气。

3. 蔓荆子

性味:辛、苦,微寒。

三焦归属:上焦。

经验体会:蔓荆子性味辛苦而微寒,体轻而浮,上行而散。治疗部位在肺经和足太阳膀胱经。故能祛除上焦头面之风热湿热。

蔓荆子最善于治疗上半身的荨麻疹,与防风、羌活、独活、藁本配伍治疗风湿为主的荨麻疹,如羌活胜湿汤;配伍白蒺藜、栀子、青葙子、决明子、连翘、菊花治疗风热兼肠燥便秘的荨麻疹;与麻黄、苍术、白芷、防风、羌活、川芎配伍治疗寒冷性荨麻疹。还有一种因情绪激动或受热出汗时则皮肤瘙痒,出现细小的风团,汗出后反而瘙痒减轻,诊断为胆碱能性荨麻疹。其发病部位多在头面及项背,都是蔓荆了主治的部位。用蔓荆子配伍发汗药,使毛窍通畅,风寒湿热之邪得祛,病则愈。因蔓荆子能利九窍,当然也能利毛窍。项背部位的神经性皮炎、皮肤淀粉样变、毛囊炎,欲使毛窍通利,用蔓荆子也是比较好的选择。

《太平圣惠方》中蔓荆子二两,附子二两,乌鸡脂适量治疗须鬓发秃落不生。说明蔓荆子也可以治疗斑秃、全秃、脱眉、落须。如果部位在头顶、项后、眉头太阳膀胱经所属部位,是为首选。

蔓荆子与藁本、白芷三药均能升举清阳而治疗上焦的皮肤病,蔓荆子具有散风祛湿清热的功能,善于治疗风热湿热引起的疾病,治疗部位在颈背及太阳穴附近;藁本、白芷有祛风散寒祛湿的功效,善于治疗风寒引起的头面疾病。白芷治疗部位在前额眉棱骨间,属于上焦阳明胃经。藁本治疗部位在巅顶脑后,属于督脉及足太阳膀胱经。

4. 藁本

性味:辛,温。

三焦归属:上焦。

经验体会:藁本性味辛温,为太阳经风药,与羌活同用为足太阳膀胱经上行的报使引经药。治寒气郁于本经,头痛连脑者必用之。为头部巅顶的引经药,巅顶痛,非此不能除。又治督脉为病,脊强而厥。

男性脱发和脂溢性脱发,其发病部位以前头和巅顶部位为重,在辨证用药的基础上,加上藁本一味,能引药直达病所,又能祛风胜湿,有利于头发生长,祛风能胜湿,湿祛则发生。《神农本草经》认为能长肌肤悦颜色。在治疗慢性湿疹时加用藁本,能增强止痒功能,加速死皮脱落。寒冷性荨麻疹,以头面部为主者,藁本为必用之药,既能祛风散寒,又能引诸药直达病所。

有眉毛脱落者,如位于眉心内侧,属足太阳膀胱经。用藁本加入补肾养血的方剂中,能引药归于眉毛而增加疗效。

5. 滑石

性味:甘、淡,寒。

三焦归属:三焦。

经验体会:滑石性味甘淡而寒,治疗部位在上、中、下三焦的膀胱经。滑石利窍,不只是利小便,上能利毛窍,下能利精溺之窍。

滑石与羌活、防风、荆芥、藁本、麻黄、苍术、白芷、川芎、黄芩、甘草、牛蒡子配伍治疗胆碱能性荨麻疹。此病多发于后背,属于足太阳膀胱经,由于汗出见风,汗出见湿阻塞毛窍所致,滑石入足太阳膀胱经,又能通利汗孔毛窍,是为首选之药。

滑石不但滑利,还兼有解暑功能,夏季炎热汗多,见风遇湿郁阻毛窍汗孔,易生痱子、汗疱疹等其他皮肤病,用滑石内服外用都有良效。滑石与其他石类药相比,副作用最小,可以放心使用。

6. **车前子**　见清肝。

7. **木通**　见清小肠。

8. **芒硝**　见泻大肠。

9. **猪苓**　见泻肾。

10. **泽泻**　见泻肾。

第三节　清　膀　胱

1. 黄柏

性味:苦,寒。

三焦归属:下焦。

经验体会:黄柏性味苦寒,气味俱厚,其性沉降,治疗部位在下焦肾与膀胱经。泻膀胱相火,为足太阳膀胱经引经药,除湿清热,退火而固肾。

黄柏与苍术配伍为"二妙丸",加入牛膝为"三妙丸",再加生薏苡仁为"四妙丸"。可用于治疗阴囊湿疹、女阴瘙痒、神经性皮炎、下肢溃疡、白塞综合征等病。

　　黄柏清泄下焦湿火而安肾水,与知母、熟地黄、山萸肉、怀山药、泽泻、丹皮、茯苓配伍为"知柏地黄丸",善于治疗咽喉肿痛、口舌生疮、口腔溃疡。属于上病下治。

　　生用降实火,炒黑止血。酒制也可以治上焦病;蜜制治中焦病;盐制治疗下焦病。

　　2. 知母

　　性味:辛、苦,寒。

　　三焦归属:下焦。

　　经验体会:知母性味辛苦而寒,气味俱厚,沉而降。治疗部位在下焦膀胱、肾经。其质寒润,其性下行,多与黄柏配对,知柏加入少量肉桂,为"滋肾丸",有滋肾清热、化气通关的功能。治疗热蕴膀胱、尿闭不通。配伍地肤子、蛇床子、白鲜皮、苍术、白术、泽泻、茯苓、龙胆草、炒栀子、柴胡治疗阴囊湿疹、外阴瘙痒。

　　知母配石膏清阳明气分大热,加生地黄、赤芍、丹皮、金银花、连翘、竹叶等凉血解毒药治疗过敏性皮炎、药物性荨麻疹。

　　3. 防己

　　性味:大辛、苦,寒。

　　三焦归属:下焦。

　　经验体会:防己性味辛苦而寒,治疗部位在下焦膀胱。入膀胱经为主,通行十二经,泻下焦血分湿热,疗风行水,降气下痰,性险而峻。凡下焦湿热壅遏,致二阴不通者皆可用。为足太阳膀胱引经药。

　　防己配伍黄芪、白术、甘草、生姜、大枣,为防己黄芪汤。治疗表虚不固之风水或风湿证。加入苍术、黄柏、车前子、泽泻、地肤子治疗下肢水肿、下肢湿疹。防己配伍黄芪、仙鹤草、生地、当归、赤芍、川芎、丹皮、益母草、鸡血藤治疗过敏性紫癜、进行性色素性紫癜性皮病。

　　防己能入血分中利水。血栓闭塞性脉管炎水肿明显者,首选防己。

　　4. 地肤子

　　性味:苦,微寒。

　　三焦归属:下焦。

　　经验体会:地肤子性味苦微寒,其性下降。治疗部位在膀胱经。膀胱主一身之表,皮肤病多用之。地肤子能引诸药入皮肤,上至头而聪耳明目,下入膀

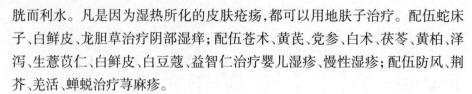

胱而利水。凡是因为湿热所化的皮肤疮疡,都可以用地肤子治疗。配伍蛇床子、白鲜皮、龙胆草治疗阴部湿痒;配伍苍术、黄芪、党参、白术、茯苓、黄柏、泽泻、生薏苡仁、白鲜皮、白豆蔻、益智仁治疗婴儿湿疹、慢性湿疹;配伍防风、荆芥、羌活、蝉蜕治疗荨麻疹。

　　5. **石膏**　见清胃。

　　6. **甘草梢**　见补脾"甘草"。

　　7. **生地黄**　见补肾。

第四节　温　膀　胱

　　1. **荜澄茄**

　　性味:辛,温。

　　三焦归属:中、下焦。

　　经验体会:荜澄茄性味辛温。治疗部位在中焦脾胃、下焦肾与膀胱。凡子皆降,温散肾及膀胱经冷气,温中散逆,下气豁痰。主下气消食,去皮肤风、心腹间气胀,增加食欲。治疗湿疹、慢性荨麻疹、过敏性皮炎、药物性皮炎、阴囊湿疹。

　　2. **肉桂**　见温肝。

　　3. **乌药**　见降肺。

　　4. **沉香**　见温肾。

　　5. **山茱萸**　见补肾。

第八章　足少阴肾经补泻寒热升降药

足少阴肾经报使引经药：独活、肉桂、知母、细辛。

第一节　补　肾

1. 生地黄

性味：苦、甘，寒。

三焦归属：下焦。

经验体会：生地性味甘苦而寒，气薄味厚，沉而降。主要治疗部位在肝肾经血分。生地除了补血补肾水真阴不足外，还有三个功能：凉血、除皮肤燥、去诸湿热。

生地配伍何首乌、当归、白芍、川芎、熟地、龙眼肉、人参、炙甘草治疗血虚引起的皮肤病：脱发、趾指甲营养不良、单纯糠疹；配伍紫草、丹皮、赤芍、水牛角能凉血，治疗过敏性紫癜、固定性红斑、寻常性银屑病、多形性红斑、玫瑰糠疹等红斑鳞屑性皮肤病。生地有治疗皮肤血燥的功能，配伍沙参、黄精、玉竹、麦冬、天冬治疗皲裂性湿疹、单纯糠疹、血燥型银屑病、神经性皮炎。

2. 熟地黄

性味：甘，温。

三焦归属：下焦。

经验体会：熟地性味甘温，气薄味厚，沉而降，治疗部位在下焦肝、肾经。滋肾补肝，益肾水真阴利血脉，壮水之源，退虚热。治一切肝肾阴亏，虚损百病。

配伍何首乌、当归、白芍、川芎、防风、荆芥、白蒺藜治疗皮肤瘙痒症、神经性皮炎、皲裂性湿疹、脱发。配伍生地、天冬、麦冬、沙参治疗血燥型银屑病、寻常性银屑病。

3. 巴戟天

性味：辛，温。

三焦归属：下焦。

经验体会：巴戟天性味辛温,治疗部位在下焦肝肾。补而不滞,为下焦肝肾血分之药,能补阴中之阳,治肝肾阳虚。故凡一切风寒湿痹于下焦腰膝者,皆可治之。

入肾经血分,强阴益精,散风湿。配伍防风、荆芥、羌活、秦艽治疗关节性银屑病、结节性红斑。

配伍肉苁蓉、淫羊藿、仙茅、鹿角霜治疗肝肾阳气衰弱为主证的恢复期系统性红斑狼疮、皮肌炎、大疱性天疱疮。

4. 肉苁蓉

性味：甘、酸、咸,温。

三焦归属：下焦。

经验体会：肉苁蓉性味甘、咸而温,治疗部位在下焦肝肾、奇经八脉。入肾经血分,补命门相火,功用与锁阳相仿。补肝血而助肾阳,暖腰膝而坚筋骨。其性润滑,故可除茎中寒热涩痛。肾阳虚而大便闭结者首选。

配伍巴戟天、淫羊藿、鹿角胶、菟丝子、生杜仲、川续断、防风、羌活、细辛、秦艽治疗关节性银屑病、硬肿病。

配伍羌活、牛蒡子、火麻仁、黑芝麻、当归、何首乌治疗既有便秘,又有老年性皮肤瘙痒症、外阴瘙痒症、阴囊湿疹、神经性皮炎的病人。

5. 山药

性味：甘,平。

三焦归属：中、下焦。

经验体会：山药性味甘平,治疗部位主要在中、下焦肝脾肾经。补脾肺,清虚热,化痰涎,固肠胃,涩精气。兼能益肾强阴,而助心气。山药脾肺肾三经通补,在临床治疗中,如果脾胃虚弱兼有腹泻、大便不实者,可加用山药。

山药能在益气补虚中消肿硬,配伍苍术、白术、半夏、陈皮、茯苓、甘草、生牡蛎、大腹皮、枳实、竹茹治疗硬肿病、结节性红斑。

运用山药的补肾而又固涩之性,与乌药、益智仁配伍,治疗肾虚而夜尿频数者;运用山药补益脾肾而又收涩之性,治疗妇人因白带量多而导致的外阴瘙痒。

山药甘平温和,为食疗要药,更适用于老人、妇女、儿童。多用于治疗婴儿湿疹、老年皮肤瘙痒症、妇人皮肤干燥。

6. 菟丝子

性味：甘、辛,温。

三焦归属：下焦。

经验体会：菟丝子性味辛温，形似肾而主降。治疗部位在下焦肝、肾经和奇经八脉。入肝肾，善补而不峻不燥，益阴而固阳。凡滑精便浊、尿血余沥、虚损劳伤、腰膝痹痛、酸软无力，皆由肝肾亏虚所致的疾病，用菟丝子组方治疗都有比较好的疗效。肝色青，肾色黑，菟丝子能补肝肾而消黑斑。配伍白术、白芷、僵蚕、山药、山萸肉、熟地、茯苓、当归、白芥子、白芍、川芎治疗黄褐斑、黑变病。

7. 山茱萸

性味：酸、涩、微温。

三焦归属：下焦。

经验体会：治疗部位在下焦肝肾二经。性味酸温，入下焦肝肾经，补阴兼以补阳，阴中阳药。

配伍何首乌、当归、白芍、熟地、山药、桑椹子、黑芝麻治疗毛发稀疏、脱发、甲营养不良。

配伍熟地黄、山药、当归、白芍、枸杞子、玄参、地骨皮、桑白皮、菊花、炒栀子治疗肝肾阴虚，肝肾虚热导致的痤疮。

8. 锁阳

性味：甘、咸，温。

三焦归属：下焦。

经验体会：锁阳性味甘温而咸，宜入少阴。治疗部位在下焦肾经。以其固精，故有锁阳之名。肾主二便，肾精亏损，肾阳虚衰，都能影响大小便的排泄。锁阳和肉苁蓉二药都有补益肾阳、滋润大肠的功能，特别是老人枯秘，最为要药。

配伍肉苁蓉、生杜仲、川断、淫羊藿、蛇床子、地肤子治疗老年性皮肤瘙痒症、阴囊湿疹、外阴瘙痒症。

9. 胡桃

性味：甘，热。

三焦归属：下焦。

经验体会：胡桃性味甘而热，皮涩肉润，治疗部位在下焦肾经。温肺润肠，补气养血。佐补骨脂一木一火，大补下焦。温肺补肾，润燥养血。治疗虚寒喘嗽，腰脚虚痛。

配伍桃仁、柏子仁、肉苁蓉、锁阳、夜交藤、牛膝、杜仲治疗皮肤干燥皲裂、

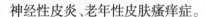

神经性皮炎、老年性皮肤瘙痒症。

10. 狗脊

性味：苦、甘，温。

三焦归属：下焦。

经验体会：狗脊性味甘苦而温。苦能燥湿，甘能益血，温能养气，是补而不滞之药也，入足少阴，治疗部位在下焦肾经。具有祛风湿、补肝肾、强筋骨的功能。

配伍鹿茸、肉苁蓉、淫羊藿、生杜仲、川续断、苍耳子、秦艽、桂枝、防风、羌活治疗关节型银屑病、多形性红斑、雷诺综合征、硬皮病、寒冷性荨麻疹等。

11. 五味子　见补肺。

12. 牛膝　见降肾。

13. 杜仲　见补肝。

14. 山药　见补肾。

15. 鹿茸　见补督脉。

16. 枸杞子　见补肝。

17. 当归　见补肝。

18. 覆盆子　见补肝。

第二节　泻　肾

1. 泽泻

性味：咸，寒。

三焦归属：下焦。

经验体会：泽泻味咸性寒，气味俱厚，沉而降，除湿之良药也。治疗部位在下焦膀胱经、肾经。五苓散中用之清利膀胱经湿热而消水肿；六味地黄丸用之清利肾经湿热而泻虚火；龙胆泻肝汤用之清利肝胆经湿热；胃苓汤中用之清利脾胃经湿热。治疗湿疹、阴囊湿疹、外阴瘙痒、婴儿湿疹、睾丸水肿、小腿水肿、尿道炎、丹毒、会阴部多汗等。

2. 猪苓

性味：甘、淡，平。

三焦归属:下焦。

经验体会:猪苓味甘淡,微苦,味苦大多下降,而甘淡又能渗利走散。治疗部位在下焦肾、膀胱。既有上升的功能,又有下降的功能,开泄腠理毛窍,分理表里之气而利小便。与茯苓同功,只是补益之力不如茯苓,一般不与补药配伍。

配伍茯苓、泽泻、白术、苍术、地肤子、白鲜皮、益母草、车前子、滑石治疗湿重于热型湿疹。

3. **知母** 见清膀胱。

4. **黄柏** 见清膀胱。

5. **白茯苓** 见补脾。

6. **木通** 见清小肠。

第三节 清 肾

1. **玄参**

性味:苦、咸,微寒。

三焦归属:下焦。

经验体会:玄参苦咸而微寒,入足少阴肾经。味苦滋阴降火、清热凉血。咸能滋肾阴、软坚散结,泻无根之浮游之火。凡相火上炎之症,用此壮水以制之。

与生地、天冬、麦冬、甘草、桔梗、竹叶、山豆根、金银花、连翘、牛蒡子配伍治疗咽喉肿痛、口舌生疮。

与姜半夏、陈皮、茯苓、夏枯草、生牡蛎、浙贝母、忍冬藤、马齿苋、金银花治疗结节性红斑、皮肤淀粉样变。

2. **知母** 见清膀胱。

3. **黄柏** 见清膀胱。

4. **地骨皮** 见泻肺。

5. **生地黄** 见补肾。

6. **丹皮** 见清肝。

第四节 温 肾

1. 补骨脂

性味：辛,苦,温。

三焦归属：下焦。

经验体会：补骨脂性味辛温,治疗部位在下焦肾经。辛热入肾,助火益阳。凡命门真火不足,以及五更泄泻、肾脏虚寒等证,皆可服之。

配伍肉豆蔻、吴茱萸、山药、白术、苍术、泽泻、茯苓、炙甘草、党参治疗脾肾阳虚导致的湿疹。

配伍当归、白芍、桂枝、姜黄、细辛、附子治疗寒滞经脉导致的雷诺综合征、关节型银屑病、血栓闭塞性脉管炎、结节性红斑。

2. 沉香

性味：辛、苦,微温。

三焦归属：下焦。

经验体会：沉香性味辛苦而温燥,治疗部位在下焦肾及命门。行气止痛,温中止呕,纳气平喘。用于胸腹胀闷疼痛,胃寒呕吐呃逆,肾虚气逆喘急。

可治疗结节性红斑、硬肿病、硬皮病等。

3. 胡芦巴

性味：苦,温。

三焦归属：下焦。

经验体会：胡芦巴性味苦温,壮肾经元阳,除下焦冷气,味苦而辛,性热而降。治疗部位在下焦肝肾二经。为温养下焦、疏泄寒气之药。

与附子、肉桂、当归、姜黄、鸡血藤、乳香、没药、延胡索治疗血栓闭塞性脉管炎、结节性红斑、硬皮病。

4. 阳起石

性味：咸,温。

三焦归属：下焦。

经验体会：阳起石性味咸温,治疗部位在下焦肾经。入右肾命门,补助阳气,为除积寒宿血留滞下焦之圣药。治疗男人阴寒、阳痿。

阳起石与与附子、肉桂、当归、姜黄、鸡血藤、乳香、没药、延胡索、胡芦巴治疗血栓闭塞性脉管炎、结节性红斑、硬皮病。

　　阳起石能温肾阳,真阳足则五脏之气充溢,邪湿之气外散。与桂枝、当归、赤芍、细辛、生姜、吴茱萸、姜黄配伍治疗雷诺综合征。

　　5. **附子**　见温脾。

　　6. **干姜**　见温胃。

　　7. **肉桂**　见温肝。

　　8. **柏子仁**　见补心。

　　9. **五味子**　见补肺。

　　10. **乌药**　见降肺。

　　11. **巴戟天**　见补肾。

第五节　升　　肾

　　1. **独活**

　　性味:辛、苦,微温。

　　三焦归属:下焦。

　　经验体会:独活辛苦而温,芳香气散,为足少阴肾经行经之药,其主要治疗部位在下焦肾经。如下肢内侧、足跟、脚心等部位。

　　独活散寒解表,配伍羌活、防风、麻黄、苍术、白芷、川芎、藁本、细辛治疗寒冷性荨麻疹、多形性红斑。

　　独活搜少阴经伏风,祛除肾经之寒湿,配伍桑寄生、秦艽、防风、细辛、川芎、杜仲、川断、当归、牛膝、熟地、肉桂治疗血栓闭塞性脉管炎、关节性银屑病、雷诺综合征、硬皮病。

　　2. **细辛**

　　性味:辛,温。

　　三焦归属:上、中、下焦。

　　经验体会:细辛性味辛温,治疗部位在肾经之表。

　　细辛能驱散肾经在表之寒,除阴经头痛。与麻黄、附子、桂枝、芍药、当归、生姜、大枣、吴茱萸、炙甘草配伍治疗雷诺综合征。

　　细辛能祛除皮肤腠理之风寒湿痒。配伍防风、荆芥、羌活、独活、苍术、白芷、麻黄、桂枝、苏叶治疗寒冷性荨麻疹。

3. **羌活**　见泻膀胱。

第六节　降　肾

1. **牛膝**

性味: 苦、甘、酸,平。

三焦归属: 下焦。

经验体会: 牛膝走十二经络,性降能引诸药下行。治疗部位在下焦肝肾经。具有强筋骨、补肝肾、活血化瘀的功能。

牛膝苦泄下行,配伍白茅根、竹叶、生地、芦根、金银花、连翘、牛蒡子可治疗头面部位过敏性皮炎,头面部水肿。能引血下行、导热下泄。

牛膝益肝肾又能通窍利尿,与生杜仲、川续断、狗脊、生地黄、泽泻、茯苓、车前子、地肤子治疗下肢湿疹、外阴部瘙痒。

牛膝有活血化瘀功能,配伍当归、赤芍、生地、川芎、白茅根、鸡血藤、仙鹤草、茜草、黄芪、升麻治疗小腿部位过敏性紫癜。

因其性专主下行,又能滑窍,凡下焦气化不固,一切滑脱诸证当忌用之。

2. **苦参**　见清肝。

3. **龙胆草**　见泻肝。

4. **泽泻**　见泻肾。

5. **玄参**　见清肾。

第九章　手厥阴心包经补泻寒热药

手厥阴心包经报使引经药：柴胡、川芎上行，青皮、丹皮下行。

第一节　补　心　包

1. **黄芪**　见补肺。
2. **人参**　见补肺。
3. **胡芦巴**　见温肾。
4. **菟丝子**　见补肾。
5. **沉香**　见温肾。
6. **肉桂**　见温肝。
7. **肉苁蓉**　见补肾。

第二节　泻　心　包

1. **大黄**　见清胃。
2. **芒硝**　见泻大肠。
3. **栀子**　见清心。
4. **枳壳**　见泻肺。
5. **黄柏**　见清膀胱。
6. **乌药**　见降肺。

第三节　清　心　包

1. **玄明粉**

性味：苦、咸，寒。

三焦归属:上焦。

经验体会:玄明粉性味苦咸寒,入手厥阴心包经,治疗部位在上焦心肺胸膈。佐以甘草缓其咸寒之性,用治膈上热痰,胃中实热,肠中宿垢,可用于治疗上焦心包经诸病。

玄明粉配伍大黄、甘草、枳实、槐花、牛蒡子、金银花、连翘、栀子、黄连治疗肠中宿垢,大便秘结导致的痤疮,心包经、心经循行部位的带状疱疹。

脾胃虚寒及阴虚火动者,慎勿轻用。

2. **知母** 见清膀胱。

3. **黄连** 见清心。

4. **黄芩** 见清心。

5. **黄柏** 见清膀胱。

6. **栀子** 见清心。

7. **柴胡** 见清胆。

8. **石膏** 见胃寒。

9. **滑石** 见泻膀胱。

第四节 温 心 包

1. **补骨脂** 见温肾。

2. **川芎** 见泻胆。

3. **附子** 见温脾。

4. **沉香** 见温肾。

5. **乌药** 见降肺。

6. **干姜** 见温胃。

7. **肉桂** 见温肝。

8. **益智仁** 见补脾。

9. **白豆蔻** 见补肺。

10. **小茴香** 见温任脉。

11. **柏子仁** 见补心。

第十章　手少阳三焦经补泻寒热升降药

手少阳三焦经报使引经药：柴胡、连翘、地骨皮行上，青皮行中，附子行下。

第一节　补　三　焦

1. **人参**　见补肺。
2. **藿香**　见温脾。
3. **益智仁**　见补脾。
4. **桂枝**　见温肺。
5. **白术**　见补脾。
6. **黄芪**　见补肺。
7. **炙甘草**　见补脾。

第二节　泻　三　焦

1. **枳壳**　见泻肺。
2. **枳实**　见泻肺。
3. **青皮**　见泻肝。
4. **神曲**　见补胃。
5. **莱菔子**　见泻肺。
6. **乌药**　见降肺。
7. **泽泻**　见泻肾。

第三节　清　三　焦

1. **黄芩**　见清心。
2. **龙胆草**　见泻肝。

3. **黄柏**　见清膀胱。

4. **栀子**　见清心。

5. **石膏**　见清胃。

6. **滑石**　见泻膀胱。

7. **木通**　见清小肠。

8. **地骨皮**　见泻肺。

9. **车前子**　见清肝。

10. **知母**　见清膀胱。

第四节　温　三　焦

1. 仙茅

性味: 辛,热。

三焦归属: 下焦。

经验体会: 仙茅辛热,补三焦命门之药。治疗部位在下部三焦经。温补脾肾之阳,有强筋骨祛寒湿的功效。

配伍淫羊藿、肉苁蓉、菟丝子,皮外科多用于治疗肾虚肾色外露之黄褐斑、里尔黑变病。

治一切风,阳衰精冷、下元痿弱、老人失溺、无子、男子禀赋素虚者宜之。祛寒湿强筋骨治疗关节性银屑病及肾阳虚衰引起的硬肿病、结节性红斑、血栓闭塞性脉管炎、脂膜炎以及经前湿疹、经前皮肤瘙痒等。

2. **附子**　见温脾。

3. **荜澄茄**　见温膀胱。

4. **丁香**　见温大肠。

5. **益智仁**　见补脾。

6. **厚朴**　见降胃。

7. **干姜**　见温胃。

8. **小茴香**　见温任脉。

9. **山茱萸**　见补肾。

10. **沉香**　见温肾。

11. **川椒**　见温肺。

12. **菟丝子**　见补肾。

第五节　升　三　焦

1. **升麻**　见升脾。
2. **黄芪**　见补肺。

第六节　降　三　焦

1. **木香**

性味：辛、苦，温。

三焦归属：上、中、下三焦。

经验体会：木香散上焦膹郁之气。配伍桑白皮、地骨皮、桔梗、枳壳、黄芩、柴胡、枇杷叶、甘草、桑叶、菊花治疗肺风粉刺。

木香芳香化中焦脾胃湿气。配伍砂仁、白豆蔻、茯苓、陈皮、苍术、苏梗、藿香、厚朴、甘草治疗中气不足、脾胃虚弱不能运化水湿导致的湿疹、荨麻疹、食物不耐受性皮炎、大疱性天疱疮。

木香能通下焦郁滞之气。配伍乌药、枳实、槟榔、大腹皮、苍术、沉香、降香治疗诸气郁阻下焦大肠、膀胱、二阴导致的皮肤瘙痒、湿疹、皮炎。

2. **枳实**　见泻肺。
3. **槟榔**　见降肺。

第十一章　足少阳胆经补泻寒热升降药

足少阳胆经报使引经药：柴胡、川芎上行，青皮下行。

第一节　补　胆

1. 酸枣仁

性味：甘、酸，平。

三焦归属：中焦。

经验体会：酸枣仁味酸性收，其仁甘而润，生用酸平，专补肝胆。炒熟酸温，亦能醒脾，宁心，疗胆虚不眠，烦渴虚汗之症。

汗为心之液，酸枣仁既能宁心又酸收止汗，配伍黄芪、五味子、煅牡蛎、煅龙骨、浮小麦治疗心气阴两虚导致的多汗症。

酸枣仁能宁心安神，治疗胆虚不眠。配伍柏子仁、茯神、茯苓、远志、菖蒲、龙齿、朱砂、人参、夜交藤、地肤子治疗神经性皮炎、皮肤瘙痒症、痒疹。

酸枣仁能补肝而生血。配伍何首乌、当归、白芍、熟地黄、川芎、桑椹子、黑芝麻治疗肝肾阴血亏虚导致的斑秃、全秃、阴毛脱落。

2. 乌梅

性味：酸、涩，平。

三焦归属：上、中焦。

经验体会：乌梅性味酸涩而平，治疗部位主要在中焦肝胆经。乌梅酸温，入肝肺经，肝胆相表里，故有补胆之功。

扁平疣是由于肝郁染毒所致，多用舒肝活血药物治疗。乌梅有入肝祛疣的功能，配伍香附、木贼、透骨草、白蒺藜外洗治疗扁平疣。

乌梅配伍肉桂、细辛、人参、附子、川椒、干姜、黄连、黄柏、当归、防风、荆芥能调节肠微生态。治疗上热下寒、慢性腹泻导致的人工划痕症、慢性荨麻疹。

3. **山茱萸**　见补肾。

4. **白芍**　见补肝。

5. **五味子**　见补肺。

6. **川椒**　见温肺。

第二节　泻　　胆

1. 川芎

性味:辛,温。

三焦归属:上、中、下焦。

经验体会:治疗部位在三焦经、肝胆经。辛温升浮,与柴胡均为足少阳胆经、足厥阴肝经、手少阳三焦经、手厥阴心包经四经上行的报使引经药。善治头面部、人体两侧的疾病。治一切风、一切气、一切劳损、一切血。乃血中气药。助清阳而开诸郁,润肝燥而补肝虚。上行头目,下行血海,搜风散瘀,止痛调经。是治疗血虚头痛之圣药也。上中下三焦病均能治疗,视配伍不同,在上能活血祛风开窍治疗头痛、头风,如川芎茶调散。在中能行气、活血解诸郁,如越鞠丸。在下能破血通经治疗妇科诸病,如少腹逐瘀汤。临床上常用九味羌活汤治疗寒冷性荨麻疹;用独活寄生汤治疗关节型银屑病、局限性硬皮病;用当归饮子治疗血虚性老年皮肤瘙痒症、斑秃、全秃;用少府逐瘀汤治疗经前期痤疮、黄褐斑、囊肿性痤疮。其中川芎功不可没。

2. 茵陈蒿

性味:苦、辛,微寒。

三焦归属:中、下焦。

经验体会:茵陈蒿性味苦辛微寒。治疗部位在中下焦肝胆脾胃经。荡涤肠胃,外达皮毛,非此不可。行水最捷,故凡下焦湿热痒瘙,及足胫跗肿,湿疮流水,并皆治之。

茵陈配伍栀子、大黄、牡蛎、延胡索、川楝子、大腹皮、茯苓、黄芩、柴胡、甘草治疗肝胆经循行部位的带状疱疹、阴囊湿疹、外阴糜烂。

茵陈蒿,感天地苦寒之味,而兼得春之生气以生者也。具有升发之性,又能清湿热,配伍苍术、茯苓、白术、半夏、陈皮、厚朴、甘草、侧柏叶、菖蒲、滑石治疗脂溢性脱发。

3. 青蒿　见泻肝。

4. 青皮　见泻肝。

5. 黄连　见清心。

第三节 清 胆

1. 柴胡

性味: 苦、微寒,性平。

三焦归属: 上、中焦。

经验体会: 柴胡性味苦、微寒,性平。味薄气升,治疗部位在中上焦肝胆经。凡十一脏,取决于胆也。柴胡能升达胆气,则肝能散精,而饮食积聚自下也。

人体背部为阳为表,腹部为阴为里,两胁为半表半里,柴胡善解半表半里之邪,故胁肋部的皮肤病多用之。带状疱疹大多位于足厥阴肝经和手少阳胆经,故治疗时常加用柴胡,一则解毒,一则作为引经药。如龙胆泻肝汤治胁肋部带状疱疹。足厥阴肝经绕阴器,抵小腹。生殖器疱疹、外阴阴囊湿疹也多用柴胡治疗。治疗水疱皮肤病时应加泽泻、车前子、淡竹叶、白茅根等清热利水药。柴胡也善治红斑鳞屑皮肤病,如银屑病、玫瑰糠疹等,多配伍生地黄、丹皮、紫草、赤芍等清热凉血药。如果治疗位于少阳胆经和足厥阴肝经的皮肤瘙痒症、神经性皮炎等瘙痒性皮肤病,应加地肤子、白蒺藜、防风、荆芥等祛风止痒药。

章次公认为柴胡有通便作用,可以治疗气滞便秘。"大肠者,皮其应"。大肠通则邪有出路,皮肤毛窍也随之通利。治疗皮肤病而兼有便秘时常加用柴胡、牛蒡子、草决明、火麻仁能获得捷效。

柴胡虽引清气上升,然升中有散,中虚者不可散,虚热者不可用,兼之善通大便,凡溏泄脾虚者,当慎用之。

2. 黄连 见清心。

3. 黄芩 见清心。

4. 竹茹 见清胃。

5. 龙胆草 见泻肝。

第四节 温 胆

1. 干姜 见温胃。

2. 生姜 见温胃。

3. **肉桂**　见温肝。

4. **半夏**　见降胃。

第五节　升　　胆

1. **柴胡**　见清胆。

2. **薄荷**　见升肺。

3. **青蒿**　见泻肝。

4. **川芎**　见泻胆。

第六节　降　　胆

1. **青皮**　见泻肝。

2. **竹茹**　见清胃。

3. **半夏**　见降胃。

4. **枳实**　见泻肺。

5. **龙胆草**　见泻肝。

第十二章　足厥阴肝经补泻温凉升降药

足厥阴肝经报使引经药：柴胡、川芎行上，青皮、吴茱萸行下。

第一节　补　肝

1. 当归

性味：甘、辛，温。

三焦归属：上、中、下焦。

经验体会：当归性味辛甘而温，主要治疗部位在心、肝、脾经和四肢。当归使气血各有所归，故名当归。具有补血通经，活血止痛，滑肠通便之功。通治上、中、下三焦一切血证。然而，当归气味俱轻，阳性为主，在应用部位上，李东垣认为：头止血而上行，身养血而守中，尾破血而下流，全活血而不走。

清朝名医曹仁伯说："当归一味，温经之功，比附子尤应手。此余所亲历也。"在临床中可应用当归温经散寒的特点，治疗寒邪阻滞经脉，气血瘀积不通的冻疮、寒冷性荨麻疹、雷诺综合征、血栓闭塞性脉管炎、硬皮病、多形性红斑。这些病大多数位于人体的四肢末梢和耳鼻等血液循环不良的部位。当归既能活血，温通血脉经络，又能补充因血瘀而导致的血量不足。常与桂枝、细辛、生姜、吴茱萸、黄芪、川芎、独活、秦艽等同用。

肝藏血，主疏泄，稍有怫郁，则肝经气血郁结，肝的分野在两胁，胁肋部位可出现结节性痒疹、神经性皮炎、皮肤瘙痒症等皮肤病。当归能入肝经，可配伍柴胡、川芎、白芍、白蒺藜、香附等养血舒肝、祛风止痒药治疗。足厥阴肝经"抵小腹，入阴器"，外邪侵袭少腹可患玫瑰糠疹、湿疹、月经疹，外阴部位经常出现阴囊湿疹、神经性皮炎、固定性红斑、外阴溃疡、疥疮结节，可用当归配伍龙胆草、柴胡、黄芩、栀子、蛇床子、地肤子等加减治疗。痤疮月经前加重，经行后减轻。病虽然在面部，而病因却由肝经瘀滞，郁火上扰所致。用当归配伍白芍、栀子、青皮、陈皮、泽泻、浙贝母、丹皮、连翘等加减治疗。肝胆相表里，出现在小腿外侧的湿疹，临床比较多见。可用当归配伍茵陈、柴胡、龙胆草、黄芩、栀子、车前子、泽泻、地肤子等治疗。

脾统血,脾虚不能统血,则血液流出脉外。最常见的是在小腿内侧脾经循行部位出现紫红色小的血斑点,压之色不退,诊断为皮肤紫癜。可用当归配伍党参、黄芪、炙甘草、白术、茯神、酸枣仁、龙眼肉、仙鹤草等治疗,使气血归经。

"治风先治血,血行风自灭。"消风散中用当归,就是这个用意。而当归饮子中用当归,除了行血祛风的作用外,还有养血润燥止痒的目的。

2. 白芍

性味:味酸,气微寒。

三焦归属:中、下焦。

经验体会:白芍味酸微寒,气厚味薄,升而微降,白芍补血敛汗,赤芍活血凉血,泻肝补脾胃,酒浸引经,止腹中痛。

白芍酸而止汗,配伍桂枝、炙甘草、生姜、大枣、煅龙骨、煅牡蛎、黄芪治疗风寒袭表、营卫不和导致的多汗症。

白芍有泻肝补血的功能。配伍当归、熟地、何首乌、阿胶、川芎、防风、荆芥、羌活、白蒺藜、黄芪、生姜、大枣治疗血虚皮肤得不到滋养,血虚风燥导致的急慢性荨麻疹、皮肤瘙痒症、神经性皮炎、单纯糠疹。

白芍药养血柔肝止痛。配伍当归、川芎、旋覆花、茜草、甘草、延胡索、川楝子、柏子仁、桃仁、郁金治疗带状疱疹后遗神经痛。

赤芍能凉血活血。配伍生地、丹皮、水牛角、紫草、金银花炭、地榆治疗血热型银屑病、固定性红斑、过敏性皮炎、玫瑰性糠疹、丹毒、盘状红斑狼疮、过敏性紫癜。

3. 木瓜

性味:酸、涩,温。

三焦归属:中、下焦。

经验体会:木瓜性味酸温,能收而不能散,能下抑不能上升,治疗部位主要在下焦肝经、小腿筋脉。故尤专入肝,益筋走血,疗腰膝无力,下肢肝胆经湿疹、皮炎。

木瓜配伍牛膝、生杜仲、川断、苍术、黄柏、益母草、地肤子、车前子、泽泻、茯苓治疗小腿湿疹。

配伍鸡血藤、浙贝母、牛膝、半夏、胆南星、苍术、黄柏、金银花、地肤子、白鲜皮、茯苓、丝瓜络治疗下肢结节性红斑。

4. 续断

性味:苦,辛,微温。

三焦归属：下焦。

经验体会：续断性味辛苦温，治疗部位在下焦肝肾经、奇经八脉。补肝肾，通血脉，理筋骨，暖子宫，缩小便，止遗泄，破瘀血。

续断，苦养血脉，辛养皮毛。配伍生杜仲、桑寄生、桂枝、秦艽、牛膝、独活、羌活、防风、苍术治疗关节型银屑病、硬皮病、硬肿病。

5. 何首乌

性味：苦、甘，温。

三焦归属：下焦。

经验体会：何首乌性味辛甘温涩，甘温益肝，苦补肾，涩能收敛精气，入厥阴肝经、足少阴肾经。肝主疏泄，肾主闭藏，所以能养血益肝，固精益肾，健筋骨，乌鬓发，为滋补良药。补而不燥，涩不敛邪，养血化虚痰，解毒消痈肿。

血虚毛发失养，肾虚鬓发脱落。何首乌补肝养血，固肾益精，配伍黑芝麻、当归、白芍、肉苁蓉、熟地、枸杞子、杜仲、菟丝子治疗老年鬓发稀少、斑秃、全秃。

配伍当归、白芍、熟地、川芎、防风、荆芥、白蒺藜、桑椹子、生姜、大枣治疗血虚不能滋养皮肤导致的神经性皮炎、老年性皮肤瘙痒症、血燥型银屑病、单纯糠疹、慢性荨麻疹。

6. 杜仲

性味：甘、微辛，温。

三焦归属：下焦。

经验体会：杜仲性味辛甘而温，治疗部位在下焦肝肾经、奇经八脉。入肝经气分，润肝燥，补肝虚。又兼补肾，补腰膝。"凡下焦之虚，非杜仲不补；下焦之湿，非杜仲不利；腰膝之疼，非杜仲不除；足胫之酸，非杜仲不去。"（《本草汇言》）。

肝的经脉循阴器，肾主二阴。杜仲以皮治皮，既能补肝肾，又能去下焦之湿，可作为治疗前后二阴皮肤病的引经药。配伍川断、淫羊藿、肉苁蓉、枸杞子、菟丝子、小茴香、地肤子、蛇床子、车前子、当归、白芍、苍术、泽泻、独活治疗阴囊湿疹、外阴湿痒、会阴部位皮肤瘙痒症。

7. 覆盆子

性味：甘、酸，温。

三焦归属：下焦。

经验体会：覆盆子性味甘酸而温，得木气而生，治疗部位在下焦肝肾经、奇经八脉。补益肝肾,固精明目。起阳痿,缩小便,长发强志,既有补益之功,复有收敛之义。

补肝无凝滞之害,强肾无燥热之偏。配伍益智仁、桑螵蛸、山萸肉、沙苑子、菟丝子、车前子、芡实、怀山药、当归、白芍、蛇床子治疗阴囊湿疹、外阴瘙痒、老年皮肤瘙痒症、会阴部多汗等。

8. 黑芝麻

性味:甘、平。

三焦归属:下焦。

经验体会:黑芝麻性味甘平,凡黑须髭之药,缺黑芝麻则不成功。但功力甚薄,非久服多服,并和其他补益药物一起服用效果才好。治疗部位在下焦肝肾经,凉血益血,疗风解毒,黑芝麻补肝肾,油质多,润五脏滑肠。能润皮肤之燥,配伍桑椹子、何首乌、当归、玄参、生地、寸冬、火麻仁、羌活、防风治疗干燥、皲裂的皮肤病。如神经性皮炎、老年性皮肤瘙痒症、单纯糠疹、血燥型银屑病。

盖诸药只能补肝肾,但不能通任督之路也。唇口之间,正在任督之路,黑芝麻通任督而又补肾,且其汁又黑,配伍何首乌、当归、山药、芡实、山萸肉、熟地、菟丝子、桑椹子治疗须眉脱落、白发、脱发。

9. 枸杞子

性味:甘、温。

三焦归属:下焦。

经验体会:枸杞子性味甘温,治疗部位在下焦肝肾经。补肝肾而润,生精助阳,去风明目,水旺则骨强,目昏、腰痛膝痛,无不愈矣。

色红入肝经血分而补血,配伍当归、肉桂、乌药、小茴香、牛膝、仙鹤草、鸡血藤、赤芍、丹皮治疗过敏性紫癜、进行性色素性紫癜性皮病。

枸杞子性温能补,又入血分,配伍当归、姜黄、桂枝、小茴香、蜈蚣、全蝎、牛膝、川芎治疗硬皮病、血栓闭塞性脉管炎。

10. 鳖甲

性味:咸、寒。

三焦归属:下焦。

经验体会:鳖甲性味咸寒,色青,入厥阴肝经及冲脉,能引药入厥阴肝经,治疗两胁肋部疾病。

鳖甲能滋阴潜阳,退热除蒸,治疗肝肾阴虚证。配伍青蒿、知母、丹皮、地骨皮、生地、胡黄连、银柴胡治疗系统性红斑狼疮、皮肌炎、红皮病、大疱性天疱疮后期出现的阴虚发热诸症。

鳖甲能软坚散结,治疗癥瘕积聚。配伍生牡蛎、浙贝母、姜半夏、茯苓、陈皮、竹沥、皂刺、夏枯草、三棱、莪术治疗多发性脂囊瘤、皮脂腺囊肿、囊肿性痤疮。

鳖甲配伍柴胡、当归、白芍、秦艽、丹皮、川芎、延胡索、川楝子、全瓜蒌、红花、甘草治疗肋间神经痛、带状疱疹后遗神经痛。

11. 酸枣仁　见补胆。

12. 菟丝子　见补肾。

13. 山茱萸　见补肾。

14. 阿胶　见补肺。

15. 沙参　见补肺。

16. 熟地　见补肾。

第二节　泻　肝

1. 青黛

性味:咸,寒。

三焦归属:下焦。

经验体会:青黛性味咸寒,色青入足厥阴肝经,治血分郁火,以其轻浮上达,能治咽喉口舌等疾,凉血解毒,又治温疫斑疹。

青黛配伍黄柏、石膏、滑石、竹叶、金银花、莲子心、连翘、炒栀子、生地、丹皮、赤芍治疗口腔溃疡、黄水疮、湿疹、过敏性皮炎、水痘。

经验方青黛膏:青黛和氧化锌各等份,香油调成糊膏状,外涂治疗急性湿疹渗出期,能迅速使渗出减少。止痒止痛,缩短病程。

2. 青蒿

性味:苦,寒。

三焦归属:上、中、下焦。

经验体会:青蒿苦寒,望春便发,入肝、胆血分,为发陈致新之剂也。除骨髓蒸热,阴分伏热,清暑解秽,明目。其治疗部位在三焦手足少阳经。

配伍银柴胡、地骨皮、胡黄连、秦艽、鳖甲、知母、甘草治疗系统性红斑狼疮、皮肌炎、红皮病后期过度消耗出现阴虚内热、骨蒸劳热。

配伍黄芩、半夏、陈皮、茯苓、甘草、枳壳、竹茹、滑石、青黛治疗肝胆经循行部位的湿疹、夏季皮炎。

3. 龙胆草

性味:大苦,大寒。

三焦归属:上、中、下焦。

经验体会:龙胆草性寒味苦辛,气味俱厚,沉而降,治疗部位在上、中、下焦肝胆经。入肝胆而泻火,兼入膀胱经和肾经,除下焦湿热。酒浸亦能上行。

龙胆草配伍栀子、黄芩、柴胡、生地黄、车前子、泽泻、木通、当归、甘草为著名的龙胆泻肝汤。既能治疗上焦肝胆经的目赤肿痛、耳部湿疹、毛囊炎、单纯疱疹、带状疱疹、丹毒,又能治疗下焦肝胆经的外阴瘙痒、阴囊湿疹、外阴神经性皮炎、女阴溃疡、生殖器疱疹、带状疱疹。

4. 荔枝核

性味:甘、酸,温。

三焦归属:中、下焦。

经验体会:荔枝性味甘酸而温,而核入厥阴经行散滞气。其治疗部位在肝经乳房和睾丸。

荔枝核配伍青皮、陈皮、枳壳、炒栀子、当归、白芍、川芎、柴胡、苍术、半夏、香附、大贝母、蜂房治疗乳头湿疹、乳房结节。

荔枝核配伍小茴香、大腹皮、槟榔片、乌药、青皮、陈皮、泽泻、川楝子、车前子、橘核治疗阴囊湿疹、阴囊肿瘤、疥疮结节。

5. 青皮

性味:辛、苦,温。

三焦归属:中、下焦。

经验体会:青皮性味辛苦而温,沉而降,治疗部位在中、下焦肝胆经。入肝胆气分,疏肝泻胆,破积消痰,引诸药入厥阴肝经。

青皮能破坚癖,配伍半夏、陈皮、茯苓、甘草、苍术、枳壳、全瓜蒌、大贝母治疗乳腺增生、乳腺结节、瘿瘤、瘰疬。

青皮能去下焦诸湿,配伍枳实、厚朴、陈皮、苍术、甘草、地肤子、白鲜皮、茵陈蒿、大腹皮、白术、泽泻治疗阴囊湿疹、外阴瘙痒及下肢肝脾经循行部位的湿疹。

青皮能散滞气,善治左胁有积气也。配伍陈皮、枳壳、川楝子、香附、延胡

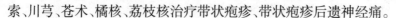

索、川芎、苍术、橘核、荔枝核治疗带状疱疹、带状疱疹后遗神经痛。

6. 桃仁

性味：苦,平。

三焦归属：中焦、下焦。

经验体会：桃仁苦重于甘,气薄味厚,沉而降,为手足厥阴经血分药也,治疗部位在下焦肝经、大肠、子宫、膀胱。桃仁主要有两大功能:一是活血,二是润燥。

治疗瘀血。配伍红花、当归、赤芍、川芎、三棱、莪术、乳香、没药可治疗蛎壳状银屑病、硬皮病、囊肿性痤疮、增生期酒渣鼻。

除皮肤血热燥痒。桃仁配伍生地、当归、火麻仁、郁李仁、柏子仁、槐米、杏仁,治疗血燥型银屑病、皲裂性湿疹、肛周湿疹、结节性痒疹、疥疮结节、神经性皮炎。

7. 红花

性味：辛,温。

三焦归属：上焦、中焦。

经验体会：红花性味辛温,治疗部位在上焦心经及中焦肝经。专入心肝血分,破血活血,润燥消肿,多则行血,少则养血。

红花辛温,凡花多升散,能活血消斑。配伍当归、赤芍、川芎、白术、白附子、僵蚕、益母草治疗黄褐斑。

配伍桃仁、旋覆花、茜草、郁金、当归、柏子仁、甘草、瓜蒌治疗带状疱疹后遗神经痛。

配伍牛膝、鸡血藤、姜黄、延胡索、丝瓜络、当归、赤芍治疗皮肤淀粉样变、结节性痒疹、神经性皮炎。

8. 天南星

性味：辛、苦,温燥。

三焦归属：上焦。

经验体会：天南星味辛而麻,能治风散血;气温而燥,能胜湿除痰;有小毒,能攻积消肿。治疗部位在上焦肝脾经。

配伍半夏、茯苓、陈皮、甘草、枳实、皂角、三棱、莪术、海藻、昆布治疗多发性脂囊瘤、皮脂腺囊肿、囊肿性痤疮、局限性硬皮病、硬肿病等。体虚之人加人参、石菖蒲、苍术、白术佐之。

南星、半夏皆治痰药也,然南星专走经络,横向走散,故痰核在四肢经络者多用;半夏专走肠胃,从上降下,故痰食在体内胃肠者多用。

9. 莪术

性味:辛、苦,温。

三焦归属:中焦。

经验体会:莪术性味辛苦而温,治疗部位在中焦肝经。主一切气,能通肝经,行气攻积,通经。

配伍三棱、升麻、葛根、连翘、浙贝母、皂角可治疗囊肿性痤疮、瘢痕疙瘩;配伍三棱、当归、延胡索、郁金、桃仁、红花治疗带状疱疹后遗神经痛、局限性硬皮病。

10. 三棱

性味:苦,平。

三焦归属:中焦。

经验体会:三棱性味苦平,治疗部位在中下焦肝经。入肝经血分,破血中之气,散一切血瘀气结,消坚积。

配伍莪术、皂角、浙贝母、白蒺藜、白鲜皮、地肤子、牛膝、皂刺、黄柏治疗结节性痒疹、皮肤淀粉样变、神经性皮炎等。

三棱莪术都能活血祛瘀、行气止痛。但三棱偏于活血,为血中气药,多用于祛瘀;莪术偏于行气,为气中血药,多用于消积。二者相须为用,效果较好。

11. 延胡索

性味:辛、苦,温。

三焦归属:中焦。

经验体会:延胡索性味辛苦而温,温能和畅而通行,辛则走散。治疗部位在中焦肝胃胸腹。能行血中气滞,气中血滞。并有良好的止痛功能。

配伍当归、川楝子、郁金、旋覆花、茜草、桃仁、柏子仁治疗带状疱疹后遗神经痛、带状疱疹。

其性走而不守,血热气虚者禁用。

12. **三七**　见泻胃。

13. **泽兰**　见泻任脉。

14. **郁金**　见泻心。

15. **黄连**　见清心。

16. **川芎**　见泻胆。

17. **黄芩**　见清心。

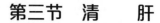

第三节　清　　肝

1. 丹皮

性味:辛、苦,微寒。

三焦归属:中焦、下焦。

经验体会:丹皮性味辛苦而微寒,色红入血分,故能通血脉,除血热。直抵下焦,故又泻肝热及肾脏阴中之火。治疗部位在下焦肝肾。

丹皮能"治下部生疮,已决洞者"(《本草纲目》)。配伍蒲公英、金银花、黄柏、炒栀子、苍术、赤芍、土茯苓、地肤子治疗阴疮、外阴糜烂、溃疡。

配伍生地黄、赤芍、水牛角、紫草能凉血止血,治疗血热引起的皮炎、药疹、湿疹、多形性红斑、玫瑰糠疹等。

配伍黄连、升麻、生地黄、石膏等治疗足阳明胃火炽盛,循经上炎引起的面部痤疮、皮炎、带状疱疹、单纯疱疹、丹毒等。

丹皮配伍栀子、当归、白芍、柴胡、白术、茯苓、炙甘草治疗肝郁脾虚引发的痤疮、月经疹。

2. 紫草

性味:甘、咸、寒,性滑。

三焦归属:中、下焦。

经验体会:紫草甘咸气寒,色紫质滑,专入厥阴血分凉血。治疗部位在上焦心包和下焦肝经。具有凉血、活血、通二便的功能。俾血得寒而凉,得咸而降,得滑而通,得紫而入,血凉毒消,而二便因以解矣。

紫草配伍当归、竹叶、牛蒡子、蝉蜕、生地、丹皮、赤芍、白茅根、紫苏治疗过敏性皮炎。

紫草配伍当归、蝉蜕、苍术、白术、茯苓、甘草、地肤子、白芷治疗婴儿湿疹。

紫草配伍苍术、生地黄、当归、仙鹤草、蝉蜕、丹皮、茵陈、白茅根治疗过敏性紫癜、进行性色素性紫癜性皮病。

3. 代赭石

性味:苦,寒。

三焦归属:上中焦。

经验体会:代赭石性味苦寒,治疗部位在上焦心包经和中焦肝胃经。肝与心包血分,除血热,养血,镇虚逆。

代赭石质重沉降,能镇肝胃冲气上逆,开胸膈、坠痰涎、止呕吐、降逆镇静。配伍枳实、竹茹、半夏、茯苓、茯神、甘草、酸枣仁、远志、菖蒲治疗老年皮肤瘙痒症、神经性皮炎、痒疹等。

代赭石配伍白茅根、牛膝、生地、丹皮、赤芍、水牛角、仙鹤草、茜草、益母草、白术、茯苓、苍术、黄柏治疗过敏性紫癜、小腿湿疹。

4. 牡蛎

性味:咸、涩,寒。

三焦归属:下焦。

经验体会:牡蛎性味咸涩而寒。治疗部位在下焦肝肾血分。体用皆阴,软坚化痰,能益阴潜阳,退虚热。煅之则燥而兼涩,又能固下焦,除湿浊,敛虚汗,重镇摄下。曹伯仁曰:牡蛎其性最妙,收湿不伤阴,敛阴不碍湿。

牡蛎软坚散结,配伍三棱、莪术、浙贝母、玄参、夏枯草、海藻、昆布治疗瘰疬、结节性脂膜炎、皮脂腺囊肿、甲状腺结节等。

牡蛎能敛阴止汗,配伍龙骨、五味子、浮小麦、黄芪、麻黄根治疗多汗症。

牡蛎能平肝潜阳、重镇安神。配伍酸枣仁、茯苓、茯神、远志、龙齿治疗神经系统皮肤病:神经性皮炎、皮肤瘙痒症、结节性痒疹。

牡蛎能收敛固涩,配伍煅龙骨、怀山药、芡实、苍术、白术、莲子、覆盆子、金樱子、蛇床子治疗白带过多所致的外阴湿疹、外阴瘙痒、神经性皮炎。

5. 石决明

性味:咸、寒。

三焦归属:下焦。

经验体会:石决明咸寒质重,入足厥阴肝经。具有平肝潜阳,清肝明目的功效。

石决明配伍四重汤(磁石、代赭石、紫贝齿、生牡蛎)、延胡索、赤芍、当归、川芎、乳香、没药治疗带状疱疹后遗神经痛;石决明配伍珍珠母、生牡蛎、天麻、钩藤、生地、何首乌、当归、白芍、枳实、青葙子、白蒺藜治疗老年性皮肤瘙痒症、外阴瘙痒、阴囊瘙痒、神经性皮炎。

6. 羚羊角

性味:苦、咸,寒。

三焦归属:上焦。

经验体会:羚羊角性味苦咸寒。羚羊属木,故独入肝胆。其角又为清灵之物,故亦能解毒透邪。咸寒之品,清肝祛风,泻热散血,下气解毒。专清肝胆之

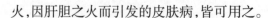

火,因肝胆之火而引发的皮肤病,皆可用之。

羚羊角配伍金银花炒炭、生地炒炭、丹皮、赤芍、紫草清热凉血解毒,治疗过敏性皮炎、丹毒、过敏性紫癜、红皮症、血热型银屑病、红斑狼疮、皮肌炎。

7. 苦参

性味:苦,寒。

三焦归属:下焦。

经验体会:苦参性味苦寒,治疗部位在中焦心脾和下焦肝肾。清热燥湿、杀虫、利尿。治疗下焦湿热、带下、阴痒、皮肤瘙痒、疥癣、热淋。苦参苦寒沉降之品,能入肾脏血分,多服则腰重不能行立,伤肾伤骨也。非下焦湿火炽盛者,不宜用之。

配伍蛇床子、地肤子、白鲜皮、黄柏、苍术、苦楝皮治疗外阴瘙痒;配伍苍术、牛蒡子、荆芥、防风、生地、当归、知母、胡麻、木通、甘草、蝉蜕治疗皮肤瘙痒、急慢性荨麻疹、湿疹、风疹、过敏性皮炎、虫咬皮炎。

8. 车前子

性味:甘,微寒。

三焦归属:下焦。

经验体会:车前子性味甘寒,治疗部位在下焦肝脾经。子主下降,甘寒清热,滑利下行,性专降浊,故有祛湿利小便、清肝经湿热之功。配伍泽泻、苍术、茯苓、龙胆草、黄柏、栀子、地肤子、蛇床子、茵陈蒿、决明子、柴胡治疗湿热郁阻于肝胆经部位的湿疹,肝经所属外阴部位的单纯疱疹、阴囊湿疹、外阴肿胀疼痛、神经性皮炎、皮肤瘙痒症。

9. 芦荟

性味:苦,寒,

三焦归属:中、下焦。

经验体会:芦荟苦寒,治疗部位在中、下焦肝经、大肠经。功能清肝热、通大便、功专杀虫。配伍龙胆草、黄芩、柴胡、栀子、苍术、陈皮、生地、当归、赤芍、甘草治疗足厥阴肝经部位及头皮两侧为主的银屑病。

配伍生地榆、苦参、蛇床子、川椒、防风、艾叶水煎洗治疗外阴及肛门瘙痒、肛周湿疹。

10. 决明子

性味:甘、苦、咸,性微寒。

三焦归属:上焦。

经验体会:决明子性味甘苦咸而寒,治疗部位在上焦足厥阴肝经及目。能入肝经,除风散热。又能升散风邪,故为治目收泪止痛要药。

决明子与白蒺藜、甘菊、枸杞、生地、女贞子、槐实、谷精草配伍治疗足厥阴肝经循行部位、眼睛及头两侧属于手少阳三焦经部位的湿疹、皮炎、带状疱疹。

荨麻疹因为胃肠中有风邪引发者,用决明子与白蒺藜、栀子、青葙子、蔓荆子、菊花、连翘、甘草配伍治疗效果比较好。

11. **射干**　见清肺。

12. **黄连**　见清心。

13. **黄芩**　见清心。

14. **龙胆草**　见泻肝。

15. **槐花**　见清大肠。

16. **地骨皮**　见泻肺。

17. **竹茹**　见清胃。

18. **胡黄连**　见清大肠。

19. **珍珠**　见清心。

第四节　温　肝

1. 肉桂

性味:味大辛,气热。

三焦归属:下焦。

经验体会:肉桂性味大辛大热,气香走窜,大热纯阳。主要治疗部位在下焦肝肾经。入肝肾血分,补命门相火之不足,能抑肝风而扶脾土,引无根之火降而归原。

肉桂与黄连配伍,名交泰丸。寒热并用、相辅相成,有泻南补北、交通心肾之妙。很多皮肤病都是由于上焦火热,下焦虚寒所致。用交泰丸加黄芩、栀子、金银花、连翘、竹叶、炮姜、吴茱萸、升麻、半夏治疗上热下寒痤疮、毛囊炎、口腔溃疡。

肉桂配伍知母、黄柏,名滋肾丸。有滋肾清热,化气通关的功能。加苍术、泽泻、蛇床子、地肤子、车前子、牛膝、生杜仲、柴胡、黄芩治疗阴囊部位湿疹、外阴瘙痒。

2. 吴茱萸

性味：辛，苦，热。

三焦归属：上、中焦。

经验体会：吴茱萸性味辛苦而热，气浮而味降。主要治疗部位在上、中焦肝脾经。疏肝燥脾，温中下气，除湿去痰。

皮肤病多由于风湿热引起的十之六七，风寒湿引起者十之二三。吴茱萸能解郁杀虫，开腠理、逐风寒，性虽热而能引热下行。特别适用于风寒湿引起的皮肤病。配伍生姜、大枣、防风、荆芥、羌活、独活、苍术、白术、细辛、紫苏、干姜治疗风寒型荨麻疹。

配伍白豆蔻能消酒食，治疗痤疮、酒渣鼻；配伍白术、苍术、白豆蔻、砂仁、山药、党参、茯苓、炙甘草治疗婴儿湿疹；配伍旋覆花、茜草、延胡索、红花、郁金、柏子仁、当归、甘草、川楝子治疗肝经循行部位的带状疱疹、带状疱疹后遗神经痛。

3. 艾叶

性味：辛、苦，性温热。

三焦归属：下焦。

经验体会：艾叶纯阳香燥，能回垂绝之元阳，通行十二经，走三阴，治疗部位在下焦肝脾肾经。而尤为肝、脾、肾之药。

有一验方，治疗皮肤瘙痒症、慢性湿疹、神经性皮炎、荨麻疹。艾叶 50g、防风 30g、川椒 30g。煎水熏洗，每日二次。

4. 炮姜　见温胃。

第五节　升　　肝

1. **柴胡**　见清胆。
2. **薄荷**　见升肺。

第六节　降　　肝

1. **天麻**

性味：辛、平，微温。

三焦归属：上焦。

经验体会：天麻性味甘平而温。治疗部位在上焦足厥阴肝经、足少阳胆经、手少阳三焦经。风盛则痒，天麻既能平肝又能祛风，风去神定则痒止。很多皮肤瘙痒都是因风引起。如头皮瘙痒症、神经性皮炎、湿疹。特别是在眼、耳、头两侧足少阳胆经、手少阳三焦经所属的皮肤病，用天麻加减治疗效果比较好。

石棉状糠疹多发于头之巅顶部，天麻当首选。因巅顶属肝，天麻祛肝风，又能引诸药直达病所。《徐宜厚皮科传心录》中用天麻加入六味地黄丸中治疗此病，可谓用药用心者也。

赵炳南老中医经验，天麻配伍活血药，生发效果好。临床上用于治疗头顶、头两侧的斑秃、脂溢性脱发。

2. 钩藤

性味：甘，凉。

三焦归属：上焦。

经验体会：钩藤性味甘凉，入手厥阴心包经和足厥阴肝经。手厥阴主火，足厥阴主风。钩藤有清热平肝、息风定痉的功能，善于治疗小儿肝风相火为患之寒热惊痫，手足瘛疭，口眼牵动。

小儿多动症，挤眼弄鼻抽嘴，常常伴有眼周围皮炎和口周皮炎。风主动，钩藤有祛心包经之火，肝经之风的功能。配伍天麻、白蒺藜、栀子、黄连、防风、黄精、升麻、藿香治疗因多动症引起的舔嘴癣、眼周湿疹、口周皮炎。

3. 青皮　见泻肝。

4. 石决明　见清肝。

第十三章　督脉补泻寒热升药

第一节　补　督　脉

1. 鹿茸

性味：甘、咸,温。

三焦归属：上、中、下三焦、督脉。

鹿角：性温,味咸。益气扶阳,强骨髓,续绝伤,治腰脊痛,心痛,脱精失血,疗疮痈。

鹿角胶：鹿角熬而成胶。性味甘平,功以补虚羸,长肌增髓,强筋骨,生精血。

鹿角霜：鹿角煎胶之渣,功能比角力弱,温中而不腻。可代替鹿角以治疗脾胃虚寒,反胃呕吐。

经验体会：鹿茸性味咸温,专入督脉,为血肉有情之品,通督脉之精室,鹿角霜通督脉之气,鹿角胶补督脉之血,三味药均温补督脉,凡督脉之病用之多有奇效。

配伍肉苁蓉、狗脊、淫羊藿、枸杞子、杜仲、续断、锁阳、小茴香、羌活、苍耳子治疗督脉部位斑秃、全秃、眉毛脱落、阴囊湿疹、外阴瘙痒、关节炎性银屑病、硬肿病、系统性硬皮病、系统性红斑狼疮、皮肌炎、大疱性天疱疮等。

2. 淫羊藿

性味：辛、香、甘,温。

三焦归属：三焦、督脉。

经验体会：淫羊藿性味辛甘而温,可升可降,治疗部位在督脉、命门。入肝肾,补命门,益精气,坚筋骨。

配伍肉苁蓉、仙茅、杜仲、续断、狗脊、鹿角胶、牛膝、小茴香、菟丝子、羌活、防风、荆芥治疗关节型银屑病、硬肿病、腰背部位湿疹、荨麻疹、皮肤瘙痒症、神经性皮炎。

3. 枸杞子　见补肝。

4. 狗脊　见补肾。

第二节 泻 督 脉

1. 川乌

性味:辛、苦,热。有大毒。

三焦归属:中、下焦、督脉。

经验体会:川乌气热,味大辛,气厚味薄,浮而升。常与附子、藁本、羌活、独活、细辛、荆芥、苍耳子配伍,能除督脉之风寒湿邪。治疗腰背部位寻常性银屑病、关节型银屑病、血栓闭塞性脉管炎、强直性脊椎炎、寒冷性荨麻疹、多形性红斑、结节性红斑、雷诺综合征、硬皮病、硬肿病等。

2. 羌活 见泻膀胱。

3. 藁本 见泻膀胱。

4. 苍耳子 升督脉。

第三节 清 督 脉

黄连 见清心。

第四节 温 督 脉

1. 肉桂 见温肝。

2. 附子 见温脾。

3. 狗脊 见补肾。

第五节 升 督 脉

1. 苍耳子

性味:味苦、甘、辛,性温。有小毒。

三焦归属:上焦、督脉。

经验体会: 苍耳子性味辛苦而温,治疗部位在上焦督脉、肺经。体轻质润,宣通行散。

苍耳子有两个特点,一是能除恶肉死肌。死肌在一些慢性湿疹、钱币状银屑病、跖疣、寻常疣等皮肤病中都有不同的表现,是皮肤的角化过度、角化不良,失去气血滋养的肥厚部分。苍耳子配伍沙参、白及、桃仁、黄精、玉竹、百部、白鲜皮等药水煎洗治疗手脚部的皲裂性湿疹。在治疗一些角化过度,角化不良的皮肤病,如掌跖角化过度、毛周角化症、汗管角化症,都可以用苍耳子加养血润燥、发汗祛风、活血化瘀药而取效。

二是能通行督脉。凡督脉循行部位的皮肤病可以用苍耳子作为引经药。应用苍耳子祛风止痒、燥湿杀虫的功能,凡鼻、头顶、项背、腰、肛门、会阴部位瘙痒性皮肤病,苍耳子均可加入应用。多用于治疗多腔性湿疹、过敏性鼻炎、急慢性荨麻疹、丘疹性荨麻疹、疥疮、头皮瘙痒、外阴部位瘙痒、神经性皮炎、银屑病、结节性痒疹、局限性硬皮病、脂溢性皮炎等。

2. **藁本** 见泻膀胱。

3. **细辛** 见升肾。

4. **羌活** 见泻膀胱。

5. **黄芪** 见补肺。

第十四章　任脉补泻寒热升降药

第一节　补　任　脉

1. 龟板

性味:味咸、性平。

三焦归属:下焦、任脉。

经验体会:龟板性味咸平,治疗部位在下焦任脉、肾经。龟通任脉,上通心气,下通肾气。补阴为主,所主皆属阴虚血弱之病。

龟板补阴清热,治疗一切阴虚血热之症。配伍鳖甲、玄参、生地黄、丹皮、地骨皮、知母、枸杞子、菟丝子、鹿角胶治疗系统性红斑狼疮、皮肌炎、红皮病、激素性皮炎后期血虚血热之症。

2. 芡实

性味:甘,涩,平。

三焦归属:下焦、任脉。

经验体会:芡实甘平而涩,治疗部位在下焦脾、肾、冲脉。具有益肾固精、健脾祛湿、补摄冲任的功能。

芡实与山药配成药对,专补任脉之虚,又能利水,再加白果、车前子、茯苓、苍术、白术、莲子肉、砂仁、生薏苡仁、地肤子、蛇床子治疗任脉虚弱、水湿浸淫引起的外阴糜烂水肿、湿疹、瘙痒。

3. 山药　见补肾。

4. 覆盆子　见补肝。

第二节　泻　任　脉

1. 泽兰

性味:辛,苦,温。

三焦归属：上焦、下焦。

经验体会：泽兰性味辛苦而温，治疗部位在上焦和下焦的任脉。泽兰气香而温，味辛而散，阴中之阳，主入任、冲二脉，亦为肝经血分之药。

泽兰在下治疗月经不调、产后瘀血。在上能治疗鼻衄，头风，目赤。配伍当归、川芎、白芍、生地、延胡索、小茴香、炮姜、芡实、生蒲黄、肉桂、金银花治疗痤疮、月经疹。

泽兰通九窍，专治骨节中积水。配伍牛膝、生杜仲、川续断、肉苁蓉、淫羊藿、车前子、泽泻、苍术、茯苓、白术、木瓜、生薏苡仁治疗足三阴经小腿部位湿疹、外阴部位湿疹、瘙痒。

2. 王不留行

性味：苦、平。

三焦归属：中焦、任脉。

经验体会：王不留行性味苦平，能走血分，乃阳明冲任之药。其性行而不止，故称王不留行。具有通血脉，除风利便的功能。

任主胞胎，包括子宫、乳房部位。王不留行配伍全瓜蒌、甘草、金银花、丝瓜络、陈皮、青皮、枳壳治疗乳房湿疹、乳头疼痛。

王不留行性急而滑利，能通利毛窍、汗孔。配伍滑石、羌活、防风、荆芥、麻黄、苍术、白芷、独活、苏叶治疗寒冷性荨麻疹、胆碱能性荨麻疹。

3. 桃仁　见泻肝。

第三节　清　任　脉

马鞭草

性味：苦，寒。

三焦归属：下焦、任脉。

经验体会：马鞭草性味苦寒，入奇经冲任。有通行血气，利水消肿，调经活血的功能。治疗女子月经不通，血气郁滞之腹胀不消，男女下部湿疮，阴中疼痛，并能行水气而通胀满。可治疗女阴溃疡、外阴湿疹、阴囊湿疹、龟头部位银屑病。

第四节　温　任　脉

1. 紫石英

性味: 甘、辛,温。

三焦归属: 下焦、任脉。

经验体会: 紫石英性味辛温,重可镇怯,降入下焦。主要治疗部位在下焦冲任二经。治心神不安,肝血不足,子宫血海虚寒不孕。

紫石英重镇安神,治疗神经系统皮肤病。配伍生牡蛎、龙骨、当归、茯神、柏子仁、酸枣仁、半夏、茯苓、远志治疗神经性皮炎、皮肤瘙痒症。

紫石英入冲任,暖子宫。配伍蛇床子、地肤子、车前子、苍术、黄柏、牛膝、生杜仲、川续断、肉从蓉、山药、淫羊藿治疗外阴湿疹、会阴部位神经性皮炎。

紫石英还可以治疗因冲任二脉虚寒引起的月经不调伴有痤疮、月经疹。

2. 小茴香

性味: 辛,温。

三焦归属: 下焦、任脉。

经验体会: 小茴香性味辛温,治疗部位在下焦冲任脉、膀胱。入冲任二脉,温中散寒,理气止痛。

配伍白芍、炒栀子、青皮、陈皮、泽泻、浙贝母、丹皮、肉苁蓉、肉桂、炮姜、当归治疗月经前腹痛伴发痤疮、月经疹。

配伍生杜仲、川续断、肉苁蓉、淫羊藿、菟丝子、鹿角霜、山药、芡实、车前子、蛇床子治疗冲任虚寒、腹痛带下、外阴瘙痒、外阴湿疹、神经性皮炎。

　　3. **附子**　见温脾。

　　4. **吴茱萸**　见温肝。

　　5. **艾叶**　见温肝。

第五节　升　任　脉

　　1. **川芎**　见泻胆。

　　2. **升麻**　见升脾。

3. **柴胡**　见清胆。

4. **羌活**　见泻膀胱。

第六节　降　任　脉

1. 冬葵子

性味: 甘, 寒。

三焦归属: 下焦。

经验体会: 冬葵子性味甘寒, 主要治疗部位在下焦冲任奇经。性寒质滑利, 润下通窍之品, 通淋渗湿, 既可通大便, 又可通小便。

冬葵子入任脉而清热凉血解毒, 配伍蒲公英、龙胆草、黄芩、柴胡、炒栀子、车前子、泽泻、芡实、山药、土茯苓治疗湿热型阴疮、龟头部位银屑病。

2. 木香　见降三焦。

第四篇　皮肤病部位辨治方剂

《内经》最早提出用药选方要直达病位。《至真要大论》曰："气有高下，病有远近，证有中外，治有轻重，适其至所为故也。"在具体配伍时又进一步指出："近者奇之，远者偶之；汗者不以奇，下者不以偶；补上治上制以缓，补下治下制以急。急则气味厚，缓则气味薄，适其至所，此之谓也。"药物达到病所后，还要考虑疾病的寒热温凉的不同性质，"所谓寒热温凉反从其病也"。成为后世制方用药的基本原则。

张仲景在《伤寒论》中，把伤寒病分为六经，也就是六个部位。每一经都有代表方剂，如：太阳经为麻黄汤、桂枝汤；阳明经为白虎汤、承气汤；少阳经为小柴胡汤；太阴经为理中汤；少阴经为四逆汤；厥阴经为乌梅汤。开拓了按部位选方用药的先河。

张洁古在《医学启源》中总结了脏腑与经络选方用药的经验。如以肝脏为例："肝苦急，急食甘以缓之，甘草。""肝欲散，急食辛以散之，川芎。以辛补之，细辛。以酸泻之，白芍药。""肝，虚，以陈皮、生姜之类补之。经曰：'虚则补其母。'水能生木，水乃肝之母也，肾，水也，若补其肾，熟地黄、黄柏是也。如无他证，钱氏地黄丸主之。实则芍药泻之，如无他证，钱氏泻青丸主之，实者泻其子，以甘草泻心。"在三焦选方用药时也有心得：上焦热，凉膈散、泻心汤；中焦热，调胃承气汤、泻脾散；下焦热，大承气汤、三才封髓丹。

江笔花在《笔花医镜》中也以十二经脏腑用药选方，把临床上常用的方剂和自己的经验方加以归类，总结出十二经脏腑列方。把与脏腑相对应的方剂分为虚、实、寒、热四类。如：在心部列方中，分为心之虚、心之实、心之寒、心之热。"心之虚，血不足也，脉左寸必弱，其症为惊悸、为不得卧、为健忘、为虚痛、为怔忡、为遗精。惊悸者，惕惕然恐，神失守也，七福饮、秘旨安神丸主之；不得卧者，思虑太过，神不藏也，归脾汤、安神定志丸主之；健忘者，心肾不充也，归脾汤、十补丸主之；虚痛者，似嘈似饥，似手撼心，喜得手按，洋参麦冬汤主之；怔忡者，气自下逆，心悸不安，归脾汤主之；遗精者，或有梦，或无梦，心肾不固也,清心丸、十补九主之。"这种分法,不仅使方剂与相应脏腑定位,而且进一步使其定性,非常实用。

清朝名医吴鞠通与众不同的是:把选方定位的重点体现在三焦选方用药上。把常见的风温、温热、温疫、温毒、冬温五种疾病,根据其不同的病因、病理及其传变特点,分别在上焦篇、中焦篇、下焦篇中选用不同的方剂治疗,所制方剂针对三焦部位,体现了《内经》"治上焦如羽,非轻不举,治中焦如衡,非平不安,治下焦如权,非重不沉"的原则。吴氏在《温病条辨》中曰:"《伤寒论》六经由表入里,由浅入深,须横看。本论论三焦由上及下,亦由浅入深,须坚看,与《伤寒论》为对待文字,有一纵一横之妙。"

本书根据先贤们的选方经验,以经络为纵,以上、中、下三焦为横,纵横将所选方剂定位。再根据不同部位的寒、热、虚、实的不同变化,选择不同的方剂。有的放矢,充分地发挥方药的治疗作用。本书所选的方剂,只是一个示范,数量上远远达不到临床的需要。如补上焦心虚,虽然病位病性都确定了,但心虚有心阳虚、心气虚、心血虚等不同;泻上焦心经实,心实有气滞血瘀、痰气郁结、寒凝心脉之不同。必须根据临床复杂多变的不同病情,选择适合该部位寒热虚实的方剂,才能达到部位辨证选方用药的要求。

有人认为,辨证立法之后,只需对证下药,不必要选择方剂。这对于那些对药性特别熟悉的老中医来说,也未尝不可。但对初学者来说,还是选择一个针对部位的方剂比较好。第一,方剂可以克毒纠偏:方剂是药物运用的进一步发展,药物经配伍成为方剂后,就同单味药原有的效果有所不同,既能增强原有的药效作用,又能调和偏胜,制其毒性,能够适应复杂多变的病证,消除或缓解一些药物对人体的不利影响。第二,方剂比单一药物效果好:凡是能相传很久的方剂,都是经过几代人长时间应用,经过无数次实践过的,有着丰富的临床经验和理论根据,其疗效肯定好于临时组方。第三,方剂可以节省时间:临时拼凑药,虽然亦可以成方,但由于时间仓促,考虑未必周全,不如把方剂定位后,哪个部位有病,就选用哪个部位的方剂,有的放矢,快捷方便。因此,能掌握一些疗效好的方剂,以供临床时选用还是很有必要的。当然了,"方"与"药"是辨证统一的,不可以将二者割裂开来。徐大椿说:"若夫按病用药,药虽切中,而立方无法,谓之有药无方;或守一方以治病,方虽良善,而其药有一二味与病不相关者,谓之有方无药"。既要有药,又要有方,使二者有机结合起来,更加方便临床应用。

第一章 上 焦

第一节 手太阴肺经

一、散上焦肺寒

1. 麻黄汤

来源:《伤寒论》

组成:麻黄三两,桂枝二两,杏仁七十个,炙甘草一两。

用法:水煎,分三次服。服后取微汗。

主治:外感风寒表实证。症见发热恶寒,头痛身痛,无汗而喘,脉浮紧。

定位依据:麻黄汤是《伤寒论》中治疗太阳风寒表实证的方剂,观其组成,麻黄辛温,轻清入肺,具有解表散寒,宣肺平喘的功能。杏仁也入肺经,辅佐麻黄加强宣肺平喘的功能。本方其治疗部位在肺,有散寒利肺的功能,肺属上焦,故将此方定位于散上焦肺寒。此方加减治疗风寒型荨麻疹、无汗症。

2. 小青龙汤

来源:《伤寒论》

组成:麻黄、白芍药、细辛、干姜、炙甘草、桂枝各三两,五味子、半夏各半升。

用法:水煎,分三次服。

主治:解表散寒,温肺化饮。治外感风寒,内停水饮,症见恶寒发热、无汗、咳嗽、痰白清稀、微喘,甚则喘息不得卧,口不渴,脉浮紧。也用于慢性支气管炎、支气管哮喘、肺气肿而见咳喘痰白清稀者。

定位依据:本方药物大多入手太阴肺经,由散寒解表药与温肺化痰药组成。上肢手太阴肺经的痰核、阴疽、汗孔角化症、多发性脂囊瘤等,都可以用此方加减治疗。此方治疗部位在上焦肺经,故定位于散上焦肺经寒。

二、清上焦肺热

1. 桑菊饮

来源:《温病条辨》

组成:桑叶二钱五分,菊花一钱,杏仁二钱,连翘一钱五分,薄荷八分,桔梗二钱,甘草八分,苇根二钱。

用法:水二杯,煮取一杯,日二服。

主治:治疗风温初起,但咳,身热不甚,口微渴等证。

定位依据:吴鞠通曰:"咳,热伤肺络也;身不甚热,病不甚也;渴而微,热不甚也。"又说:"盖肺为清虚之脏,微则降,辛则平,立此方所以避辛温也。"本方有疏风清热、宣肺止咳的功能,可治疗风热袭肺的荨麻疹、面部皮炎、风疹。其治疗部位在上焦肺经,故将此方定位于清上焦肺热。

2. 清肺汤

来源:《景岳全书》

组成:桔梗(去芦)七分,片芩七分,贝母七分,防风(去芦)四分,知母七分。

主治:斑疹,咳嗽甚者。

定位依据:此方药物多入肺经而清肺热,防风辛温而用量最小,为反佐药。能治疗上焦手太阴肺经的斑疹、皮炎、头面红热。方中每味药剂量不超过一钱,体现了"治上焦如羽,非轻不举"的思想。故定位于清上焦肺热。

三、补上焦肺虚

1. 玉屏风散

来源:《丹溪心法》

组成:黄芪一两,白术、防风各二两。

主治:表虚卫阳不固。症见恶风自汗、面色㿠白、舌淡苔白、脉虚软及体虚易感风邪者。

定位依据:此方具有益气固表止汗的功能。药仅三味,但三味药有补有泻,有收有散,有表有里。在内病位是脾,在外病位是手太阴肺。补脾的目的是补益中气,也是为了补肺。其治疗部位主要在上焦肺卫,故将此方定位于补上焦肺虚。此方加味治疗面部皮炎、表虚卫阳不固的多汗症。

2. 补肺汤

来源:《张氏医通》

组成:黄芪一钱,鼠黏子一钱,阿胶八分,马兜铃五分,甘草五分,杏仁(去皮尖)七枚,桔梗七分,糯米一撮。

用法:水煎,温服。

主治:气虚,痘毒乘肺,咳嗽不已。

定位依据:此方名为补肺汤,有补肺、润肺、宣肺的功能。黄芪、鼠黏子、阿胶、马兜铃、桔梗都入肺经,质地清轻而入上焦,故定位于补上焦肺虚。凡肺气虚引起的咳嗽、风疹、过敏性皮炎、急性荨麻疹等,可以用此方加减治疗。

四、泻上焦肺实

1. 麻杏石甘汤

来源:《伤寒论》

组成:麻黄四两,杏仁五十个,炙甘草二两,石膏半斤。

用法:上四味,以水七升,先煮麻黄减二升,去上沫,内诸药,煮取二升,去滓,温服一升。

主治:本方具有宣泻郁热,清肺平喘的功能。治疗邪热壅肺,发热,咳嗽气喘,甚则鼻翼煽动,口渴有汗或无汗,脉浮滑而数。

定位依据:《绛雪园古方选注》:"麻黄石膏加杏子,治热喘也。麻黄开毛窍,杏仁下里气,而以甘草载石膏辛寒之性,从肺发泄,俾阳邪出者出,降者降,分头解散。"本方四味药均入肺经,治疗邪热壅肺之证,又称"寒包火"之证,可治疗痤疮、过敏性皮炎、酒渣鼻、头面部位单纯疱疹。主治病位在肺在上,故定位于泻上焦肺实。

2. 泻白散

来源:《小儿药证直诀》

组成:桑白皮、地骨皮各一两,生甘草五钱。

用法:为末,每服二至四钱,加粳米,水煎服。

主治:清泻肺热,止咳平喘。治肺热咳嗽,甚则气喘,皮肤蒸热,或发热,午后尤甚,舌红苔黄,脉细数。

定位依据:泻白散又叫泻肺散,具有清泻肺热的功能。用甘寒药而不用苦寒泻肺,不伤正气,特别适用于婴幼儿及老年人。如体壮形实者,可加用黄芩等苦寒泻肺药。可用本方加减治疗痤疮、酒渣鼻、婴儿湿疹、毛囊炎。治疗部位在上焦肺经,故定位于泻上焦肺实。

第二节　手阳明大肠经

一、散上焦大肠寒

白芷升麻汤

来源:《证治准绳》

组成:白芷七分,升麻、桔梗各五分,甘草炙、黄芩生、归梢、生地各一钱,酒黄芩、黄芪、连翘各二钱,中桂少,红花少。

用法:上水酒各一盏,同煎至一盏。临卧热服,一服愈。

主治:手阳明经大肠痈。其臂外皆肿痛。邪止在经脉之中,凝滞为痛。脉左右寸皆短,中得之俱弦,按之洪缓有力。

定位依据:此方选自《证治准绳》中的一个病案方,《东垣试效方》中也有记载。此方主治部位是手阳明大肠经。"其药制度皆发表之意",在上在表,因此将此方定位于散上焦大肠寒。可治疗上焦大肠经为主的痈疖、疔疮、痤疮、单纯疱疹、带状疱疹等。

二、清上焦大肠热

葛根黄芩黄连汤

来源:《伤寒论》

组成:葛根半斤,炙甘草二两,黄芩、黄连各三两。

用法:水煎,分二次服。

主治:解表清热。治外感病表证未解,热邪入里,症见身热下利,粪便臭秽,胸闷烦热,或喘而汗出,舌红苔黄,脉数。

定位依据:本方入大肠经,治疗外感表证未解,热邪入里,表里俱病。表证上焦为主,又入大肠经,故将此方定位于清上焦大肠热。可治疗上焦大肠经为主的痤疮,面部皮炎、单纯疱疹、婴儿湿疹等。

三、补上焦大肠虚

补中益气汤加葛根

来源:《脾胃论》

组成：黄芪、炙甘草各五分，人参三分，当归二分，橘皮三分，升麻三分，柴胡三分，白术三分，葛根三分。

用法：为粗末，作一服，水二盏，煎至一盏，去滓，食远稍热服。

主治：本方具有升阳益气的功能。治疗大肠经疮、疖、疔、疽破溃后，久不收口；或面部大肠经因虚而致的痤疮、颜面再发性皮炎、单纯糠疹、皲裂等。

定位论据：本方实为调补脾胃中气而设。胃与大肠同为手足阳明经，虽然为多气多血之府，但久病也可以致虚。方中已有升麻引药归手阳明大肠经，今又加葛根为助，适用于治疗手阳明大肠经上焦虚之病。如面部皮炎、痤疮。大便干燥者，可与养血润燥药火麻仁、桃仁、杏仁、生地、肉苁蓉等合用。

四、泻上焦大肠实

凉膈散

来源：《太平惠民和剂局方》

组成：连翘二斤半，大黄、甘草、芒硝各二十两，栀子、黄芩、薄荷各十两。

用法：为粗末，每服二钱，加竹叶七片，蜂蜜少许，水煎服。

主治：本方有清热解毒，泻火通便的功能，主治外感热病，肺胃热盛，症见高热头痛，烦躁口渴，面赤唇焦，咽喉肿痛，口舌生疮，大便秘，小便赤。

定位依据：本方能治上、中二焦邪热炽盛所致多种疾病，本证上有无形之热邪，下有有形之积滞。无形之热非清不去，肠中腑实非下不除，若单泻其火，则在下之积滞不得去，若单去其积，则在上之热邪不能解。惟有清热泻火通便，清上泻下并行，才能治其病之本。无形邪热可在大肠之经，有形之邪可在大肠之腑。经腑之病本方俱可治之。故将本方定位于清上焦大肠实。可治疗面部湿疹、口周皮炎、唇炎、痤疮、面部带状疱疹、丹毒。

第三节　足阳明胃经

一、祛上焦胃寒

升麻附子汤

来源：《万病回春》

组成：升麻、葛根、白芷、黄芪各七分，黑附子（炮）七分，人参、草豆蔻各五分,益智仁三分,甘草(炙)五分。

用法:上锉一剂,连须葱白二根,水煎,温服。

主治:治面寒。

定位依据:阳明经多气多血,热证实证为多,上焦更是如此。但是也有少数因先天不足,后天失养,风寒之邪乘虚侵袭面部阳明经脉,而致面寒。此方以祛风通经补气为主,加辛热之黑附子,辛散之葱白、白芷,主治面寒。面为阳明经所主,位于上焦。所以定位于祛上焦胃寒。可治疗面部皮炎、单纯糠疹、慢性荨麻疹。

二、清上焦胃热

柴葛解肌汤

来源:《伤寒六书》

组成:柴胡,干葛,甘草,黄芩,芍药,羌活,白芷,桔梗。

用法:水二盅,姜三片、枣二枚,或加石膏末一钱,煎之热服。

主治:治太阳阳明合病,头目眼眶痛,鼻干不眠,恶寒无汗,脉微洪。

定位依据:太阳脉起于目内眦,上额,交巅。阳明脉上至额颅,络于目。风寒上干,故头痛,目痛,眶痛也。恶寒无汗,属太阳。鼻干不眠,属阳明。脉洪,将为热也。综上可知本方治疗病位在上焦太阳、阳明二经。故定位于清上焦胃热。可治疗痤疮、酒渣鼻、口鼻周围单纯疱疹。

三、补上焦胃虚

升阳益胃汤

来源:《脾胃论》

组成:黄芪二两,半夏、人参、炙甘草各一两,独活、防风、白芍药、羌活各五钱,橘皮、茯苓、泽泻、柴胡、白术各三钱,黄连二钱。

用法:为粗末,每服三钱,加姜、枣,水煎服。

主治:脾胃虚弱,怠惰嗜卧,口苦舌干,饮食无味,大便不调,小便频数。

定位依据:此方由祛风升阳益胃药组成,具有升阳益胃的功能,在补益胃阳的基础上,加有很多上焦之祛风升阳药。治疗部位在上焦阳明胃经,具有补胃升阳的功能,故定位于补上焦胃经虚。可治疗面部再发性皮炎、痤疮、单纯疱疹、脂溢性皮炎、口腔溃疡等。

四、泻上焦胃实

化斑汤

来源:《温病条辨》

组成:石膏一两,知母四钱,生甘草三钱,玄参三钱,犀角二钱,粳米一合。

用法:水煎服。

主治:本方具有清热凉血,滋阴解毒的功能。治疗温病发斑,高热口渴,神昏谵语。

定位依据:此方主阳明热盛,赤斑。章虚谷云:"斑为阳明热毒,疹为太阴风热。"阳明胃热,窜入血络,外溢肌肤,则见发斑。此方在清阳明胃热的基础上,加入清热凉血解毒的玄参、犀角。犀牛角可以用水牛角代替。亦可以加入赤芍、生地、丹皮、紫草等清热凉血药。为治疗热毒发斑的基本方。故定位于泻上焦胃实。此方治疗过敏性皮炎、血热型银屑病、固定性红斑、盘状红斑狼疮。

第四节　足太阴脾经

一、祛上焦脾寒

温脾散寒方

来源:经验方

组成:羌活 3g,防风 3g,升麻 6g,葛根 6g,白芷 3g,黄芪 10g,黑附子 3g,人参 9g,苍术 10g,白术 6g,草豆蔻 6g,益智仁 6g,甘草(炙)6g。

用法:上锉一剂,连须葱白二根,水煎,温服。

主治:颜面再发性皮炎(激素性皮炎)面不红热,反寒者。

定位依据:面部疾病,实者多为阳明,虚者多为太阴,因脾胃相表里也。长期用化妆品或者激素药膏后,皮肤产生依赖性。毛细血管扩张,毛孔却闭塞。出现面部虚寒症状。治疗应该疏通毛窍,滋补营养。方中用羌活、防风、升麻、葛根、白芷升阳气、通毛窍;人参、黄芪、白术、苍术、炙甘草、白豆蔻、益智仁健脾益气,替代化妆品或激素的营养。附子助脾阳以祛寒。此方温脾阳以治面寒,故定位于祛上焦脾寒。

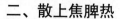

二、散上焦脾热

补脾胃泻阴火升阳汤

来源:《脾胃论》

组成: 柴胡一两五钱,甘草(炙)、黄芪、苍术(泔浸,去黑皮,切作片子,日曝干,剉碎,炒)、羌活,以上各一两,升麻八钱,人参、黄芩,以上各七钱,黄连(去须,酒制)五钱,炒、为臣、为佐,石膏少许,长夏微用,过时去之,从权。

用法: 为粗末,每服三钱,水二盏,煎至一盏去渣,大温服,早饭后、午饭前间日服。服药之时,宜减食,宜美食。服药讫忌语话一、二时辰许,及酒湿面大料物之类,恐大湿热之物复助火邪而愈损元气也。亦忌冷水及寒凉、淡渗之物及诸果,恐阳气不能生旺也。宜温食及薄味以助阳气。

主治: 饮食伤胃,劳倦伤脾,火邪乘之而生大热。

定位依据: 本方能补益脾胃,补中有泻,凉心清胃以泻阴火,助阳益胃以升清气。火与清气俱见于上焦,故将此方定位于散上焦脾热。可治疗面部皮炎、痤疮、酒渣鼻、急性荨麻疹、风疹等。

三、补上焦脾虚

桂枝人参汤

来源:《伤寒论》

组成: 桂枝、炙甘草各四两,白术、人参、干姜各三两。

用法: 水煎,分三次服。

主治: 此方具有温中祛寒,兼散表寒的功能,治疗太阳病外邪未解,而屡下之,以致协热而利,利下不止,心下痞硬者。

定位依据: 此方即理中汤加桂枝组成。理中汤温中健脾,治疗脾胃虚寒之腹泻,加桂枝以解在表未解之邪。尤在泾《医学读书记·续记》:"盖土温则火敛,人多不知,此所以然者,胃虚食少,肾水之气逆而乘之,则为寒中,脾胃虚衰之火被迫上炎,作为口疮。"本方为温脾解表之剂,因此定位于补上焦脾虚。可治疗口舌糜烂、面部皮炎、盘状红斑狼疮、面部单纯疱疹等。

四、泻上焦脾实

泻黄散

来源:《小儿药证直诀》

组成:藿香叶七钱,栀子一钱,石膏五钱,甘草三两,防风四两。

用法:上药同蜜,酒微炒香,为粗末,每服一至二钱,水煎服。

主治:此方有清泻脾胃伏热的功能,治疗脾胃伏火,热在肌内,口燥唇干,口疮口臭,烦热易饥,及脾热弄舌症。

定位依据:热之甚便是火,火性炎上,致脾之孔窍出现疾病。本方具有清泻脾胃伏热的功能,后世医家多遵之,其治疗部位在上焦脾窍,故将此方定位于泻上焦脾实。用以治疗特异性唇炎、舔嘴癣、口周皮炎。

第五节　手少阴心经

一、温上焦心寒

当归四逆汤

来源:《伤寒论》

组成:当归、桂枝、芍药、细辛各三两炙,炙甘草、通草各二两,大枣二十五枚。

用法:水煎,分三次服。

主治:本方具有温经散寒,养血通脉的功能。治疗血虚受寒,手足厥冷,脉细欲绝者,及寒入络脉,腰、股、腿、足痛。也用于雷诺综合征及冻疮等。

定位依据:心主血脉,本方有温经散寒,温通心阳,养血通脉的功能,主治血虚受寒引起的手足厥冷,脉细欲绝者。能通全身血脉经络,方中桂枝、细辛、通草、当归辛温解表,质轻通散,治疗上焦虚寒更胜一筹,且都入心经,故定位于温上焦心经寒。

二、清上焦心热

导赤散

来源:《小儿药证直诀》

组成:生地黄、甘草、木通各等份(一方不用甘草,用黄芩)。

用法:为粗末,每服三钱,水一盏,入竹叶同煎至五分,食后温服。

主治:清心火,利小便。治心经热盛,症见口渴面赤,心胸烦热,渴欲冷饮,或心移热于小肠,口舌生疮,小便短赤,尿道刺痛等症。

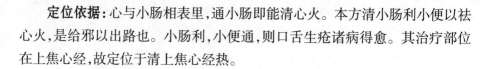

定位依据：心与小肠相表里，通小肠即能清心火。本方清小肠利小便以祛心火，是给邪以出路也。小肠利，小便通，则口舌生疮诸病得愈。其治疗部位在上焦心经，故定位于清上焦心经热。

三、补上焦心虚

桂枝甘草汤

来源：《伤寒论》

组成：桂枝四两，炙甘草二两。

用法：水煎顿服。

主治：发汗过多，心阳不足，心下悸，欲得按者。

定位依据：此方两味药，辛甘化阳，具有温通温补心阳的功能，桂枝善于解表，通达上焦，为上肢的引经药，本方主要是取其温补心阳的作用。故将此方定位于补心经上焦虚。加味可治疗头面部虚寒导致的皮炎、面部单纯糠疹等。

四、泻上焦心实

泻心汤

来源：《金匮要略》

组成：大黄二两，黄连、黄芩各一两。

用法：水煎服。

主治：本方有泻心火解毒的功能。凡心膈实热，狂躁面赤者，此方主之。

定位依据：《医方考》："味之苦寒，皆能降火。黄芩味苦而质枯，黄连味苦而气燥，大黄苦寒而味厚。质枯则上浮，故能泻火于膈；气燥则就火，故能泻火于心；味厚则喜降，故能荡邪攻实。"此方有清泻心膈之火的功能，故定位于泻上焦心经实火。治疗面部过敏性皮炎、痤疮、酒渣鼻、单纯疱疹、丹毒等。

第六节　手太阳小肠经

一、散上焦小肠寒

止嗽散

来源：《医学心悟》

组成：桔梗、荆芥、紫菀、百部、白前各三斤,甘草二两,陈皮一斤。

用法：共为末,每服三钱,冲服,初感风寒,生姜汤送服。

主治：具有止咳化痰,疏风解表的功能。治疗外感咳嗽,日久不止,痰多不爽,或微恶风,头痛,舌苔白,脉浮缓。

定位依据：《笔花医镜》曰："咳嗽失气者,小肠嗽也,止嗽散加芍药主之。"小肠寒,咳嗽失气,左尺脉迟者,可以本方治疗。如果风寒郁闭较重,可以加用藁本、羌活、防风、蔓荆发散风寒。本方具有发散上焦小肠经风寒的功能,故定位于散上焦小肠寒。可治疗急性荨麻疹、风疹、头面上肢部位的多形性红斑、湿疹。

二、清上焦小肠热

小肠湿疹方

来源：经验方

组成：麦冬10g,生地15g,生甘草10g,竹叶6g,川楝子10g通草6g、连翘10g、栀子6g。黄连3g

用法：水煎服。

主治：治疗上焦小肠经出现的湿疹、带状疱疹及其他因心与小肠火盛引起的皮肤病。

定位依据：手少阴心与手太阳小肠都属火,小肠为火腑,治疗其火必须苦寒直折兼以疏导。川楝子、栀子、黄连苦寒直折小肠之火,竹叶、通草、生甘草疏导其火从小便而出,麦冬、生地滋阴护心,防止苦寒之药伤阴。此方主要治疗小指部位的小肠经湿疹,故定位于清上焦小肠热。

三、补上焦小肠虚

小肠虚寒方

来源：《备急千金要方》

组成：干姜(三两),当归、黄柏、地榆(各四两),黄连、阿胶(各二两),石榴皮(三枚)。

用法：上七味共为粗末,以水七升煮取二升五合,去滓,下胶,煮取胶烊尽,分三服。

主治：小肠虚寒痛,苦颅际偏头痛,耳颊痛,下赤白,肠滑。

定位依据：手太阳小肠经病,苦颅际偏头痛,耳颊痛,名曰小肠虚寒也。此

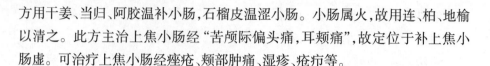

方用干姜、当归、阿胶温补小肠,石榴皮温涩小肠。小肠属火,故用连、柏、地榆以清之。此方主治上焦小肠经"苦颅际偏头痛,耳颊痛",故定位于补上焦小肠虚。可治疗上焦小肠经痤疮、颊部肿痛、湿疹、疮疖等。

四、泻上焦小肠实

柴胡泽泻汤

来源:《备急千金要方》

组成:柴胡、泽泻、橘皮、黄芩、枳实、旋覆花、升麻、芒硝各 6 克,生地黄(切)18 克。

主治:小肠实热胀满而致的口中生疮等。

定位依据:本方又称"清肠泻热方"。方中升麻、柴胡升举阳气,引诸药上行治疗上焦小肠实热而引起的口中生疮诸病。此方具有清泻上焦小肠之火的功能。故定位于泻上焦小肠实。此方加减可治疗唇炎、面部过敏性皮炎。

第七节　足太阳膀胱经

一、散上焦膀胱寒

香苏散加羌活

来源:《笔花医镜》

组成:香附、紫苏、炙甘草、陈皮、羌活。

用法:为粗末,水煎服。

主治:外感风寒,内有气滞。其症为头痛、项脊强、身痛、四肢拘急、发热、恶寒无汗、上为喘嗽。

定位依据:《笔花医镜》曰:"伤寒传经之邪,每自膀胱入,一见太阳头痛等证,即宜发散,不使邪气入为诸经害,则膀胱为第一关隘矣……头痛者,头脑痛而连项脊也,加味香苏散主之,甚者加羌活、葱白。项脊强者,太阳经所过之地也,香苏散主之。"本方治疗部位在上焦膀胱经,具有疏散上焦足太阳膀胱经风寒的作用,故定位于散上焦膀胱寒。可治疗项背部位的胆碱能性荨麻疹、神经性皮炎、湿疹等。

二、清上焦膀胱热

四苓散加山栀、黄芩

来源:《笔花医镜》

组成:茯苓、白术、泽泻、猪苓、栀子、黄芩。

用法:水煎服。

主治:膀胱经实热,内传于腑,其症为小便不通、口渴,或为膏淋、石淋、便脓血,发狂。左尺脉数。

定位依据:《笔花医镜》曰:"小便不通者,渴则热在上焦,四苓散加山栀、黄芩,不渴则热在下焦,滋肾丸主之。"火性上炎而致口渴,本方具有清泻膀胱经火热的功能,治疗部位在上焦膀胱经,故此方定位于清上焦膀胱热。治疗上焦膀胱经后头及项背部位的红肿热痛、湿疹、带状疱疹、天疱疮伴小便不利者。

三、补上焦膀胱虚

桂枝汤

来源:《伤寒论》

组成:桂枝三两,芍药三两,炙甘草二两,生姜三两,大枣十二枚。

用法:水煎,分三次服。服后避风,少顷,饮热稀粥以助药力,使其微微汗出。

主治:能解肌发表,调和营卫。治外感风寒表虚证,症见发热头痛,汗出恶风,鼻鸣干呕,口不渴,舌苔薄白,脉浮缓。

定位依据:桂枝汤为治疗足太阳经伤寒表虚证之方,虽为表散之剂,实为补虚之方。其治疗部位在上焦足太阳经,故将此方定位于补上焦膀胱虚。治疗寒冷性荨麻疹、胆碱能性荨麻疹、多形性红斑、背部多汗等。

四、泻上焦膀胱实

黄连消毒饮

来源:《证治准绳·疡医准绳卷之三》

组成:黄连五分,黄芩五分,黄柏酒洗五分,人参五分,知母四分,酒炒,此以苦寒引用通经,为君,羌活一钱,独活五分,防风五分,藁本五分,连翘一钱,此以大辛解本经之结,为臣,黄芪一钱,甘草炙,五分,此以甘温配诸苦寒者,三之一,多则滋荣气而补土,当归身一钱,酒洗,生地黄一钱,酒洗,以此辛温之味,和血补血;陈皮五分,不去白,补胃气;甘草梢五分,生,此以甘寒泻肾火之邪,补下焦元气,泽泻七分,渗淡导酒湿,扶助秋令,防己五分,酒洗,除膀胱留热,当归梢五分,苏木五分,去恶寒,桔梗一钱,使诸药不下沉,为舟楫之用。凡所用之药用酒洗,并入酒煎者,用酒热为因,为使。

用法: 上俱作一服。水三盏,煎减一半,去滓,入酒少许再煎,食后温服。投剂之后,不得饮水,必再作脓,效迟。初患三日者,服之立效。凡疮皆阴中之阳,阳中之阴二证而已。东垣治疽,阳药七分,阴药三分,名曰升阳益胃散,老人宜之,亦名复煎散。或加没药、乳香各一钱。

主治: 足太阳经积热,夹风、夹湿、夹虚者,出现项背部位疮疖、毛囊炎、湿疹、神经性皮炎、寻常性银屑病、皮脂腺囊肿等症。

定位依据: 此汤为李东垣治疗颈项部疮医案,王肯堂加以整理。可以作为治疗颈项部疮疖、毛囊炎等病的基本方。本方具有清泻足太阳膀胱经热毒的作用,治疗部位在上焦项后,故将此方定位于泻上焦膀胱经实。

第八节　足少阴肾经

一、散上焦肾寒

麻黄附子细辛汤

来源:《伤寒论》

组成: 麻黄二两,附子一枚,细辛二两。

用法: 水煎,分三次服。

主治: 此方具有温经助阳,解表散寒的功能,治疗少阴病,始得之,反发热,脉沉者。

定位依据:《医方考》:"太阳膀胱经与少阴肾经相为表里,肾经虚则太阳之邪由络直入肾脏。余邪未尽入里,故表有发热;真寒入肾,故里有脉沉。有太阳之表热,故用麻黄以发汗;有少阴之里寒,故用辛、附以温中。"《绛雪园古方选注》:"附子督麻黄,从少阴出太阳"。此方为足少阴经的解表方,表者属外、属上。故将此方定位于散上焦肾寒。此方加味治疗寒冷性荨麻疹、雷诺综合征、硬皮病。

二、清上焦肾热

一味玄参汤

来源:《王孟英医案》

组成:玄参一两五钱。

用法:水煎服。

主治:阴虚火炎,面赤如饮酒。或脚心痒不可忍,心里烦躁不安者。

定位依据:足心为涌泉穴,属少阴,其痒多为肾火上浮,扰动心神,则烦躁不安。阴虚浮火上至颜面,则面赤如饮酒。玄参咸寒,直入少阴肾经,有滋阴降火之功能。药虽然只一味,量大力专,多取奇效。此方主要治肾,又能消因阴虚火浮所致的面赤,因此定位于清上焦肾热。可治疗颜面再发性皮炎、脚心部位湿疹、脚心痒不可忍等病。

三、补上焦肾虚

加减八味丸

来源:《集验背疽方》

组成:怀庆地黄八两,干山药、山茱萸肉、五味子各四两,牡丹皮、白茯苓、泽泻各三两,肉桂二两。

用法:蜜丸,每服三钱,日二次。

主治:治肾水不足,虚火上炎,发热作渴,口舌生疮,或牙龈溃烂,咽喉作痛。

定位依据:足少阴肾经在上焦经络比较少,大多数为肾虚火旺引起的上焦孔窍病变。加减八味地黄丸通过滋补肾水不足,治疗虚火上炎导致的上焦孔窍疾病。故将此方定位于补上焦肾虚。可治疗口腔溃疡、肾阴虚火旺之唇炎。

四、泻上焦肾实

知柏地黄丸

来源:《医宗金鉴》

组成:熟地黄八两,山茱萸、山药各四两,牡丹皮、茯苓、泽泻各三两,知母、黄柏各二两。

用法:蜜丸,每服三钱,日二次。

主治:肾阴不足,阴虚火旺而致的骨蒸劳热,虚烦盗汗,腰脊酸痛,遗精等症。

定位依据：肾无实证。但知柏地黄丸中知母、黄柏能泻肾中虚火。特别是能治疗因肾虚火旺引起的上焦孔窍诸病。故将此方定位于清上焦肾火。治疗口周单纯疱疹、盘状红斑狼疮。

第九节　手厥阴心包经

《笔花医镜》曰："心包络者，即膻中。与心相附，居膈上，代君行事，臣使之官，喜乐出焉。其见证有手中热、心中大热、面黄目赤、心中动诸端。而要之包络之病，即心部之病也，言心不必更言包络矣。"治疗手厥阴心包经的方剂可按照手少阴心经的方剂，兹不赘述。

第十节　手少阳三焦经

三焦有广义三焦和狭义三焦，广义三焦是人体上、中、下三个部位。在脏腑，上焦心肺之处，中焦脾胃之处，下焦肝肾、膀胱、大小肠之处。三焦之病，归属于三焦所属的脏腑。其选方用药，也归属于所属脏腑。不另赘述。狭义三焦是指三焦经脉而言，行于上肢外侧中间及头面侧面。与足少阳胆、足厥阴肝关系密切，临床选方用药参考足少阳胆经和足厥阴肝经。

第十一节　足少阳胆经

一、散上焦胆经寒

当归四逆加吴茱萸生姜汤
来源：《伤寒论》
组成：当归、芍药各三两，炙甘草、通草各二两，桂枝、细辛各三两，吴茱萸二升，生姜半斤，大枣二十五枚。
主治：治内有久寒，手足厥冷，脉细欲绝，及受寒腹痛，痛经等症。
用法：水、酒各半煎，分五次服。
定位依据：此方主治部位在手足。方中当归、芍药、桂枝、细辛、吴茱萸、

生姜均入少阳经,其性辛热温散上行,用于治疗少阳经上焦寒邪郁滞,是为首
选之方。故将此方定位于散上焦胆经寒。治疗局限性硬皮病、雷诺综合征、冻
疮、多形性红斑、寒冷性荨麻疹等病。

二、清上焦胆经热

当归川芎散

来源:《证治准绳·疡医准绳卷之三》

组成:当归、川芎、柴胡、白术、芍药各一钱,山栀炒,一钱二分,牡丹皮、茯
苓各八分,蔓荆子、甘草各五分。

用法:水煎服。

主治:治手足少阳经,血虚疮证或风热,耳内痒痛生疮出水,或头目不清,
寒热少食,或妇女经水不调,胸膈不利,胁腹痞痛。

定位依据:本方用药多辛而疏散入少阳经,主治也为少阳经所属之耳目部
位,故定位于清上焦胆经热。治疗耳部位湿疹、月经前加重之痤疮、月经疹、两
胁部位的玫瑰糠疹。

三、补上焦胆经虚

补胆汤

来源:《眼科全书》

组成:黄芩、黄芪、天麻、玄参、地骨皮、泽泻、知母、薄荷、麦冬、茺蔚子。

用法:水煎,食后服。

主治:瞳人干缺外障。

定位依据:本方主治部位为上焦眼之瞳仁,药用补清散为一体,因肝胆相
表里,同主于目。肝为脏属阴,补其重在于血,胆为腑为少阳,腑以通为用,补
胆方中必兼以清泄通利。此方名为补胆汤,又治上焦眼病,故定位于补上焦胆
虚。可治疗眼睛部位湿疹、神经性皮炎。

四、泻上焦胆经实

龙胆泻肝汤

来源:《兰室秘藏》

组成:龙胆草三分,柴胡、泽泻各一钱,车前子、木通各五分,生地黄、当归
各三分(近代方有黄芩、栀子)。

用法:水煎服。

主治:肝经实火而致的胁痛,口苦,目赤,耳聋,耳肿;肝经湿热下注而致的小便淋浊,阴肿,阴痒,妇女带下。

定位依据:此方实为足少阳胆经三焦通用方。如果只是上焦火盛,未出现下焦湿热症状时,可减去泽泻、车前子、木通,加青蒿、茵陈等清散上焦火热。此方能清上焦胆经火热,故定位于清上焦胆经实。此方加减治疗耳部湿疹、头两侧部位毛囊炎。

第十二节 足厥阴肝经

一、祛上焦肝经寒

吴茱萸汤

来源:《伤寒论》

组成:吴茱萸一升,人参二两,生姜六两,大枣十二枚。

用法:水煎,分三次服。

主治:温肝暖胃,降逆止呕。治胃寒,食谷欲呕,胃脘作痛,吞酸嘈杂;少阴吐利,手足厥冷,烦躁欲死;厥阴头痛,干呕吐涎沫。也用于慢性胃炎、神经性头痛、耳源性眩晕等属虚寒证者。

定位依据:此方能治疗厥阴头痛,干呕吐涎沫。方中重用生姜六两,起到温散的作用。吴茱萸辛热温通,且入足厥阴肝经,与生姜同用,能祛除肝经郁滞的寒邪。治疗部位在上焦,具有温散肝经寒邪的功能,故将此方定位于祛上焦肝经寒。

二、清上焦肝经热

小柴胡汤

来源:《伤寒论》

组成:柴胡八两,黄芩、人参各三两,半夏半升,炙甘草、生姜各三两,大枣十二枚。

用法:水煎,分三次服。

主治:和解少阳。治少阳证,往来寒热,胸胁苦满,默默不欲饮食,心烦喜呕,口苦,咽干,目眩,脉弦,妇人伤寒热入血室,及疟疾等。

定位依据：小柴胡汤主治邪在半表半里之少阳经，临床上经常用小柴胡汤治皮肤外科疾病，徐宜厚老中医有过专门的论述。此方治疗部位在少阳经，且有清肝经热毒的作用，故将此方定位于清上焦肝经热。如嫌清热之力不足可加栀子、丹皮，轻清透表之力不足可加薄荷。此方加减治疗寻常性银屑病、耳部湿疹、神经性皮炎、玫瑰糠疹。

三、补上焦肝经虚

当归饮子

来源：《证治准绳》

组成：当归、川芎、白芍药、生地黄、防风、白蒺藜、荆芥各一钱五分，何首乌、黄芪、甘草各一钱。

用法：水煎服。

主治：疮疥风癣，湿毒瘙痒。

定位依据：肝为血脏，也为风脏，肝血虚引动肝风或易受外风侵袭，就会出现疮疥风癣，湿毒瘙痒。此方虽然能祛上焦风邪瘙痒，但以养肝血为主，肝血足则风自息。故将其定位于补上焦肝经虚。治疗血虚型荨麻疹、皮肤瘙痒症、面部单纯糠疹、脱发。

四、泻上焦肝经实

天麻钩藤汤

来源：《杂病证治新义》

组成：天麻、钩藤、生石决明、栀子、黄芩、川牛膝、杜仲、益母草、桑寄生、夜交藤、朱茯神。

用法：水煎服，先煮沸石决明 15 分钟后，再煎余药。

主治：功能平肝息风、滋阴清热。治肝阳上亢而致的头痛眩晕、耳鸣眼花、震颤、失眠等症。也用于高血压病。

定位依据：此方药物多入肝经，主治肝阳上亢而致的上焦疾病。天麻、钩藤、石决明镇肝息风；黄芩、栀子清肝热，泻肝火；牛膝、杜仲、桑寄生补肝肾之阴，使上亢之阳有所潜。此方治疗部位在上焦肝经风火，故定位于泻上焦肝经实。治疗上焦巅顶部位神经性皮炎、皮肤瘙痒症、结节性痒疹、小儿多动症伴发的舔嘴癖等。

第二章　中　焦

第一节　手太阴肺经

手太阴肺经络与脏腑都以上焦为主,中焦不选录方剂。

第二节　足阳明大肠经

一、祛中焦大肠寒

半硫丸

来源:《太平惠民和剂局方》

组成:半夏、硫黄各等份。为末,生姜汁同熬,蒸饼为丸,梧桐子大,每服十五至二十丸,空腹温酒或生姜汤送服。

主治:温肾逐寒,通阳泄浊。治老年虚冷便秘,或寒湿久泻。

定位依据:硫黄本是火中精,属第一辛热药,能通泄下焦寒浊郁闭。半夏降气滑润,宜于气逆之便秘。二者合用,能温通大肠之寒滞,特别适用于老年性虚冷便秘,故将此方定于祛中焦大肠寒。治疗老年便秘伴发的慢性湿疹、皮肤瘙痒症、神经性皮炎。

二、清中焦大肠热

芍药汤

来源:《素问病机气宜保命集》

组成:芍药一两,当归、黄连各五钱,槟榔、木香、甘草各二钱,大黄三钱,黄芩五分,肉桂一钱五分。

用法:为粗末,水煎服。

主治:治痢疾,便脓血,腹痛,里急后重。

定位依据:大肠为六腑之一,"六腑以通为用"。此方以清为降,以降为通,有清热祛湿、解毒通肠的作用。治疗部位在手阳明大肠经,故定位于清中焦大肠热。

三、补中焦大肠虚

真人养脏汤

来源:《太平惠民和剂局方》

组成:人参、当归、白术各六钱,肉豆蔻五钱,肉桂、甘草各八钱,白芍药一两六钱,木香一两四钱,诃子一两二钱,罂粟壳三两六钱。

用法:水煎服。

主治:补虚温中,涩肠固脱。治泻痢日久,脾肾虚寒,滑脱不禁,甚至脱肛,腹痛喜按喜温,疲倦食少,舌淡苔白,脉迟细者。

定位依据:本方中木香、诃子、罂粟壳、肉豆蔻等药都入大肠,虽名为养脏汤,实为补益温涩大肠之方。手阳明大肠经以通为泻,以涩为补,故将此方定位于补中焦大肠虚。

四、泻中焦大肠实

大黄牡丹汤

来源:《金匮要略》

组成:大黄四两,牡丹皮一两,桃仁五十个,瓜子半升,芒硝三合。

用法:以水六升,煮取一升,去滓,内芒硝,再煎沸,顿服之。

主治:本方具有泻热破瘀,散结消肿的功能,治疗肠痈初起,发热汗出,右少腹疼痛拒按,或右足屈而不伸,尚未成脓者。

定位依据:本方药物都入大肠,具有清泄大肠瘀热,散结消肿的功能。主治肠痈,相当于阑尾炎初期。大肠为六腑之一,大肠通则六腑皆通。本方有疏通大肠糟粕郁滞、瘀血毒素的作用,故将此方定位于泻中焦大肠实。

第三节　足阳明胃经

一、祛中焦胃寒

温胃汤

来源:《脾胃论》

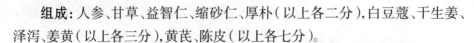

组成：人参、甘草、益智仁、缩砂仁、厚朴（以上各二分），白豆蔻、干生姜、泽泻、姜黄（以上各三分），黄芪、陈皮（以上各七分）。

用法：上件为极细末，每服三钱，水一盏，煎至半盏，温服，食前。

主治：专治服寒药多，致脾胃虚弱，胃脘痛。

定位依据：本方方名叫作温胃汤，具有温胃祛寒的功能。方中药物大都辛温辛热，治疗部位在中焦足阳明胃经。故将此方定位于祛中焦胃寒。此方加减治疗面部皮炎、痤疮、慢性唇炎。

二、清中焦胃热

清胃散

来源：《兰室秘藏》

组成：当归身、黄连、生地黄各三分，牡丹皮四分，升麻一钱。《医方集解》载本方有石膏。

用法：为细末，都作一服，水一盏半，煎至一盏，去滓待冷服之。

主治：清胃凉血。治胃有积热，上下牙痛。牵引头脑，满面发热，其牙喜寒恶热。或牙龈红肿溃烂，牙宣出血，或口气热臭，或唇舌颊腮肿痛等症。

定位依据：从经络循行的部位来说，足阳明经循鼻外入上齿，手阳明经上项贯颊入下齿，故上下齿痛龈肿多与阳明邪火有关。同时，胃为多气多血之腑，胃热则血分亦热，故本方除清阳明经热以外，更佐以凉血养血之品。东垣制此方时，虽专为牙痛而设，其实凡是胃热之证，血热而火郁者，均可加减使用。通过清泻中焦胃火而治疗面齿诸病，故将本方定位于清中焦胃热。用此方治疗面部皮炎、痤疮、酒渣鼻、口舌溃疡、唇炎糜烂、口周部位单纯疱疹等。

三、补中焦胃虚

六君子汤

来源：《太平惠民和剂局方》

组成：陈皮一钱，半夏一钱五分，茯苓一钱，甘草一钱，人参二钱，白术一钱五分。

用法：水煎服。

主治：治脾胃气虚而兼痰湿，症见气短咳嗽，痰白清稀。

定位依据：此方是四君子汤加陈皮、半夏。在四君子汤补益脾土治本的基础上又加陈皮、半夏降气化痰药治标，标本同治。中焦为枢，脾升胃降。使气机升降有序,诸症得解。治疗部位在中焦胃脾经,故将此方定位于补中焦胃虚。此方可治疗慢性湿疹、面部皮炎、脂溢性皮炎、皮肤淀粉样变。

四、泻中焦胃实

枳实导滞丸

来源:《内外伤辨惑论》

组成:大黄一两,枳实(麦炒)、神曲(炒)各五钱,茯苓、黄芩、黄连、白术各三钱,泽泻二钱。

用法:研为细末,汤浸蒸饼为丸,如梧桐子大,每服五十丸至七十丸,温水送下,食远,量虚实加减服之。

主治:积滞内阻,生湿蕴热,症见脘腹痞闷胀满,食欲不振,大便秘结,或泻痢后重,舌红,苔黄腻,脉沉实。

定位依据:《医方集解》:此足太阴、阳明药也。饮食伤滞,作痛成积,非有以推荡之则不行,积滞不尽,病终不除。故以大黄、枳实下之,而痛泻反止,经所谓通因通用也。伤由湿热,黄芩、黄连佐之以清热,茯苓、泽泻佐之以利湿。积由酒食,神曲蒸窨之物,化食解酒,因其同类,温而消之。芩、连、大黄苦寒太甚,恐伤脾胃,故又以白术之甘温,补土而固中也。本方具有治疗中焦胃腑积滞的作用,故定位于泻中焦胃实。此方加减可治疗痤疮、湿疹、过敏性皮炎、急慢性荨麻疹。

第四节 足太阴脾经

一、祛中焦脾寒

理中汤

来源:《伤寒杂病论》

组成:人参三两,白术三两,甘草三两,干姜三两。

用法:上四味,以水八升,煮取三升,去滓,温服一升,日三服。

主治:霍乱呕、吐、下利,无寒热,脉濡弱者;并治太阴病自利不渴,寒多而呕,腹痛,脉沉而细。

定位依据:《绛雪园古方选注》:"理中者,理中焦之气,以交于阴阳也。上焦属阳,下焦属阴,而中焦则为阴阳相偶之处。仲景立论,中焦热,则主五苓以治太阳。中焦寒,则主理中以治太阴。治阳用散,治阴用丸,皆不及于汤,恐汤性易输易化,无留恋之能,少致和之功耳。人参、甘草甘以和阴也,白术、干姜辛以和阳也。辛甘相和以处中,则阴阳自然和顺矣。"此方具有温中祛寒、补气健脾的功能,治疗部位在中焦腹部,故定位于祛中焦脾经寒。此方加减治疗腹部慢性湿疹、玫瑰糠疹。

二、清中焦脾热

加味归脾汤

来源:《景岳全书》

组成:归脾汤加柴胡、栀子各一钱。

用法:水煎,食远服。

主治:脾经血虚发热、脾经郁火、唇肿等证。

定位依据:《景岳全书》卷五十三载有加味归脾汤,主治"脾经血虚发热等证",即是归脾汤加柴胡、山栀各一钱。脾经血虚,肝木乘虚克之。脾经之热,来自肝木之火。在滋补脾经血虚的同时,加入柴胡、山栀以泻之。用泻肝经之火,以解脾经之热,故将此方定位于治疗中焦脾热。脾属土,有制水的功能,脾虚水溢于肌肤,加之肝热之鼓动。临床经常出现人工荨麻疹,反复难治。用此方加少量防风治疗,效果颇佳。

三、补中焦脾虚

五味异功散

来源:《小儿药证直诀》

组成:人参(切,去顶)、茯苓(去皮)、白术、陈皮(锉)、甘草各等份。

用法:上为细末。每服 6g,用水 150ml,加生姜 5 片、大枣 2 枚,同煎至100ml,空腹时温服。

主治:脾胃虚弱,中焦气滞,饮食减少,大便溏薄,胸脘痞闷不舒,或呕吐泄泻。现用于小儿消化不良属脾虚气滞者。

定位依据:《笔花医镜》:"泄泻者,土不胜湿也,五味异功散加木香主之;肢软者,脾属四肢也,五味异功散主之;自汗者,脾主肌肉,表虚不摄也,五味异功散加黄芪、五味主之;喘者,土不生金也,五味异功散加北五味、牛膝主之。"本方具有健脾理气的功能,适用于中焦脾虚诸证,故将本方定位于补中焦脾虚。

可治疗婴儿湿疹、过敏性皮炎。

四、泻中焦脾实

平胃散

来源:《太平惠民和剂局方》

组成:苍术五斤,厚朴、橘皮各三斤,甘草三十两。

用法:为末,每服二钱,加生姜二片、大枣二枚,水煎服。

主治:本方主脾经积湿,中满饮痞。治脾胃不和,不思饮食,脘腹胀满,恶心呕吐,噫气吞酸,或口觉无味,肢体倦怠,大便溏薄,舌苔白腻而厚者。

定位依据:平胃者,欲平治其不平也。此为胃强邪实者设,本方虽然名为平胃散,实为平除脾经湿积而设,因脾主湿,湿易困脾,脾经湿积消散而胃平矣。主要治疗脾经积湿,用药集中在中焦。故定位于泻中焦脾实。加味治疗湿疹、慢性荨麻疹、神经性皮炎、皮肤瘙痒症。

第五节　手少阴心经

手少阴心经脉以上焦为主,因心与小肠相表里,中焦选方可参考小肠经中方剂。手少阴心经中焦方剂未选录。

第六节　手太阳小肠经

一、祛中焦小肠寒

小肠虚寒方[①]

来源:《备急千金要方》

组成:干姜三两,当归、黄柏、地榆各四两,黄连、阿胶各二两,石榴皮三枚。

主治:小肠虚寒,痛下赤白,肠滑。

定位依据:本方治疗小肠腑病,六腑以通为用。补虚不能过于涩滞;小肠

---

① 方名为笔者所拟。

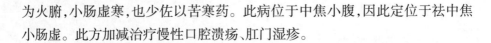

为火腑,小肠虚寒,也少佐以苦寒药。此病位于中焦小腹,因此定位于祛中焦小肠虚。此方加减治疗慢性口腔溃疡、肛门湿疹。

二、清中焦小肠热

导赤散

来源:《笔花医镜》

组成:麦冬三钱,木通一钱,生地黄三钱,甘草四分,竹叶十片,车前、赤茯苓各一钱五分。

用法:为粗末,每服三钱,加竹叶,水煎服。

主治:治热闭小便不通。

定位依据:《笔花医镜》曰:"小肠热,左尺脉必数。其症为溺涩溺短。溺涩短者,湿热壅滞也,导赤散主之。"此方在《小儿药证直诀》导赤散中加麦冬、车前、赤茯苓。意在加强清心利小肠的功能。因本方有清小肠热而治溺短涩的功能,故定位于清中焦小肠热。此方治疗小肠经湿疹、舌尖溃疡。

三、补中焦小肠虚

四神小肠汤

来源:台湾民间方

组成:莲子 30g,山药 50g,芡实、茯苓各 5g,猪小肠 30cm。

用法:先将莲子、芡实洗净后泡水 2 小时,再加入山药、茯苓、猪小肠一起煮至熟烂即可。

主治:小腹下坠隐痛,喜温喜按,大便白滑,小便清利。

定位依据:此为食疗方。猪小肠以肠补肠,引药入小肠经。莲子、芡实入小肠治疗大便白滑;山药治小腹下坠,喜温喜按;茯苓利小肠之湿,通小肠之滞。可以滋补肠胃,促进消化,增强免疫功能。其治疗部位在小肠经,具有滋补功能,故定位于补中焦小肠。可用于过敏性体质及常易感冒者,治疗慢性湿疹、非特异性皮炎。

四、泻中焦小肠实

火府丹

来源:《类证普济本事方》

组成:生干地黄二两,木通、黄芩各一两。

用法：上为细末,炼蜜杵和圆如梧子大。每服三十粒,木通煎汤下。

主治：心惊热,小便涩及五淋。淋涩脐下满痛。

定位依据：生地黄微甘、微寒,入手少阴心经,心与小肠相表里,能补心阴而清小肠之火。木通气味苦寒,入手太阳小肠经,能泄丙丁之火。黄芩气味苦寒,清泻火邪内伏。小肠为火腑,非苦不通,泄其腑则脏自安矣。此方治疗部位在小肠,有清泻火腑之功能,故定位于泻上焦小肠实。此方加味治疗小肠经带状疱疹、口舌生疮。

第七节　足太阳膀胱经

一、散中焦膀胱寒

内托羌活汤

来源：《兰室秘藏》

组成：羌活、黄柏酒洗各二钱,防风、藁本、连翘、当归各一钱,肉桂二分,甘草炙、苍术、陈皮各五分,黄芪一钱五分。

用法：上作一服,酒二大盏,煎至一盏。去渣,热服空心。以夹被盖覆其痛,使药行罢去之,一服愈。

主治：足太阳经尻臀生痛,坚硬肿痛大作,左右尺脉俱紧,按之无力。

定位依据：足太阳经尻臀处属于中焦偏下。从方剂药物组成来看,温热多于寒凉。其煎服时需要用酒二大盏,其服法需要热服空心,以夹被盖覆其痛,使药行罢去之,欲发挥药物的发散祛寒作用。其治疗部位在足太阳膀胱经中部,所以将此方定位为散中焦膀胱经寒。此方加减治疗中焦足太阳膀胱经为主的湿疹、疔痈疮疖、带状疱疹、寒冷性荨麻疹。

二、清中焦膀胱热

萆薢分清饮

来源：《笔花医镜》

组成：川萆薢二钱,炒黄柏、石菖蒲各五分,茯苓、白术各一钱,莲子心七分,丹参、车前子各一钱五分。

用法：水煎服。

主治:治心移热膀胱而为赤浊者,并治诸淋。此方加减可以治老淋。老淋者,老人思色,精不出而内败,大小便牵痛如淋,宜萆薢分清饮去黄柏,加菟丝子、远志以去其精,再服六味地黄丸。

定位依据:方中萆薢利湿化浊,石菖蒲辛温化浊通窍;黄柏、车前子清肾间湿热;白术、茯苓健脾燥湿;丹参、莲子活血清心。此方虽然是治膀胱湿热为主,但其热是从上焦心移热于膀胱,方中有多味中上焦药以清心益脾,以绝湿热之化源。故将此方定位于清中焦膀胱热。治疗膀胱经湿疹、老年性皮肤瘙痒症。

三、补中焦膀胱虚

缩泉丸

来源:《妇人良方》

组成:乌药、益智仁各等份。

用法:为末,酒煎山药末为糊丸,桐子大,每服七十丸。

主治:下焦虚寒,小便频数,或小儿遗尿。

定位依据:《内经》曰:"膀胱者,州都之官,津液藏焉,气化则能出矣。"膀胱之气,贵于冲和,正气寒之则遗尿,正气虚之则不禁。乌药辛温而质重,能疗膀胱之冷气,益智辛热而色白,白者入气,能收缩膀胱遗漏之气。山药温补脾肾,且有收涩之性。三药合用,能使膀胱温而小便缩。治疗部位在中焦膀胱经,故此方定位于补膀胱中焦虚。此方加味治疗慢性湿疹、单纯糠疹。

四、泻中焦膀胱实

金铃丸

来源:《类证普济本事方》

组成:金铃子肉五两,茴香、炒马蔺花、炒菟丝子、海蛤、补骨脂、海带各三两,木香、丁香各一两。

用法:上为细末,蒸饼和丸,如梧子大。每服二三十丸,温酒送下,盐汤亦可。空心食前服。

主治:治膀胱肿硬,牵引疼痛,及治小肠气,阴囊肿,毛间水出。

定位依据:方中金铃子气味苦寒,茴香辛温香窜,入膀胱经治膀胱肿硬;海蛤、海带咸寒软坚,散膀胱肿硬。菟丝子、补骨脂补肾治膀胱之里;丁香、木香行膀胱之气。此方能治中焦膀胱本府肿硬,故定位于泻中焦膀胱实。此方加减治疗阴囊肿瘤、阴囊水肿、阴囊湿疹。

第八节　足少阴肾经

一、温中焦肾经寒

独活寄生汤

来源:《备急千金要方》

组成:独活三两,桑寄生、杜仲、牛膝、细辛、秦艽、茯苓、桂心、防风、川芎、人参、甘草、当归、芍药、干地黄各二两。

用法:水煎,分三次饮服。

主治:治风寒湿痹证。证见腰膝冷痛,肢节屈伸不利,或麻痹不仁,畏寒喜暖。

定位依据:肾属水,脾属土,肾气虚弱,肝脾之气乘虚侵袭。令人腰膝作痛,屈伸不便,冷痹无力。方中独活、寄生、细辛、秦艽、防风、桂心,辛温发散,可以升举肝脾之气,肝脾之气升,则腰痛止;当归、熟地、白芍、川芎、杜仲、牛膝为养阴之品,肝肾之阴足,则足得血而能步;人参、甘草、茯苓为益气之品,养诸脏之阳,阴生阳长,则诸症去矣。其中独活、细辛为足少阴经引经药。此方治疗病位在腰膝部及上下肢,大多数药物都入足少阴肾经,故定位于温中焦肾寒。可治疗硬皮病、关节性银屑病。

二、清中焦肾经热

泻肾汤

来源:《备急千金要方》

组成:柴胡、茯神、黄芩、泽泻、升麻、杏仁、大青、芒硝各二两,磁石四两,羚羊角一两,地黄、淡竹叶各一升。

用法:水煎服。

主治:治肾热,多怒健忘,耳中听不见声音,四肢胀满引急,腰背转动强直。

定位依据:肾开窍于耳,肾虚虚火上浮则耳中听不见声音;肾主骨属脑,肾虚热则健忘;腰为肾之府,肾虚湿热则腰背强直。本方除了地黄外,大部分都是清泻药,方名称泻肾汤,所以定位于清肾经中焦热。治疗足少阴肾经湿疹、带状疱疹。

三、补中焦肾经虚

益气补肾汤

来源:《景岳全书》

组成:人参、黄芪各一钱二分,白术二钱,白茯苓一钱,山药、山茱萸各钱半,炙甘草五分。

用法:日一剂,水煎服。

主治:中焦肾经气虚诸证。证见脐腹部阴疽、疮痈疔疖溃后因气虚久不收口,流水腥臭者。

定位依据:此方由补肾药物与补益脾胃的药物组成,功能主要是补益肾脾气虚。补肾为山药、山茱萸、人参;补脾为四君子汤加黄芪。《景岳全书》认为此方能治:命门火衰,不能生土,以致脾胃虚寒,饮食少思,大便不实,或下元冷惫,脐腹疼痛等证。其治疗部位在中焦肾经,故定位于补中焦肾经虚。治疗脐腹部位、足少阴肾经部位湿疹。

四、泻中焦肾经实

地黄汤

来源:《类证普济本事方》

组成:生干地黄一两半,桑白皮一两,磁石、枳壳、羌活、防风、黄芩、木通、甘草各钱半。

用法:上粗末。每服四钱,水一盏半,煎七分去滓。日二三服,不拘时候。

主治:治男子二十岁,因疮毒后肾经热,右耳听事不真,每心中不快意,则转觉重虚,耳鸣疼痛。

定位依据:方中生地黄量大力专,补肾清热,为方中主药;肾主里,膀胱为表,羌活、防风入足太阳膀胱经,使肾热从太阳之表而出;黄芩、木通清热解毒。本方主治肾经热毒,故定位于泻肾经中焦实。此方加减治疗足太阳经荨麻疹、足少阴肾经湿疹。

第九节　足少阳胆经

一、温中焦胆经寒

温胆汤

来源:《备急千金要方》

组成:半夏、竹茹、枳实各二两,橘皮三两,生姜四两,甘草一两,茯苓二两。

用法:水煎,分三次服。

主治:此方有温胆和胃,除痰止呕的功能。治胆虚痰热上扰,症见虚烦不眠,胸闷,口苦,呕涎。

定位依据:此方温药为多,仅竹茹、枳实稍凉。辛温的生姜量大至四两,以温胆和胃为主。《笔花医镜》:"胆之寒,脉左关必迟。其症为精滑、为呕吐、为舌苔滑。精滑者,肢肿食少,心虚烦闷,坐卧不安,温胆汤主之;呕吐者,邪正相争也,小柴胡汤加藿香汤主之;舌苔滑者,邪未化火也,二陈汤主之。"此方具有温胆和胃的功能,故定位于温中焦胆经寒。治疗神经性皮炎、皮肤瘙痒症、足少阳胆经湿疹。

二、清中焦胆经热

小柴胡汤

来源:《伤寒论》

组成:柴胡八两,黄芩、人参各三两,半夏半斤,炙甘草、生姜各三两,大枣十二枚。

用法:水煎,分三次服。

主治:此方和解少阳,治少阳证寒热往来,胸胁苦满,默默不欲饮食,心烦喜呕,口苦,咽干,目眩,脉弦,妇人伤寒热入血室,及疟疾等证。

定位依据:《笔花医镜》:"胆之热,脉左关必弦数。其症为口苦、为呕吐、为盗汗、为目眩。口苦者,热在胆,胆汁泄也,小柴胡汤主之;呕吐者,胆移热于胃也,小柴胡汤加姜炒竹茹主之;盗汗者,热开腠理也,小柴胡汤加丹皮主之;目眩者,胆附于肝,肝窍在目,热故眩也,小柴胡汤加山栀主之。"《绛雪园古方选注》:"小柴胡汤……七味主治在中,不及下焦,故称之曰小。"此方主

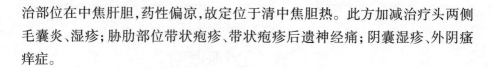

治部位在中焦肝胆,药性偏凉,故定位于清中焦胆热。此方加减治疗头两侧毛囊炎、湿疹;胁肋部位带状疱疹、带状疱疹后遗神经痛;阴囊湿疹、外阴瘙痒症。

三、补中焦胆经虚

十味温胆汤

来源:《证治准绳》

组成:制半夏、炒枳实、陈皮各二钱,茯苓一钱五分,酸枣仁、远志、熟地黄、人参、五味子各一钱,炙甘草五分。

用法:加生姜五片、大枣一枚,水煎服。

主治:治心虚胆怯,心悸不眠,短气恶心,四肢浮肿。

定位依据:本方在温胆汤中加了一些补益气血的药物:人参、五味子、炙甘草为生脉饮,能生脉补气;熟地、枣仁、大枣补血。其治疗部位在中焦胆,因此定位于补中焦胆虚。治疗足少阳胆经虚弱引起的神经性皮炎、皮肤瘙痒症、结节性痒疹、斑秃。

四、泻中焦胆经实

柴胡疏肝散

来源:《景岳全书》

组成:柴胡、陈皮各二钱,半夏二钱,茯苓三钱,川芎、香附、枳壳、芍药各一钱半,炙甘草五分。

用法:研为粗末,每取20g,水一盅半,煎至八分,食煎服。

主治:因痰气郁结于中焦足少阳胆经所致胁肋疼痛、无名肿块、疮、疖、疔毒。或恶心呕吐,或头眩心悸,或胸中不快,或发为寒热往来,脘腹胀满,嗳气太息。脉弦或弦滑。

定位依据:本方具有化痰散结,疏肝解郁,行气止痛的功能,治疗中焦少阳胆经因痰气郁结、阻滞经络而导致的病证。若痰核结滞与二陈汤合用;若为疔疮与五味消毒饮合用;若为带状疱疹与龙胆泻肝汤合用。其治疗部位在中焦胆经,故定位于泻中焦胆经实。治疗胁肋部位带状疱疹、湿疹。

第十节 足厥阴肝经

一、温中焦肝经寒

暖肝煎

来源:《景岳全书》

组成:当归二至三钱,枸杞三钱,小茴香二钱,肉桂一至二钱,乌药二钱,沉香一钱,茯苓二钱,生姜三至五片。

用法:水煎服。

主治:温补肝肾,行气逐寒。治肝肾阴寒,小腹疼痛,疝气等症。

定位依据:本方具有补肝血,祛肝寒的功能。当归、枸杞子补肝血,助肝阴。小茴香、乌药、沉香行气逐寒,肉桂、生姜散寒止痛。治疗部位在肝胆经,故定位于温中焦肝经寒。此方加减治疗阴囊湿疹、月经疹、月经前加重的痤疮。

二、清中焦肝经热

泻青丸

来源:《小儿药证直诀》

组成:当归、冰片、川芎、栀子、熟大黄、羌活、防风各等份。

用法:蜜丸,芡实大,每服半至一丸,竹叶煎汤,同砂糖温水化服。

主治:清肝泻火。治肝火郁热,夜卧不安,搐搦,脉洪实者。

定位依据:肝在色为青。钱仲阳专为清肝泻火而设此方,故名泻青丸。栀子、大黄、冰片泻肝火清肝热;羌活、防风祛肝风定搐搦;当归、川芎养肝血祛肝瘀。其治疗部位在肝,因此定位于清中焦肝热。此方加减治疗痤疮、酒渣鼻、带状疱疹、带状疱疹后遗神经痛、寻常性银屑病、玫瑰糠疹。

三、补中焦肝经虚

补肝汤

来源:《绛雪园古方选注》

组成:桃仁三两,桂心三两,柏子仁三两,山萸肉三两,茯苓三两,甘草一两

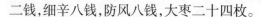

二钱,细辛八钱,防风八钱,大枣二十四枚。

用法:共为粗末,水九升,煮五升,去滓,分三服。

主治:肝气犯胃而痛,属于寒厥痛者。

定位依据:《绛雪园古方选注》:"木郁之发,民病胃脘痛,上支两胁,明是肝木郁于胃土中也,当以辛润补肝,泻去胃中肝邪,痛乃止。桃仁、柏子仁辛润以补肝阴,肉桂、山萸辛温以补肝阳,甘草、大枣甘能和胃,缓肝之急,防风能于土中泻木,细辛益胆气以泄肝。全方皆辛润入络之药,补肝欲而利导之,得辛即可达郁,非必以辛散为达木之郁也。"其治疗部位在中焦肝经,故定位于补中焦肝虚。此方加减治疗带状疱疹后遗神经痛、胁肋部位玫瑰糠疹、副银屑病。

四、泻中焦肝经实

当归龙荟丸

来源:《丹溪心法》

组成:当归一两,龙胆草五钱,芦荟、栀子、黄连、黄柏、黄芩各一两,大黄五钱,木香二钱五分,麝香五分(一方加柴胡、川芎;一方加青黛)。

用法:糊丸或蜜丸,每服三钱。

主治:肝胆实火而致的眩晕,胁痛,惊悸,抽搐,谵语发狂,便秘溲赤。也用于慢性粒细胞型白血病。

定位依据:本方选用大苦大寒之泻肝药,是泻肝通便最猛之方。以青黛、芦荟、龙胆草直折肝火。当归滋养血液,反佐寒凉太甚。黄连、黄芩、黄柏、栀子、大黄,使三焦之火悉从二便而出。木香、麝香泄气开窍,则火自泄矣。本方用药多入肝胆二经,故将其定位于泻中焦胆经实。

此方加减治疗胁肋部位带状疱疹、带状疱疹后遗神经痛、头面部位丹毒、痤疮、痈肿疔毒、阴疮、睾丸肿瘤、阴囊外阴部位湿疹。

第三章 下 焦

第一节 手太阴肺经

手太阴肺经脉与脏腑不涉及下焦。

第二节 手阳明大肠经

一、温下焦大肠寒

加减附子理中汤

来源:《医学探骊集》

组成:炙附子三钱,炮姜三钱,木香三钱,焦槟榔三钱,吴茱萸五钱,枳实三钱,广陈皮三钱,厚朴四钱,丁香三钱,桂心三钱。

用法:竹叶一捻为引,水煎服。

主治:陈寒结气,合脾湿凝聚而成绕脐腹痛,大便顺利,脉沉紧者。

定位依据:本方治疗病因为寒凝气滞,用附子、炮姜、吴萸、厚朴、桂心祛其寒;木香、槟榔、丁香、广陈皮、枳实破其气,少佐竹叶引药下行,其凝滞一开,绕脐腹痛自止矣。其治疗部位在脐部大肠经,有散寒止痛功能,故定位于温下焦大肠寒。此方加减可治疗下肢湿疹、结节性红斑、硬红斑、冻疮。

二、清下焦大肠热

三黄解毒汤

来源:《广嗣纪要》

组成:黄连、黄芩、黄柏、山栀、大黄各等份。

用法:水煎服。

主治:妊娠伤寒 5~6 日后,表寒悉罢,并无头疼恶寒之症,只烦躁发热大渴,小便赤,大便秘,或利下赤水,六脉实。

定位依据:本方虽然治疗妊娠伤寒,但表证全无,邪热入里。出现大便秘或利下赤水、六脉俱实等邪聚大肠之症,故定位于清下焦大肠热。此方加减可治疗疮痈疔毒、丹毒、进行期银屑病、带状疱疹。

三、补下焦大肠虚

诃子皮散

来源:《兰室秘藏》

组成:御米壳(去蒂萼,蜜炒)五分,橘皮五分,干姜(炮)六分,诃子(煨,去核)七分。

用法:上为细末,都作一服。水二盏,煎至一盏,和滓,空心热服。

主治:肠胃虚寒泄泻,米谷不化,肠鸣腹痛,脱肛,或作脓血,日夜无度。

定位依据:《医方集解》:"此手、足阳明药也。御米壳酸涩微寒,固肾涩肠;诃子酸涩苦温,收脱住泻;炮姜辛热,能逐冷补阳;陈皮辛温,能升阳调气,以固气脱,亦可收形脱也。"本方具有去脱除滑、固气除寒、升阳益胃的功能,治疗部位在手阳明大肠,故定位于补下焦大肠虚。此方加减治疗肛门湿疹、单纯糠疹。

四、泻下焦大肠实

大承气汤

来源:《伤寒论》

组成:大黄四两(后入),厚朴八两,枳实五枚,芒硝三合(冲)。

用法:水煎,分二次服。

主治:软坚润燥,破结除满,荡涤肠胃,急下存阴。治阳明腑实,大便秘结,胸脘痞闷,腹部胀满,硬痛拒按,甚则潮热谵语,苔黄厚而干或焦黄起刺,脉沉实,或热结旁流,虽下利清水臭秽,而腹满痛不减,按之坚硬,口干舌燥,脉滑数,热厥、痉病或发狂之属于里热实证。

定位依据:本方治疗的主证为痞、满、燥、实、坚,全是实证。其主要病位在大肠,因此定位于泻下焦大肠实。此方加减治疗银屑病、过敏性皮炎、荨麻疹急性期伴大便不通者。

第三节　足阳明胃经

一、祛下焦胃经寒

姜附四君子汤
来源:《症因脉治》
组成:干姜、附子、人参、白术、茯苓、炙甘草。
用法:水煎,分二次服。
主治:用于寒气霍乱,半产、身热面赤,脉沉而细。
定位依据:四君子汤补益脾胃,姜、附温胃散寒,半产、脉沉而细,说明病已入下焦,故定位于祛下焦胃寒。此方加减治疗下肢慢性湿疹。也可以加木香、砂仁、半夏、陈皮等同用。治疗结节性红斑、硬红斑。

二、清下焦胃经热

玉女煎
来源:《景岳全书》
组成:生石膏三至五钱,熟地三至五钱,麦冬二钱,知母、牛膝各半钱。
用法:水一盅半,煎七分,温服或冷服。
主治:本方具有清胃滋阴的功能,治疗阴虚胃热,烦热口渴,头痛牙痛,或吐血衄血,脉浮洪滑大。
定位依据:本方主治少阴不足,阳明有余,虽然治胃火,但已见下焦肾阴已亏,清胃与滋肾并举,故定位于清下焦胃热。治疗皮肤病时将熟地改为生地为宜。此方加减治疗足阳明胃经慢性湿疹、过敏性紫癜。

三、补下焦胃经虚

扶阳助胃汤
来源:《金匮翼》
组成:附子二钱,炮人参、草豆蔻、干姜、白芍药、炙甘草、官桂各一钱五分,吴茱萸、陈皮、白术、益智各五分。
主治:客寒犯胃,胃脘当心而痛,得热则缓,寒则加剧脉来沉迟者。
定位依据:此方以温补胃经阳气为主,无一味寒凉,无一味清泻。且有多

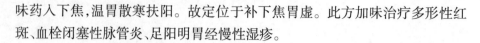

味药入下焦,温胃散寒扶阳。故定位于补下焦胃虚。此方加味治疗多形性红斑、血栓闭塞性脉管炎、足阳明胃经慢性湿疹。

四、泻下焦胃经实

除湿胃苓汤

来源:《医宗金鉴》

组成:苍术(炒)、厚朴(姜炒)、陈皮、猪苓、泽泻、赤茯苓、白术(土炒)、滑石、防风、山栀子(生研)、木通各 9g,肉桂、甘草各 3g。

主治:位于下焦足阳明胃经为主的湿盛型缠腰火丹(带状疱疹)、湿疡(湿疹)、湿寒型白疕(银屑病)、脱疽(血栓闭塞性脉管炎)、瓜藤缠(结节性红斑)等。

定位依据:本方由平胃散合五苓散加减组成。具有清除脾胃湿热的功能。湿性趋下,故将此方定位于泻下焦胃实。

第四节　足太阴脾经

一、温下焦脾寒

附子理中丸

来源:《三因极一病证方论》

组成:大附子(炮,去皮、脐)、人参、干姜(炮)、甘草(炙)、白术各等份。

用法:上药锉散。每取 50g,水煎服。

主治:适用于脾胃虚寒,阳气不足引起的脘腹冷痛、呕吐腹泻、腹胀肠鸣、不欲饮食、手足发凉等症,及脾肾两虚,寒凝不化所致之精神倦怠,形寒肢冷,不思饮食,脘腹冷痛,大便溏泄,带下清稀等症。

定位依据:本方主治下焦虚寒,火不生土引起的脾胃虚寒及脾肾阳虚等证。治疗部位由中焦脾胃进入下焦脾肾。故定位于温下焦脾寒。此方加减治疗腹部及小腿湿疹、慢性下肢溃疡。

二、清下焦脾热

二妙散

来源:《丹溪心法》

组成:黄柏、苍术各等份。

用法:为末,每服二钱,日二次,冲服。

主治：清热燥湿。治湿热下注而致的筋骨疼痛，或足膝红肿热痛，或下肢痿软无力，或湿热带下，下部湿疮等。

定位依据：此方为治疗下焦湿热的代表方剂，不局限于脾经。加入牛膝名三妙，牛膝能引药下行，活血行水，有利于水湿的清除；加入薏苡仁能健脾渗湿；也有加入当归者。脾运化水湿，湿邪最易伤脾，湿郁日久化热。此方具有燥湿健脾、清化湿热的作用，故定位于清下焦脾热。此方加味治疗小腿湿疹、阴囊湿疹、外阴湿疹、肛门湿疹。

三、补下焦脾经虚

参苓白术散合二妙散

来源：经验方

组成：黄柏6g，苍术15g，牛膝15g，白术15g，人参10g，白扁豆15g，白茯苓15g，山药15g，莲子肉10g，薏苡仁15g，砂仁5g，炙甘草10g，大枣二枚。

用法：水煎服。

主治：脾胃虚弱，脾不化湿，日久滋生湿热，湿热下注，筋骨疼痛，或下肢湿疹，以及湿热成痿。

定位依据：本方以补益脾胃虚弱为主，治疗因脾虚湿盛，日久化热，湿热下注所致的湿疹、疮疡久不收口等症。故用参苓白术散健脾化湿，佐以二妙散清湿热。病位在下肢脾经，故定位补下焦脾虚。此方加减治疗足太阴脾经湿疹、白带多伴发的外阴瘙痒症。

四、泻下焦脾经实

实脾饮

来源：《济生方》

组成：厚朴去皮姜制、白术、木瓜、木香、草果仁、大腹子、附子、白茯苓、干姜各一两，甘草炙半两。

用法：共为粗末，每服四钱，水盏半，生姜五片，枣子一枚，煎至七分，去滓温服，不拘时候。

主治：阴水身半以下更甚，胸腹胀满，身重懒食，手足不温，口中不渴，二便通利，舌苔厚腻而润，脉沉迟者。

定位依据：本方具有温阳健脾的功能，为治疗阴水的代表方剂。实为治疗身半以下阴水而设。故将此方定位于泻下焦脾实。此方加减可治疗水肿明显的湿疹、淋巴管水肿、象皮腿。

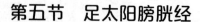

第五节　足太阳膀胱经

一、散下焦膀胱寒

羌活胜湿汤

来源:《脾胃论》

组成:羌活、独活各一钱,甘草炙、藁本、防风,以上各五分,蔓荆子三分,川芎二分。

用法:共为粗末,都作一服,水二盏,煎至一盏,去粗,温服,食后。如身重,腰沉沉然,乃经中有湿热也,更加黄柏一钱、附子半钱、苍术二钱。如腿脚沉重无力者,加酒洗汉防己半钱,轻则附子,重则川乌头少许,以为引用而行血也。如卧而多惊,小便淋溲者,邪在少阳厥阴,亦用太阳经药,更加柴胡半钱,如淋加泽泻半钱,此下焦风寒二经合病也。经云肾肝之病同一治,为俱在下焦,非风药行经不可也。

主治:脊痛项弱、腰似折、项似拔、上冲头痛者,或身重,腰沉沉然,或腿脚沉重无力者,或卧而多惊,小便淋溲者。

定位依据:此方为《脾胃论》中分经随病制方的代表方剂,为专治足太阳膀胱经风寒湿热而设,加减后可用于上、中、下三焦。膀胱经为十二经之长,为人体最长的一条经脉。腰腿痛病位在下焦,应用此方治疗下焦风寒湿热时加苍术、黄柏、汉防己、川乌、牛膝。治疗部位在下焦足太阳膀胱经,故将此方定位于散下焦膀胱寒。此方加减治疗寒冷性荨麻疹、风寒型银屑病、足太阳膀胱经湿疹。

二、清下焦膀胱热

八正散

来源:《太平惠民和剂局方》

组成:瞿麦、萹蓄、车前子、滑石、栀子、炙甘草、木通、煨大黄各一斤。

用法:为粗末,每服二钱,加灯心草,水煎服。

主治:湿热下注,小便浑赤,尿频涩痛,淋沥不畅,甚则癃闭不通,小腹胀满,口燥咽干。也用于尿路感染及结石、急性肾炎、前列腺炎等见上列症状者。

定位依据:本方具有清热利尿的功能,药物大多寒凉,入足太阳膀胱经。主治部位在膀胱,故定位于清下焦膀胱热。可治疗小腿湿疹、下肢水肿明显的丹毒、外阴水肿。

三、补下焦膀胱虚

劳淋汤

来源:《医学衷中参西录》

组成:生山药一两,生芡实三钱,知母三钱,真阿胶三钱,不用炒,生杭芍三钱,黄柏一钱,泽泻二钱,滑石三钱。

用法:水煎服。

主治:劳淋。劳力过度、或劳心过度、或房劳过度,皆能暗生内热,耗散真阴。阴亏热炽,熏蒸膀胱,久而成淋,小便不能少忍,便后仍复欲便,常常作疼。

定位依据:此方既能补益固涩膀胱,又通利下焦膀胱湿热,符合《内经》"六腑以通为用""以通为补"的旨意。治疗部位在下焦膀胱经,因此定位于补下焦膀胱方。此方加减治疗阴囊湿疹、外阴部位神经性皮炎及阴疮已溃,久不收口。

四、泻下焦膀胱实

萆薢渗湿汤

来源:《疡科心得集》

组成:萆薢、薏苡仁、黄柏、赤茯苓、牡丹皮、泽泻、滑石、通草。

用法:水煎,分二次服。

主治:湿热下注,湿疹、丹毒、臁疮等皮肤外科疾病。

定位依据:此方虽然以治疗皮肤外科病为主,但方中大多数药都入膀胱经,具有清热利湿、通淋利尿的功效。治疗湿热蕴结于膀胱导致的小便不利、尿赤涩痛、小腹胀满等症都有较好的疗效。故定位于泻下焦膀胱实。

第六节 足少阴肾经

一、温下焦肾经寒

右归丸

来源:《景岳全书》

组成:熟地黄八两,山药四两,山茱萸二三两,枸杞子、菟丝子、鹿角胶、杜仲各四两,当归三两,肉桂二至四两,制附子二至六两。

用法:蜜丸,弹子大,每服二、三丸。

主治：温补肾阳。治肾阳不足而致气怯神疲、畏寒肢冷、阳痿滑精、腰膝酸软等症。

定位依据：寒为阴邪，多来自下焦。本方具有温经祛寒、滋补肾阳的功能，故将此方定位于温下焦肾经寒。此方加减治疗关节性银屑病、血栓闭塞性脉管炎、肾虚性脱发。

二、清下焦肾经热

知柏地黄丸

来源：《医方考》

组成：熟地黄八两，山茱萸、山药各四两，泽泻、牡丹皮、白茯苓各三两，知母、黄柏各二两。

用法：上为细末，炼蜜为丸，如梧桐子大。每服二钱，温开水送下。

主治：滋阴降火。治肝肾阴虚证。两目昏花，视物模糊，或眼睛干涩，迎风流泪等。

定位依据：本方在六味地黄丸滋补肾阴的基础上，加知母、黄柏滋阴泻火。治疗阴虚火旺，潮热骨蒸等症，治疗部位在下焦肾经，具有清热滋阴泻火的作用。故定位于清下焦肾经热。此方加减治疗下肢溃疡、足跟足心部位湿疹。

三、补下焦肾经虚

金匮肾气丸

来源：《金匮要略》

组成：干地黄八两，山药、山茱萸各四两，泽泻、茯苓、牡丹皮各三两，桂枝、炮附子各一两。

用法：蜜丸，每服六钱，日二次。

主治：温补肾阳，治肾阳不足，腰酸腿软，身半以下常有冷感，少腹拘急，小便不利或小便反多，脉虚弱，亦治脚气，痰饮，消渴。

定位依据：本方药味即六味地黄丸加肉桂、附子，六味地黄丸壮水之主，加肉桂、附子补水中之火，以鼓舞肾气。通过水火并补，阴阳协调，邪去正复，肾气自健。肾本位于下焦，故定位于补下焦肾虚。此方加减治疗足三阴经湿疹、血栓闭塞性脉管炎。

四、泻下焦肾经实

滋肾丸

来源：《兰室秘藏》

组成：黄柏、知母各一两,肉桂五分。

用法：水丸,梧桐子大,每服一百丸。

主治：治肾与膀胱湿热,蕴结于下焦,尿闭不通,小腹胀满,尿道涩痛。

定位依据：不渴而小便闭,是邪热在血分也。凡病在下焦血分者,皆不渴也。黄柏与知母二味药,为阴寒药,气味均属阴,善入肾经,故能补肾而泻下焦火也。肉桂与火邪同体,为热因热用,为反佐法。《笔花医镜》:"治下焦血热,用此滋阴化气。"故定位在泻下焦肾经实。加味治疗足心部位湿疹、皲裂;外阴部位瘙痒、水肿、糜烂;口舌生疮。

第七节　足少阳胆经

一、温下焦胆经寒

芍药甘草附子汤

来源:《伤寒论》

组成:芍药三两,甘草三两,附子一枚(炮,去皮破八片)。

用法:上三味,以水五升,煮取一升五合,去滓,分温三服。

主治:伤寒发汗后阴阳俱虚,反恶寒;疮家发汗成痉;发汗病不解,腹痛。

定位依据:本方只有三味药,却有补益阴阳的功效。芍药合甘草酸甘化阴;附子合甘草辛甘化阳。坐骨神经痛位于下焦足少阳胆经循行部位,病因由于阴阳两虚,寒滞筋脉,正虚邪实,导致胆之经脉拘挛疼痛。白芍药入肝胆经,与甘草合用能缓解痉挛止痛;附子入下焦,与芍药、甘草合用能祛除胆经寒邪而止痛,治疗顽固性坐骨神经痛。也可以治疗下肢静脉曲张、雷诺综合征、血栓闭塞性脉管炎等足少阳胆之寒证,故将此方定位于温下焦胆寒。

二、清下焦胆经热

蒿芩清胆汤

来源:《重订通俗伤寒论》

组成:青蒿一钱五分至二钱,竹茹三钱,制半夏一钱五分,赤茯苓三钱,黄芩一钱五分至三钱,枳壳、陈皮各一钱五分,碧玉散(即滑石、甘草、青黛)三钱。

用法:水煎服。

主治：本方具有清胆、利湿、和胃的功能,治疗寒热如疟,寒轻热重,胸痞作呕,舌红苔白腻,脉濡数者。

定位依据：何秀山按："足少阳胆与手少阳三焦合为一经。其气化一寄于胆中化水谷,一发于三焦以行腠理。若受湿遏热郁,则三焦之气机不畅,胆中之相火乃炽,故以蒿、芩、竹茹为君,以清泄胆火;胆火炽,必犯胃而液郁为痰,故臣以枳壳、二陈,和胃化痰;然必下焦之气机通畅,斯胆中之相火清和,故又佐以碧玉,引相火下泄;使以赤苓,俾湿热下出,均从膀胱去。此为和解胆经之良方,凡胸痞作呕,寒热如疟者,投无不效。"故将此方定位于清下焦胆经热。可加减治疗湿疹、过敏性皮炎、大疱性天疱疮、阴囊外阴水肿。

三、补下焦胆经虚

补胆防风汤

来源：《普济本事方》

组成：防风十分,人参六分,细辛五分,甘草炙、茯神、独活、前胡、川芎各八分。

用法：上为末,每服四大钱,水一盏半,枣两个,煎至八分去渣,食前服。

主治：胆虚风袭,惊悸不眠。

定位依据：肝胆为风木之脏,祛风即为补胆。方中在祛风药的基础上,加补益气血药人参、大枣、炙甘草、茯神等,可用于补下焦胆经虚弱,其治疗部位在下焦足少阳胆经,故定位于补下焦胆经虚。治疗寒冷性荨麻疹、结节性红斑、老年性皮肤瘙痒症、神经性皮炎。

四、泻下焦胆经实

胆经湿热方

来源：经验方

组成：当归10g、黄连6g、黄芩6、龙胆6g、栀子6g、黄柏6g,大黄6g、陈皮6g、土茯苓20g、柴胡10g、泽泻10g、苍术10g、生地20g、牛膝10g。

用法：水煎服,日两次。

主治：清肝胆经实火。治疗下肢外侧胆经循行部位银屑病、带状疱疹、丹毒,阴囊肿胀、阴囊湿疹、阴疮。

定位依据：木为生火之本,胆为甲木,胆火炽盛,则循经部位出现病变。下焦多湿,湿热互结,则在下肢外侧出现银屑病、带状疱疹、丹毒。足厥阴肝经环阴器,肝胆相表里,湿热交灼于外阴,则发生阴疮、湿疹、肿胀。本方能清肝胆经实火,治疗下肢外侧诸病,故定位于泻下焦胆经实。

第八节 足厥阴肝经

一、温下焦肝经寒

暖肝煎

来源:《景岳全书》

组成:当归二至三钱,枸杞三钱,小茴香二钱,肉桂一至两钱,沉香一钱,茯苓二钱,生姜三至五片。

用法:水煎,分二次服。

主治:本方具有温补肝肾、行气逐寒的功能,治肝肾阴寒,小腹疼痛,疝气等症。

定位依据:本方药物除茯苓甘淡外,其余都为辛温热。且入足厥阴肝经,更有沉香之沉,引诸药归于下焦。全方合用具有温补下焦肝经虚寒的作用,故将此方定位于温下焦肝经寒。此方加减治疗阴囊湿疹、外阴皮肤瘙痒症、硬红斑。

二、清下焦肝经热

滋水清肝饮

来源:《医宗己任编》

组成:熟地黄、山药、山茱萸、牡丹皮、茯苓、泽泻、柴胡、白芍药、栀子、酸枣仁、当归。

用法:水煎服。

主治:燥火生风,症见发热胁痛、耳聋口干、手足头面似觉肿起。

定位依据:此方在六味地黄丸的基础上加当归、白芍、酸枣仁补肝血,栀子、柴胡清肝热。肝肾位于下焦。上焦之肝火,当用苦寒直折;下焦之肝火,当滋阴降火。下焦肝肾阴虚,肝血不足,兼有郁热者,当用此方治之,故定位于清下焦肝经热。此方加减治疗肝肾经带状疱疹、湿疹、老年皮肤瘙痒症、阴囊外阴部位神经性皮炎。

三、补下焦肝经虚

1. 一贯煎

来源:《柳洲医话》

组成:北沙参、麦冬、当归身各三钱,生地黄六钱至一两五钱,甘杞子三钱至六钱,川楝子一钱半。

用法:水煎,去滓,温服。口苦燥者,加酒炒川连三至五分。

主治:肝肾阴虚,气滞不运,胸脘胁痛,吞酸吐苦,疝气瘕聚,脉反细弱,或虚弦,舌无津液,咽喉干燥者。

定位依据:此方具有滋阴疏肝的功能,在滋养肝肾中稍加疏肝利气之药而成,药物多入下焦。治疗部位在肝经胁肋少腹,故定位于补下焦肝虚。此方加减治疗血燥型银屑病、慢性湿疹、玫瑰糠疹、带状疱疹后遗神经痛。大疱性天疱疮、皮肌炎、系统性红斑狼疮后期出现肝肾阴虚,也可以用此方加减治疗。

2. 虎潜丸

来源:《丹溪心法》

组成:黄柏八两,陈皮二两,龟板四两,干姜五钱,知母、熟地黄、白芍药各二两,锁阳一两五钱,虎骨①一两。

用法:糊丸或蜜丸,每服三钱。

主治:本方具有滋阴降火,强壮筋骨的作用。治肝肾不足,筋骨痿软。

定位依据:此方为治疗肝肾阴虚,虚火内灼筋骨而导致的筋骨痿软而设。熟地黄、虎骨、龟板滋补肝肾之阴;黄柏、知母滋阴清火;干姜、锁阳于阴中求阳;陈皮、白芍行滞于气血之间。肝主筋,肝阴足,阴火降,筋脉得到足够的滋养,痿证才能从根本上治愈。故将此方定位于补下焦肝虚。此方加减可治疗肝肾经湿疹、结节性红斑、硬红斑、下肢溃疡、阴疮、阴囊肿瘤。

四、泻下焦肝经实

龙胆泻肝汤

来源:《疡医选粹》

组成:柴胡、青皮、龙胆草、山栀、大黄、白芍药、木通、连翘、黄连、滑石各等份。

用法:水煎服,每日一剂,日服两次。

主治:肝经湿热,或囊痈便毒,下疳悬痈,肿焮作痛,小便涩滞,或妇人阴疮痒痛,或男子阴挺肿胀,或出脓水;湿热下疳,肿痛尿涩,及茎缩纵,痒痛,出白津。

定位依据:本方与《医方集解》等龙胆泻肝汤有所不同,加用大黄、青皮、黄连、滑石、连翘等药,苦寒沉降,利湿热解毒火的功能进一步增强。所治部位以肝经前阴为主,故定位于泻下焦肝经实。可治疗阴疮、阴囊湿疹、外阴湿疹、外阴部位单纯疱疹、带状疱疹。

---

① 已禁用。

病 症 索 引

（以汉语拼音为序）

45

部分病案照片

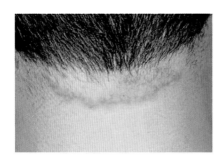

图 1

从上焦足太阳膀胱经治疗银屑病

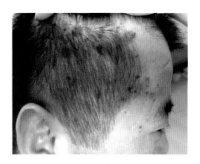

图 2

从少阳经治疗头两侧多发性脂溢性角化病

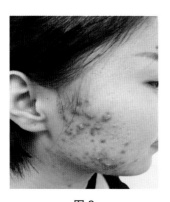

图 3

从上焦足阳明胃经毒火治疗痤疮

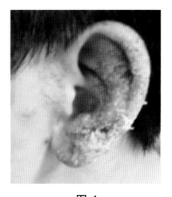

图 4

从上焦手少阳经湿热治疗耳部湿疹

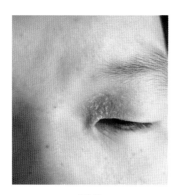

图 5

从上焦肝脾经治疗神经性皮炎

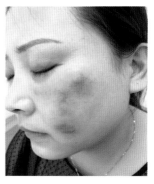

图 6

从手少阳胆经火毒治疗急性发热性嗜中性皮病

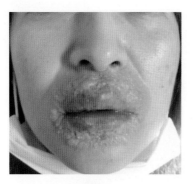

图 7

从足阳明胃经治疗口周水疱

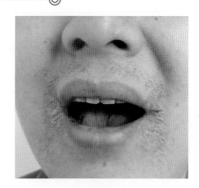

图 8

从上焦足阳明胃火治疗口周皮炎

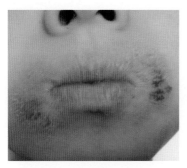

图 9

从上焦胃火肝风治疗儿童口周皮炎

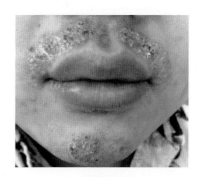

图 10

从上焦胃、脾、心、小肠经治疗羊胡疮

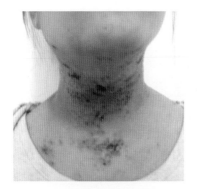

图 11

从上焦足阳明胃经治疗颈部湿疹　初诊

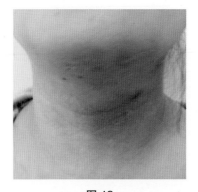

图 12

从上焦足阳明胃经治疗颈部湿疹　二诊

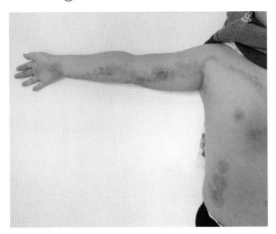

图 13
从上焦手厥阴心包经热毒治疗银屑病

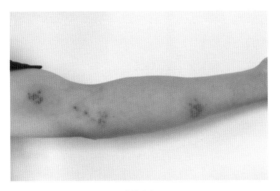

图 14
从上焦手少阴心经毒火治疗带状疱疹

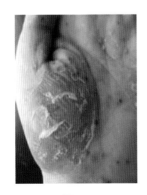

图 15
从上焦厥阴心包经毒火
治疗掌跖脓疱症

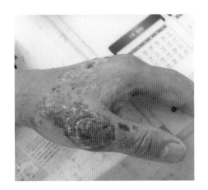

图 16
从上焦手少阳三焦经手太阴肺
经治疗手部湿疹 初诊

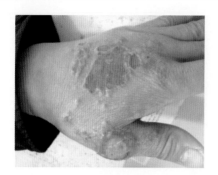

图 17

从上焦手少阳三焦经手太阴肺
经治疗手部湿疹 初诊

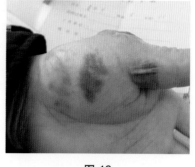

图 18

从上焦手少阳三焦经手太阴肺
经治疗手部湿疹 二诊后

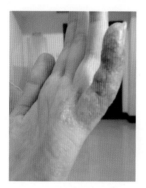

图 19

从上焦手太阳小肠经湿热治疗小指湿疹

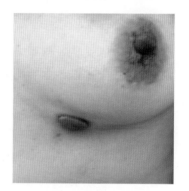

图 20

从中焦阳明胃火痰浊治疗乳房瘢痕疙瘩

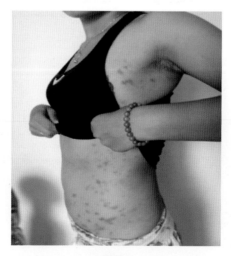

图 21

从厥阴肝经治疗玫瑰糠疹

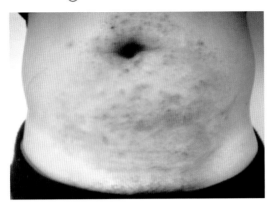

图 22
从肾经湿热治疗腹部湿疹

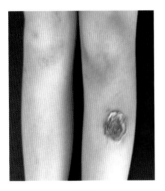

图 23
从足阳明胃经治疗足三里穴湿疹

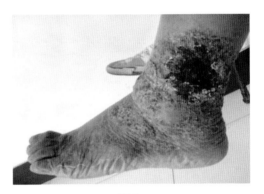

图 24
从下焦足少阳胆经、足阳明胃治疗湿疹

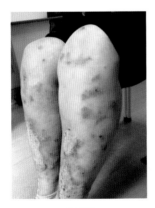

图 25
从足少阳胆经治疗小腿外侧银屑病

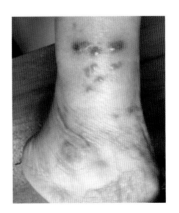

图 26
从下焦足少阳胆经治疗带状疱疹

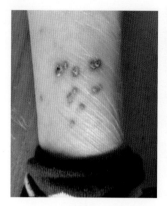

图 27

从下焦足少阳胆经治疗带状疱疹　二诊时

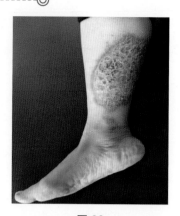

图 28

从太阴脾湿治疗小腿内侧湿疹

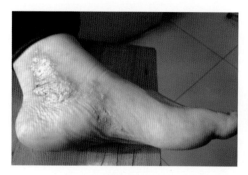

图 29

从下焦足少阴肾虚治疗内踝皲裂性湿疹

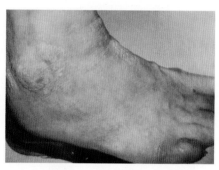

图 30

从下焦足少阳胆经治疗外踝部位神经性皮炎

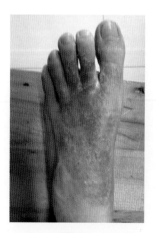

图 31

从下焦足阳明胃经治疗足背湿疹

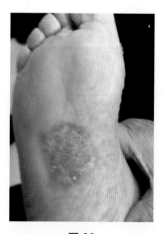

图 32

从足少阴肾经治疗脚心皲裂性湿疹

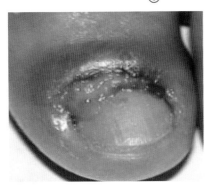

图 33

从下焦肝脾湿毒治疗甲沟炎

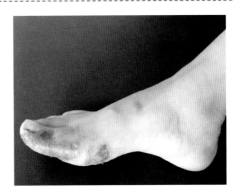

图 34

从下焦足太阴脾经治疗足趾部湿疹